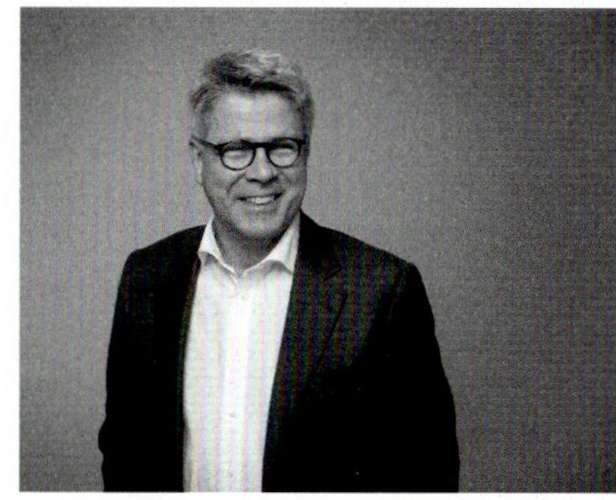

Liebe Leserin, lieber Leser

Gewicht verlieren ist im Prinzip sehr simpel: Sobald jemand weniger Kalorien zu sich nimmt, als sein Körper täglich verbraucht, schmelzen die Fettpolster. Und wer sich zudem viel bewegt, der beschleunigt und verstetigt diesen Prozess.

So einfach ist es.

Und so kompliziert.

Denn für Abnehmwillige gilt es, unzählige Hindernisse zu überwinden. Etwa dem Heißhunger nach den ersten Tagen der Kalorienreduktion zu widerstehen. Sich bei einem Abendessen mit Freunden nicht zum Nachtisch verführen zu lassen. Beim abendlichen TV-Konsum nicht doch zu einem Snack zu greifen. Den Vorsatz zum regelmäßigen Sport auch zu befolgen. Und nach monatelang durchgehaltener Diät nicht wieder in alte Essmuster zurückzufallen.

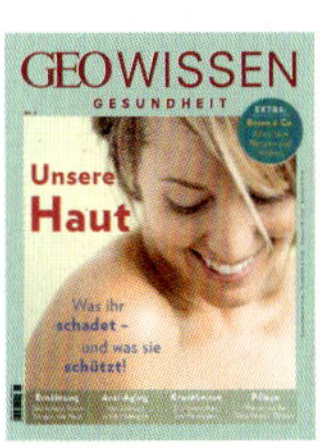

Die aktuelle Ausgabe von GEO WISSEN GESUNDHEIT befasst sich mit dem Thema Haut

Diese Herausforderungen sind derart komplex, dass mehr als 80 Prozent aller Hungerkuren scheitern – ja manche Menschen hinterher sogar mehr wiegen als zuvor.

Dabei sind heutzutage viele Diätkonzepte bekannt, die auch nach Expertenmeinung nachweislich dabei helfen, die Pfunde verschwinden zu lassen – von der kalorienreduzierten Mischkost über Low Carb bis zu Formula-Shakes, vom schnellen Einstiegserfolg bis zur dauerhaft angestrebten Ernährungsumstellung. Wir stellen in diesem Heft mehrere Dutzend dieser Konzepte vor, raten aber auch von etlichen ab.

Doch ob Abnehmwillige nun auf pulverbasierte Drinks setzen oder auf Salate und Gemüse, ob sie auf einen Fastentag pro Woche vertrauen oder auf fettfreie Ernährung – eines müssen alle nach den anfänglichen Erfolgen entwickeln, darin sind sich die Wissenschaftler einig: eine neue Einstellung zum Essen.

Nur wer sich intensiv mit den eigenen Ernährungsgewohnheiten beschäftigt, sie hinterfragt und (wo nötig) auch ändert, wird dauerhaft Erfolg haben bei seiner Suche nach dem Idealgewicht – und nicht zuletzt dem langfristigen Erhalt seiner Gesundheit.

Dieses Heft soll Ihnen helfen, den für Sie passenden Weg zu einer gesunden Ernährung zu finden: mit Experteninterviews, Gesprächen mit Betroffenen, Beiträgen über die Grundlagen des richtigen Essens sowie fünf Dossiers zu insgesamt 46 Diäten. Denn eigentlich ist das Prinzip Abnehmen ja ganz einfach.

Herzlich Ihr

Michael Schaper

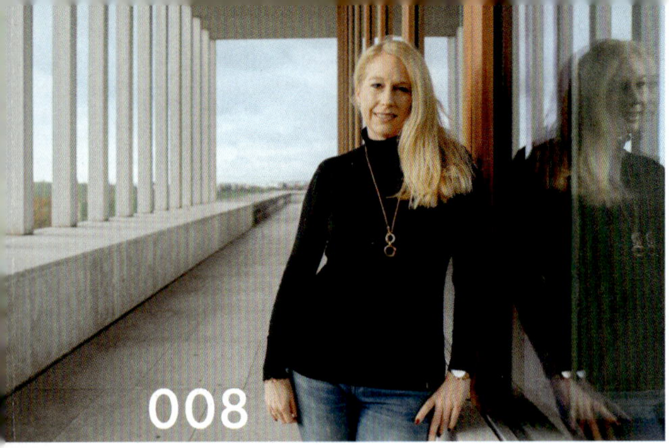

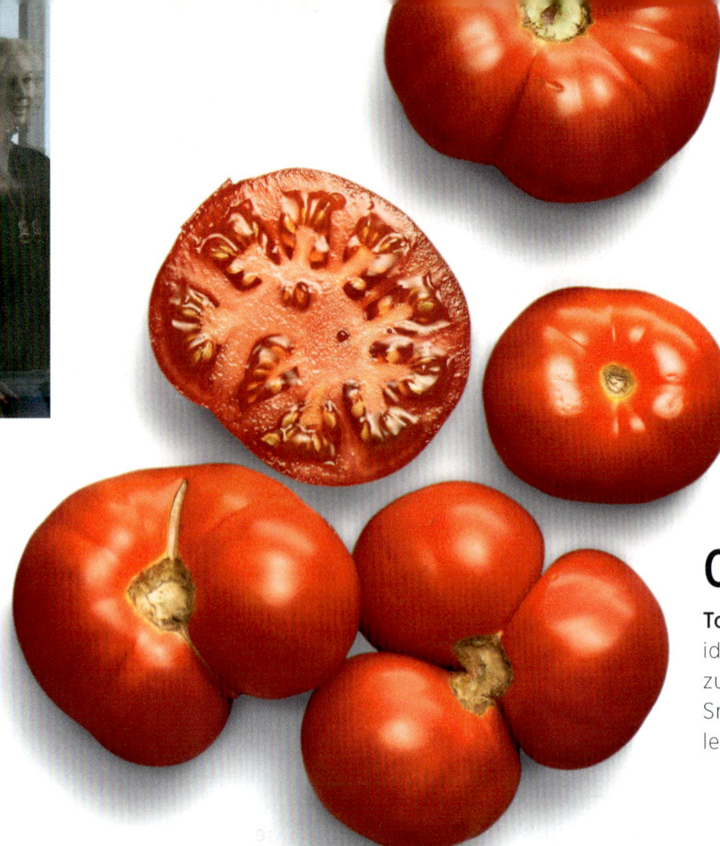

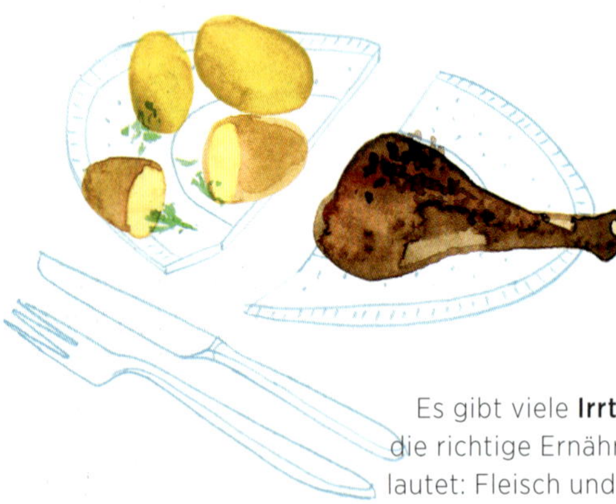

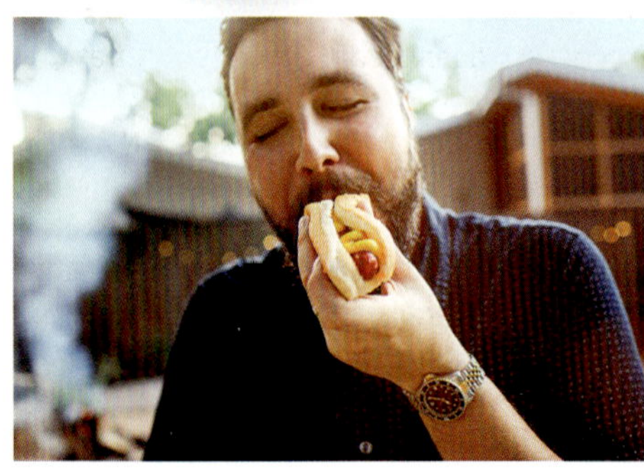

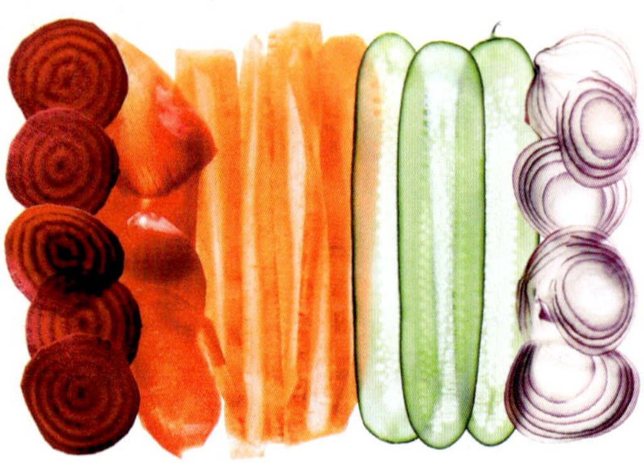

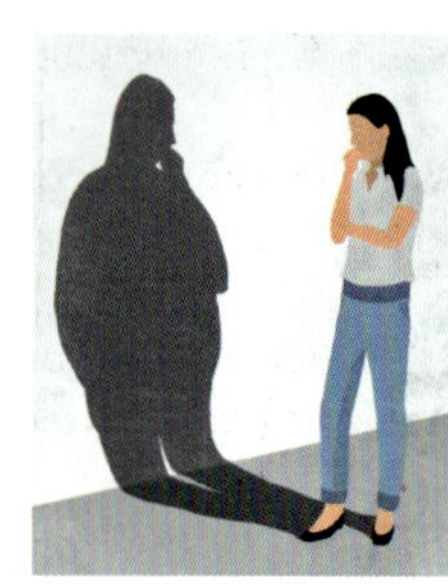

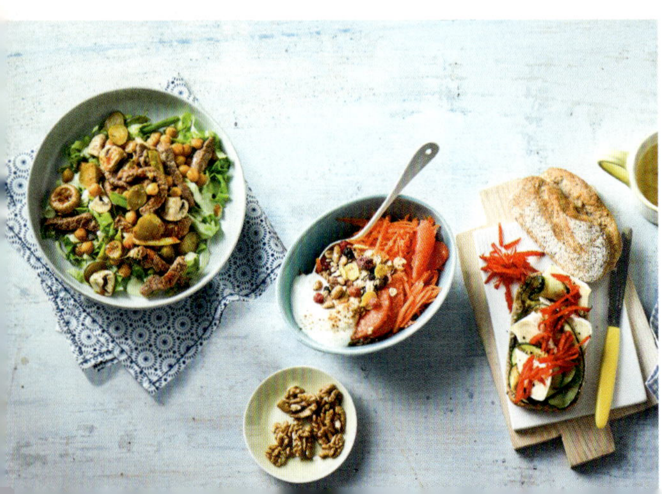

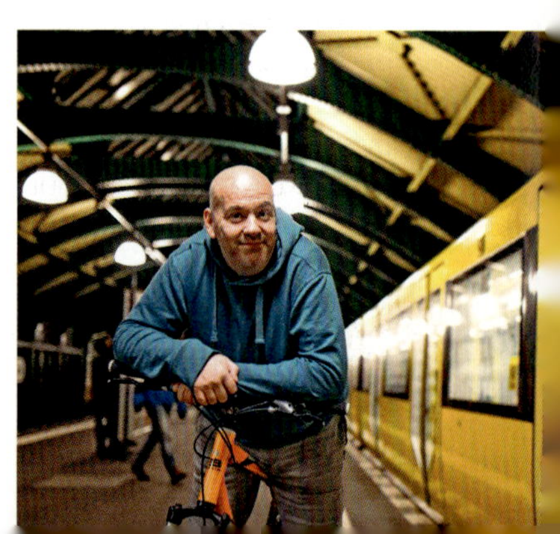

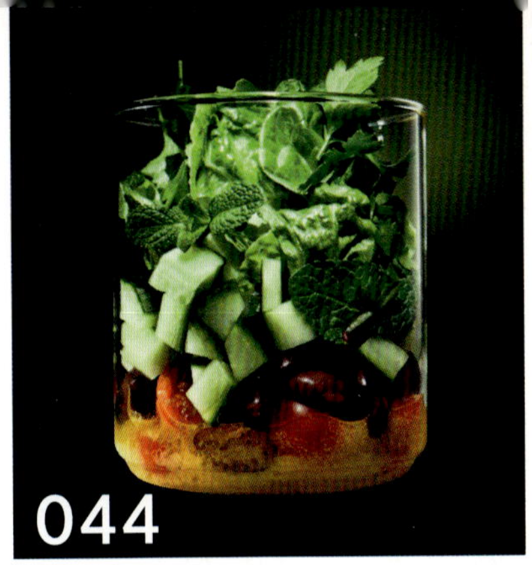

Gesunde Zwischenmahlzeit:
Salate im Glas

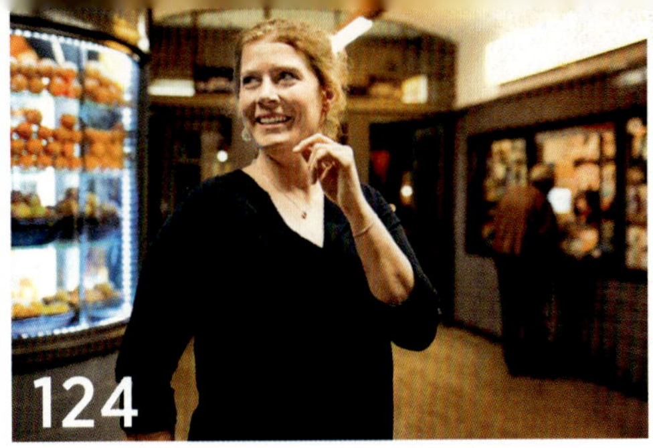

Mit Punkten gegen Pfunde: Wie Jenka Jähn mit kalorienarmer **Mischkost** zu einem neuen Lebensgefühl fand

INHALT

Nr. 5

Wege zu weniger Gewicht

Tipps für den Alltag

Redaktionsschluss: 19. Dezember 2017
Alle Fakten und Daten in diesem Heft sind vom GEO WISSEN-Verifikationsteam auf ihre Präzision, Relevanz und Richtigkeit überprüft worden.

Welche **Diät** passt zu mir?

Alle vorgestellten Konzepte reduzieren die Kalorienaufnahme – aber auf unterschiedliche Weise

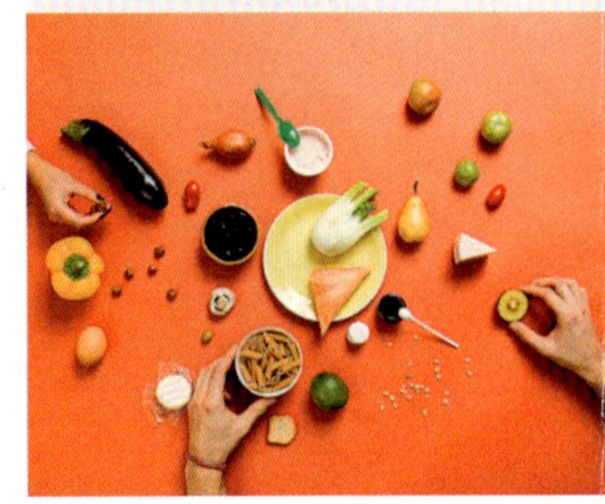

Diäten ohne Ernährungsumstellung

Diäten mit Ernährungsumstellung

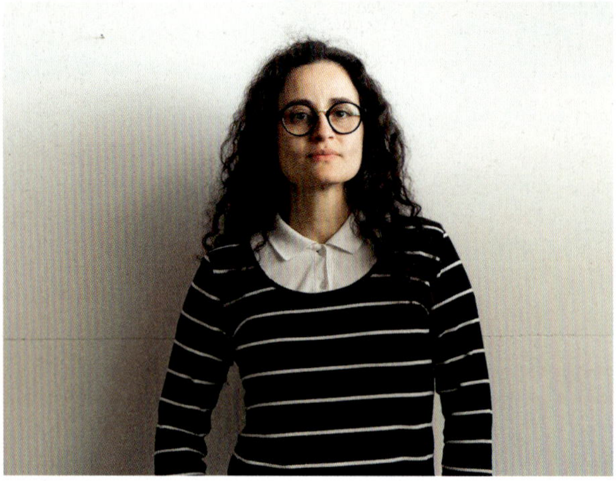

Fotografie
Filipa Peixeiro

Weshalb sie ihren Beruf ergriffen hat? „Ich wusste und wollte es einfach schon immer“, so die Antwort der schweizerisch-portugiesischen Fotografin. Beeindruckend ist besonders ihr Umgang mit Farben: Geschmackssicher und mit viel Aufmerksamkeit für Details hat sie für dieses Heft fünf Stillleben arrangiert, die die Dossiers zu den fünf großen Diätkomplexen visuell eröffnen.

Wissenschaftliche Beratung
Dr. Christina Holzapfel und Dr. Matthias Riedl

Welche Abnehm-Konzepte helfen wirklich, um dauerhaft Gewicht zu verlieren? Dr. Christina Holzapfel, Ernährungswissenschaftlerin an der Technischen Universität München, hat die Redaktion bei der Analyse und Bewertung der 46 Diäten unterstützt, die in diesem Heft vorgestellt werden.

Der Hamburger Internist und Leiter eines Zentrums für Ernährungsmedizin Dr. Matthias Riedl begutachtete Heftinhalte und stand dem Redaktions-Team darüber hinaus als Experte zum Thema Low Carb zur Verfügung.

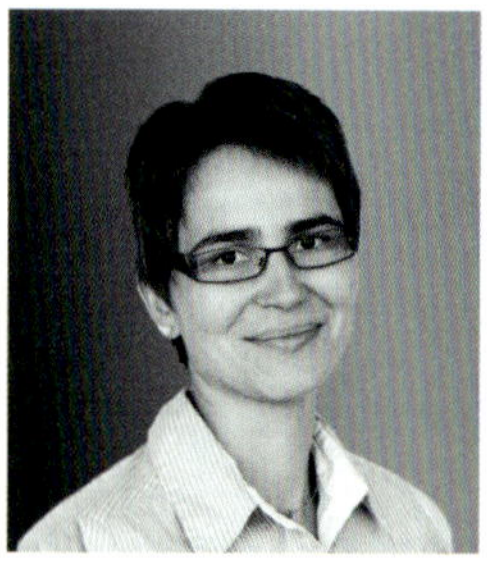

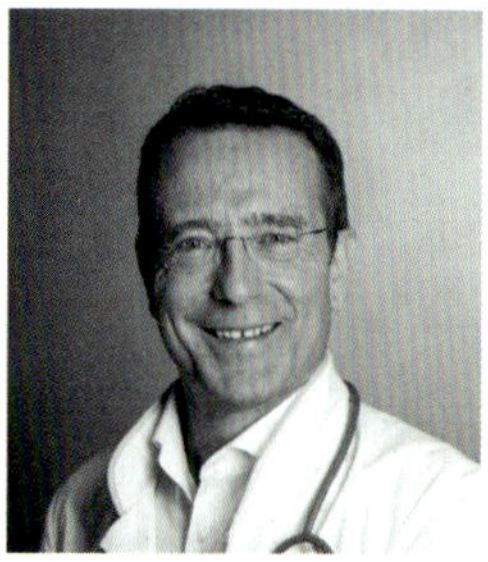

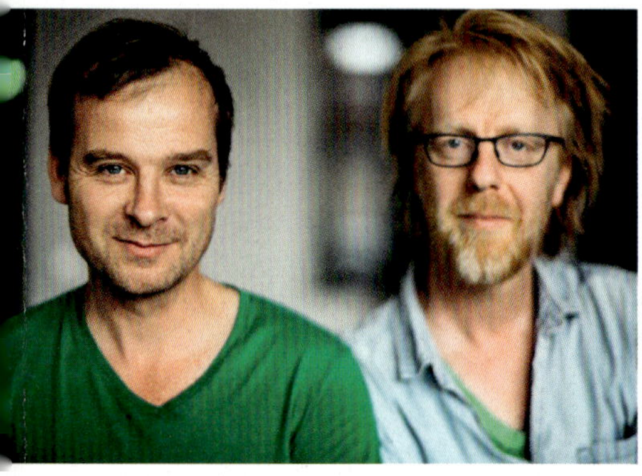

Porträts
Neumann und Rodtmann

Jens Neumann (o. l.) und Edgar Rodtmann kennen sich aus Studienzeiten – erfolgreich als Fotografen-Duo sind sie bis heute: In Berlin setzten sie Männer und Frauen in Szene, die in den fünf Dossiers vom Erfolg und Frust mit Diäten berichten.

Food-Styling
Jürgen Zimmerstädt

Als Foodstylist muss man aufpassen, am Ende nicht alles selber zu essen, was man für die Fotos aufbaut. Bei den Salaten im Glas, die Jürgen Zimmerstädt sorgsam geschichtet hat, wäre das jedoch geradezu ratsam – denn die sind höchst gesund.

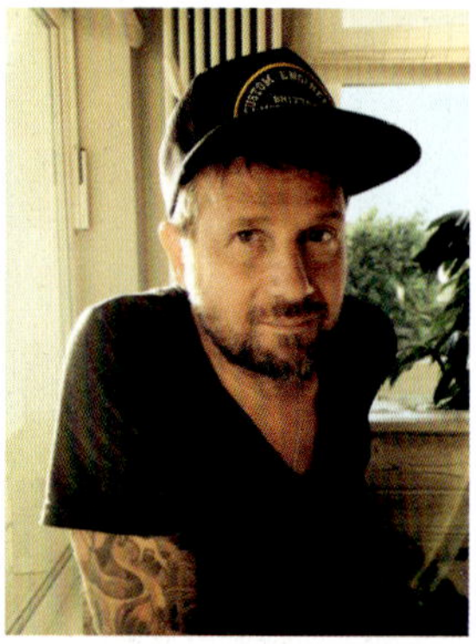

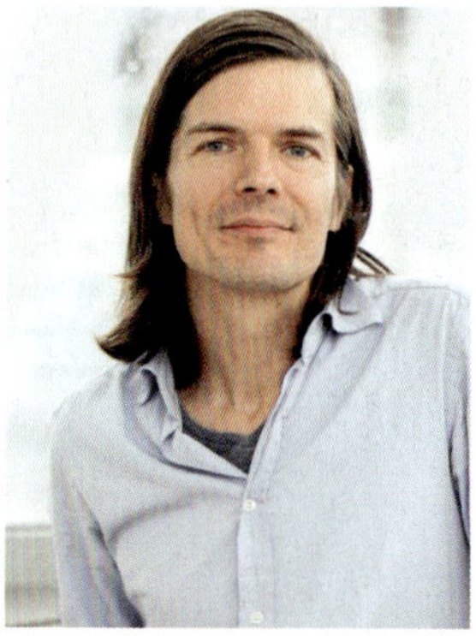

Textredaktion
Tilman Botzenhardt

Der Redakteur im Team von GEO WISSEN hat die Produktion dieser Ausgabe betreut. Nach seinen Recherchen für das Heft hält er Energiedichte nun nicht mehr für ein Konzept aus der Astrophysik – und wählt in der Kantine gern etwas mehr Gemüse als früher.

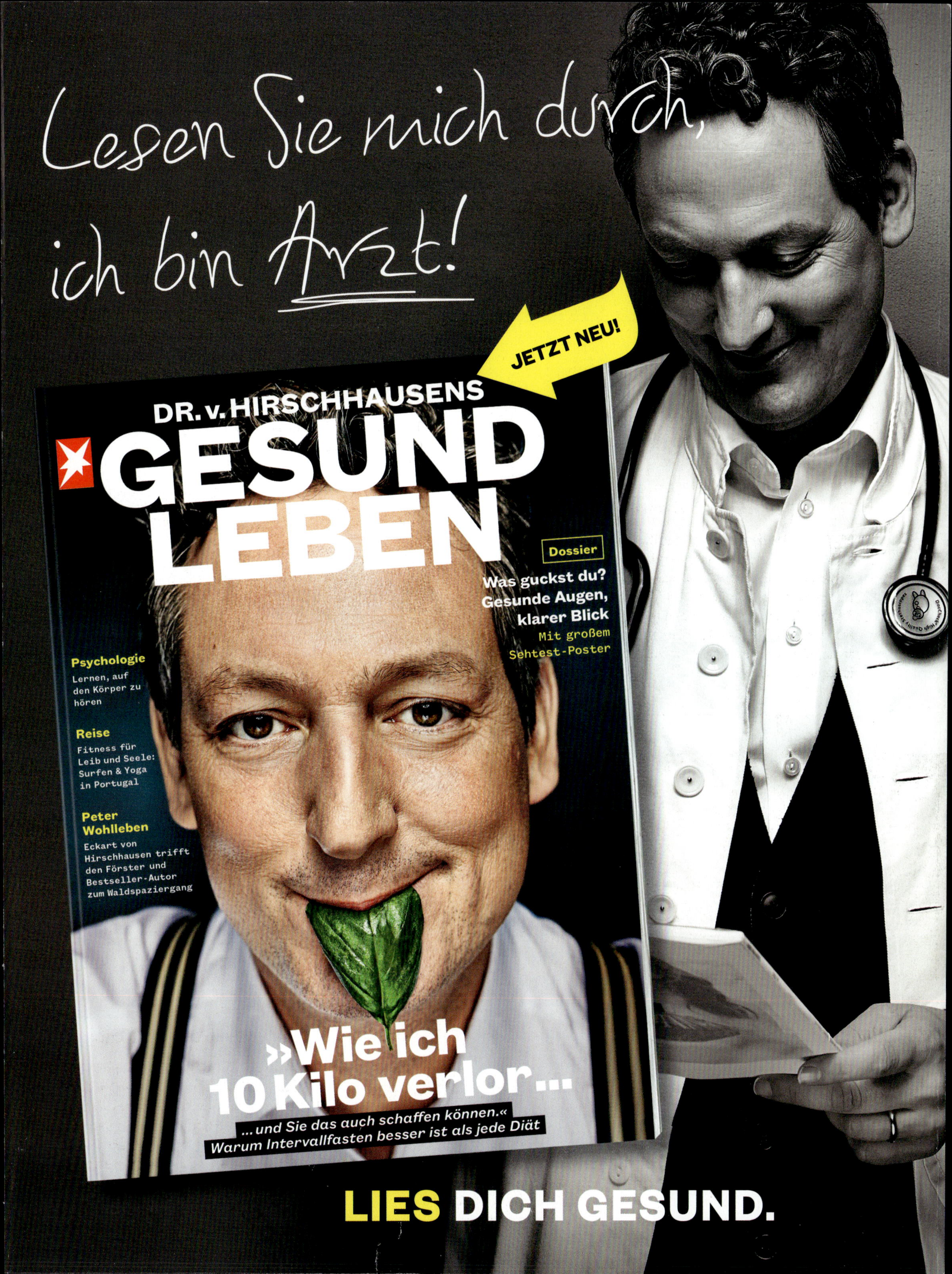
Lesen Sie mich durch, ich bin Arzt!
JETZT NEU!
DR. v. HIRSCHHAUSENS
GESUND LEBEN
Dossier
Was guckst du? Gesunde Augen, klarer Blick
Mit großem Sehtest-Poster
Psychologie
Lernen, auf den Körper zu hören
Reise
Fitness für Leib und Seele: Surfen & Yoga in Portugal
Peter Wohlleben
Eckart von Hirschhausen trifft den Förster und Bestseller-Autor zum Waldspaziergang
»Wie ich 10 Kilo verlor…
…und Sie das auch schaffen können.«
Warum Intervallfasten besser ist als jede Diät
LIES DICH GESUND.

Mein Weg zu einem gesunden Gewicht

Sollte ich abnehmen? Und mich auch anders ernähren? Fast jedem stellen sich diese Fragen früher oder später. So vielfältig die Ursachen für Übergewicht sind, so individuell sind die Wege, es hinter sich zu lassen. Neun Frauen und Männer erzählen, welche Erfahrungen sie dabei gemacht haben – und weshalb die Zahl der verlorenen Pfunde weniger entscheidend ist als das neu gewonnene Lebensgefühl

Fotos: Ramon Haindl Protokolle: Elisabeth Hussendörfer

Antje Herrmann, 35, Benningen, Prokuristin und Plus-Size-Model

Zwei Kleidergrößen weniger

In meiner Kindheit war ich eher dünn. Als ich 18 war, starb mein Vater – vielleicht war das ein Auslöser für meine schleichende Gewichtszunahme. Mit 22 Jahren trug ich Größe 40, vier Jahre später 44, weitere vier Jahre später war es dann Größe 46. Nie hat das zu negativen Reaktionen geführt. Im Gegenteil: Freundinnen meinten anerkennend, ich ließe mich nicht vom Magerwahn verrückt machen. Daher verspürte ich wenig Motivation abzunehmen, auch wenn ich bisweilen mit meinem Gewicht unzufrieden war.

Mit 30 bin ich als Plus-Size-Model entdeckt worden. Wieder kam positives Feedback: tolle Ausstrahlung, tolles Körpergefühl. Oft gab es mehr Angebote, als ich neben meinem Beruf annehmen konnte.

Doch 2016 hatten mein ebenfalls vollschlanker Freund und ich ein Schlüsselerlebnis, als wir ein Restaurant besuchten: Der früher übergewichtige Chef war plötzlich schlank. Dank Dukan-Diät, meinte er, benannt nach einem französischen Mediziner. Er brachte uns zum Nachtisch ein besonderes Tiramisu: Quark statt Mascarpone, selbst gebackene Kekse aus Proteinpulver statt Biskuits. Es schmeckte himmlisch!

Das wollten mein Freund und ich auch ausprobieren. Auf den Tisch kamen nun ausschließlich Light-Produkte mit weniger als einem Prozent Fett und kaum noch Kohlenhydrate. Unser Brot etwa backen wir nun aus Gluten, Proteinpulver, Haferkleie, Eiern und Buttermilch selbst. Schon nach sechs Wochen erreichte ich Größe 44. Und fühlte mich so wohl wie lange nicht: Die Jeans zwickte nicht mehr, die Schenkel rieben nicht mehr aneinander, man sah wieder Schlüsselbeine.

Ein Jahr haben wir streng nach der Diät gelebt. Ich habe 27 Kilogramm verloren, mein Freund 47. Unsere Ernährungsweise ist für mich kein Verzicht mehr, eher ein bewussteres Essen. Seit einigen Monaten gehören hin und wieder auch Kohlenhydrate dazu.

Inzwischen werde ich allerdings deutlich weniger als Model gebucht, weil es mit Größe 42 mehr Konkurrentinnen gibt.

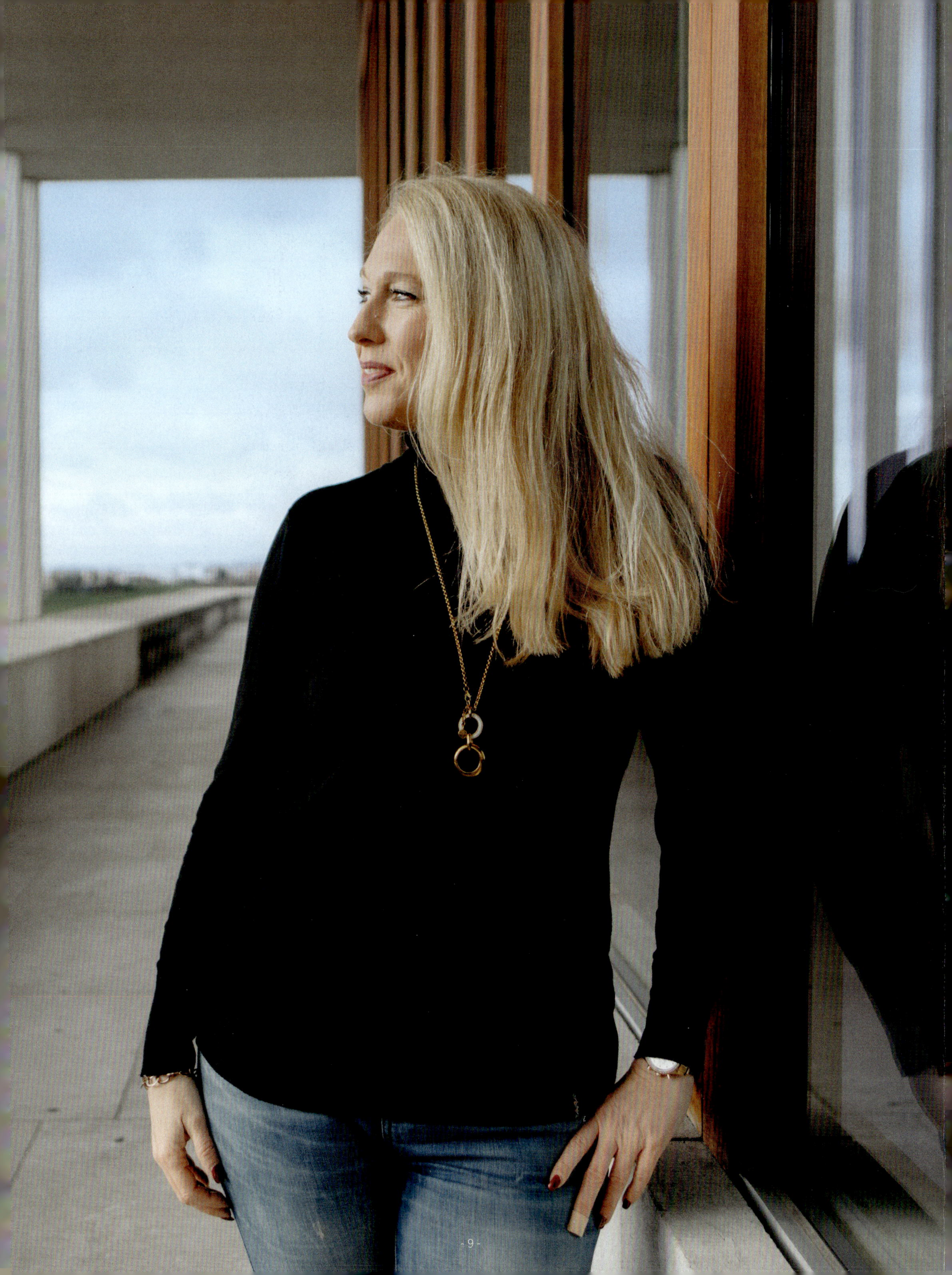

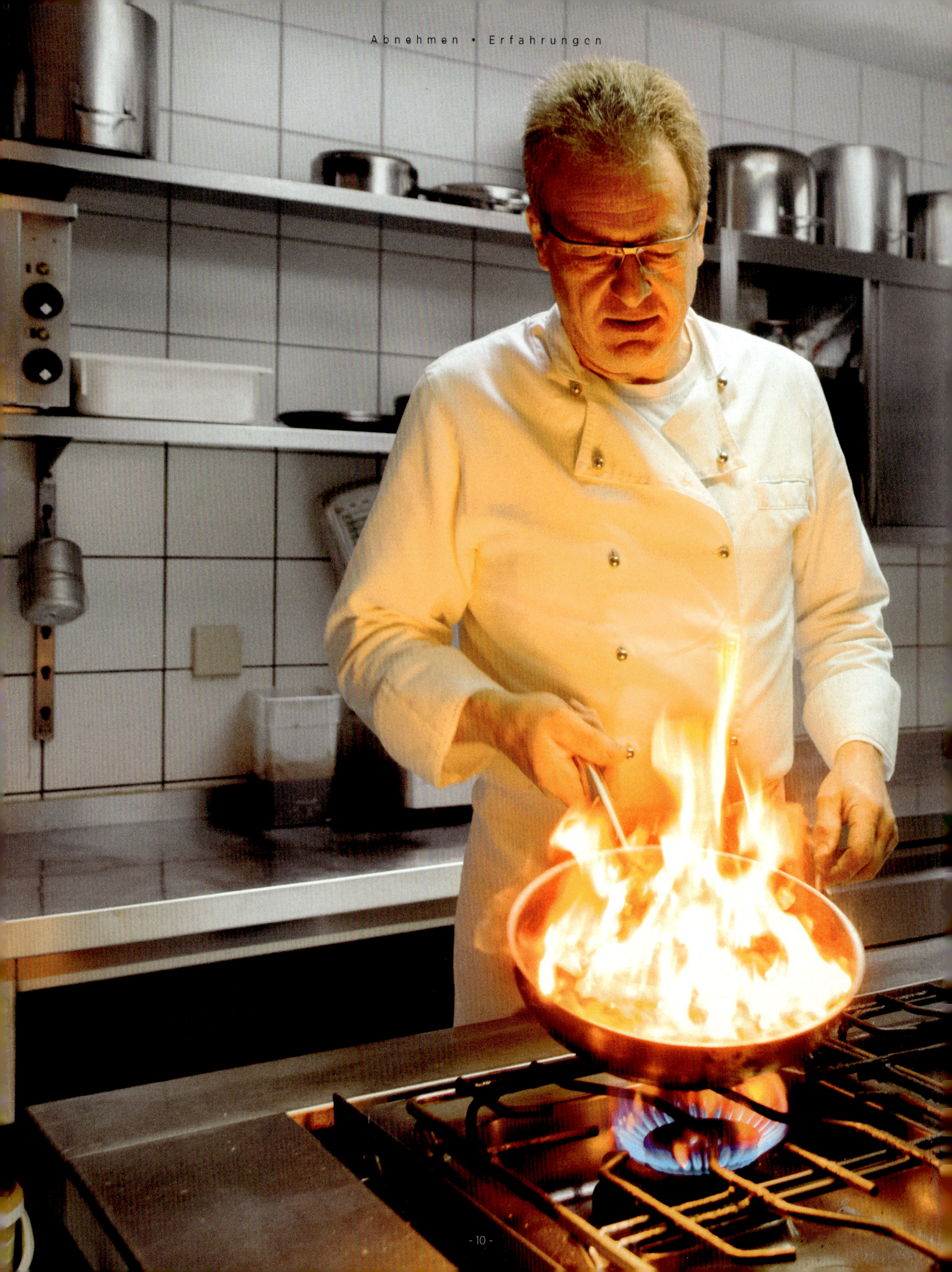

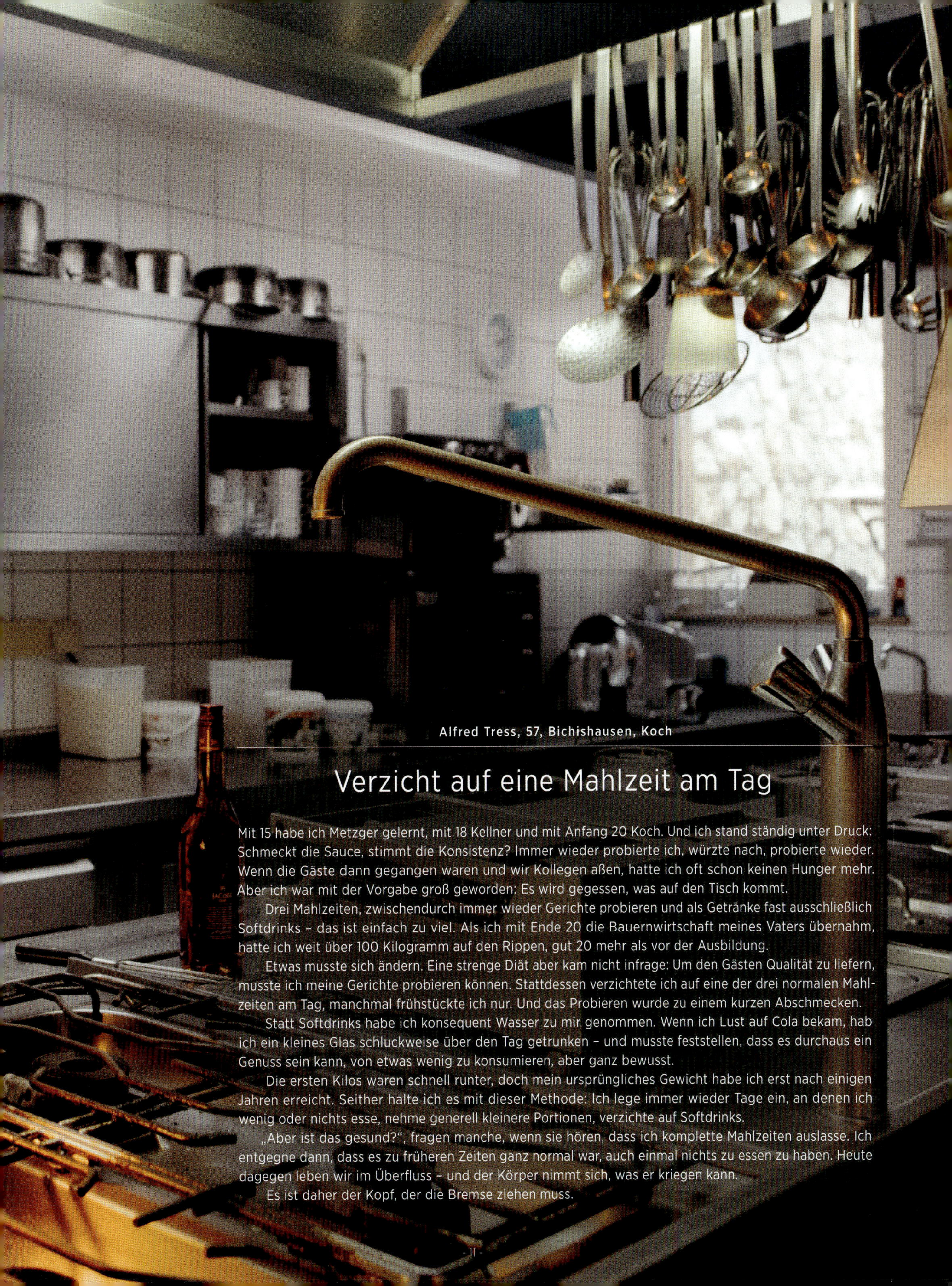

Alfred Tress, 57, Bichishausen, Koch

Verzicht auf eine Mahlzeit am Tag

Mit 15 habe ich Metzger gelernt, mit 18 Kellner und mit Anfang 20 Koch. Und ich stand ständig unter Druck: Schmeckt die Sauce, stimmt die Konsistenz? Immer wieder probierte ich, würzte nach, probierte wieder. Wenn die Gäste dann gegangen waren und wir Kollegen aßen, hatte ich oft schon keinen Hunger mehr. Aber ich war mit der Vorgabe groß geworden: Es wird gegessen, was auf den Tisch kommt.

Drei Mahlzeiten, zwischendurch immer wieder Gerichte probieren und als Getränke fast ausschließlich Softdrinks – das ist einfach zu viel. Als ich mit Ende 20 die Bauernwirtschaft meines Vaters übernahm, hatte ich weit über 100 Kilogramm auf den Rippen, gut 20 mehr als vor der Ausbildung.

Etwas musste sich ändern. Eine strenge Diät aber kam nicht infrage: Um den Gästen Qualität zu liefern, musste ich meine Gerichte probieren können. Stattdessen verzichtete ich auf eine der drei normalen Mahlzeiten am Tag, manchmal frühstückte ich nur. Und das Probieren wurde zu einem kurzen Abschmecken.

Statt Softdrinks habe ich konsequent Wasser zu mir genommen. Wenn ich Lust auf Cola bekam, hab ich ein kleines Glas schluckweise über den Tag getrunken – und musste feststellen, dass es durchaus ein Genuss sein kann, von etwas wenig zu konsumieren, aber ganz bewusst.

Die ersten Kilos waren schnell runter, doch mein ursprüngliches Gewicht habe ich erst nach einigen Jahren erreicht. Seither halte ich es mit dieser Methode: Ich lege immer wieder Tage ein, an denen ich wenig oder nichts esse, nehme generell kleinere Portionen, verzichte auf Softdrinks.

„Aber ist das gesund?", fragen manche, wenn sie hören, dass ich komplette Mahlzeiten auslasse. Ich entgegne dann, dass es zu früheren Zeiten ganz normal war, auch einmal nichts zu essen zu haben. Heute dagegen leben wir im Überfluss – und der Körper nimmt sich, was er kriegen kann.

Es ist daher der Kopf, der die Bremse ziehen muss.

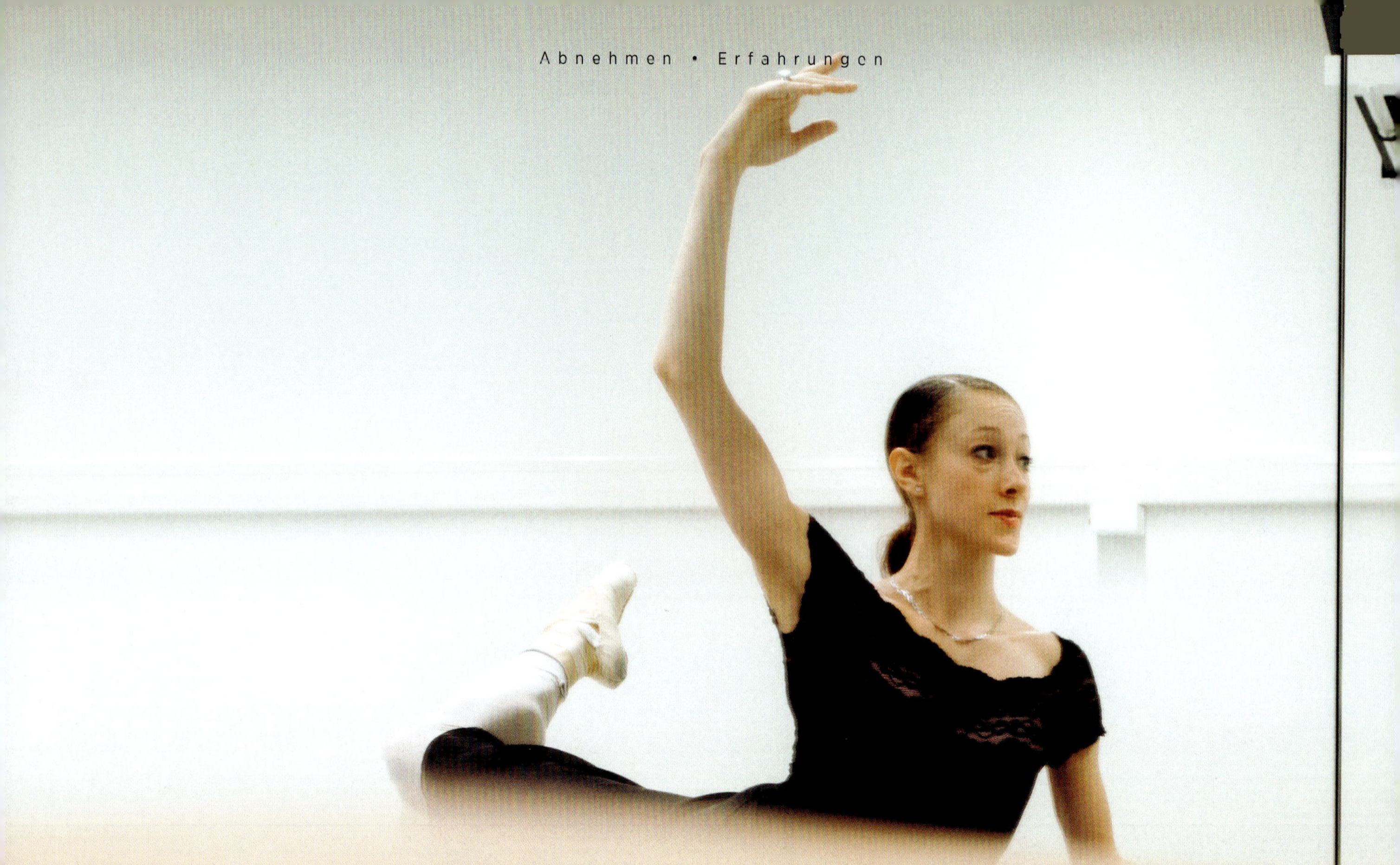

Angelina Zuccarini, 30, Stuttgart, Ballett-Solistin

Die Gefahren der Tanzpause

Ich kenne kaum ein Milieu, in dem so viel gegessen wird wie bei uns Tänzerinnen und Tänzern. Oft heißt es ja, viele Ballerinas seien magersüchtig. Aber wie soll das gehen: zehn Stunden trainieren, an sechs Tagen die Woche, ohne dass der Körper ausreichend mit Energie versorgt ist? Spätabends noch reichlich Fleisch oder Pasta: Das ist für jemanden, der auf hohem Niveau tanzt, völlig normal.

Vor einem Jahr kam es bei mir zu jenem Unfall, den alle Tänzer fürchten: Bei einer Wurfhebung fiel ich ungeschickt hin, und mir riss im Knie ein Kreuzband. Erst die Operation, dann acht Monate Pause. Ein Schock! Seit ich vier Jahre alt bin, habe ich immer und überall getanzt. Ich habe einen großen Bewegungsdrang. Und vielleicht auch deshalb einen hohen Grundumsatz. Ich konnte enorme Portionen verdrücken. Musste ich mir nun Sorgen machen? Jeder in der Branche kennt Tänzerinnen, die im Verlauf längerer Pausen aus der Form geraten sind.

Eine Vollbremsung wie bei mir war aber nicht nur für den Körper ein Problem, sondern auch für den Kopf. Wohin mit dem Schöpferischen, mit der Kreativität? Mein Entschluss, die Zubereitung von Mahlzeiten ins Zentrum meines Alltags zu stellen, war ein Weg, dieser Herausforderung zu begegnen.

Bisher hatte ich vor allem gegessen, um mir Energie zuzuführen. Für ausgefeilte Rezepte hatte ich nie Zeit. Nun konnte ich experimentieren, zog oft für Stunden auf Krücken durch Asia- und Biomärkte.

Das Zubereiten der täglichen, wechselnden Gerichte hatte für mich schon bald etwas Meditatives: Ich habe Dressings für Salate entwickelt, mit Kokosmilch experimentiert, fremde Kräuter und Gewürze verwendet. Essen wurde für mich mehr und mehr zu einem bewussten, genussvollen Vorgang – nicht nur für den Körper, auch für die Seele. Hinterher fühlte ich, dass nicht nur der Bauch satt war, sondern der ganze Mensch.

Das ist, da bin ich sicher, auch der Grund dafür, dass meine früheren Heißhungerattacken ausgeblieben sind. Mein Körper war mit dem, was er an neuen Impulsen und Eindrücken bekam, bestens ausgelastet.

Als ich nach einem Dreivierteljahr zurück ans Theater kam, hatte ich mein Gewicht gehalten. Dabei ist die Angabe auf der Waage letztlich doch nur eine Zahl – denn natürlich war während meiner Auszeit der Körperfettanteil größer geworden und der Muskelanteil kleiner. Doch das ist vorübergehend: Jetzt, wo ich zurück auf der Bühne bin, werden die Muskeln wieder mehr gefordert.

Eines aber ist geblieben: das Wissen, dass gutes Essen seine Zeit braucht.

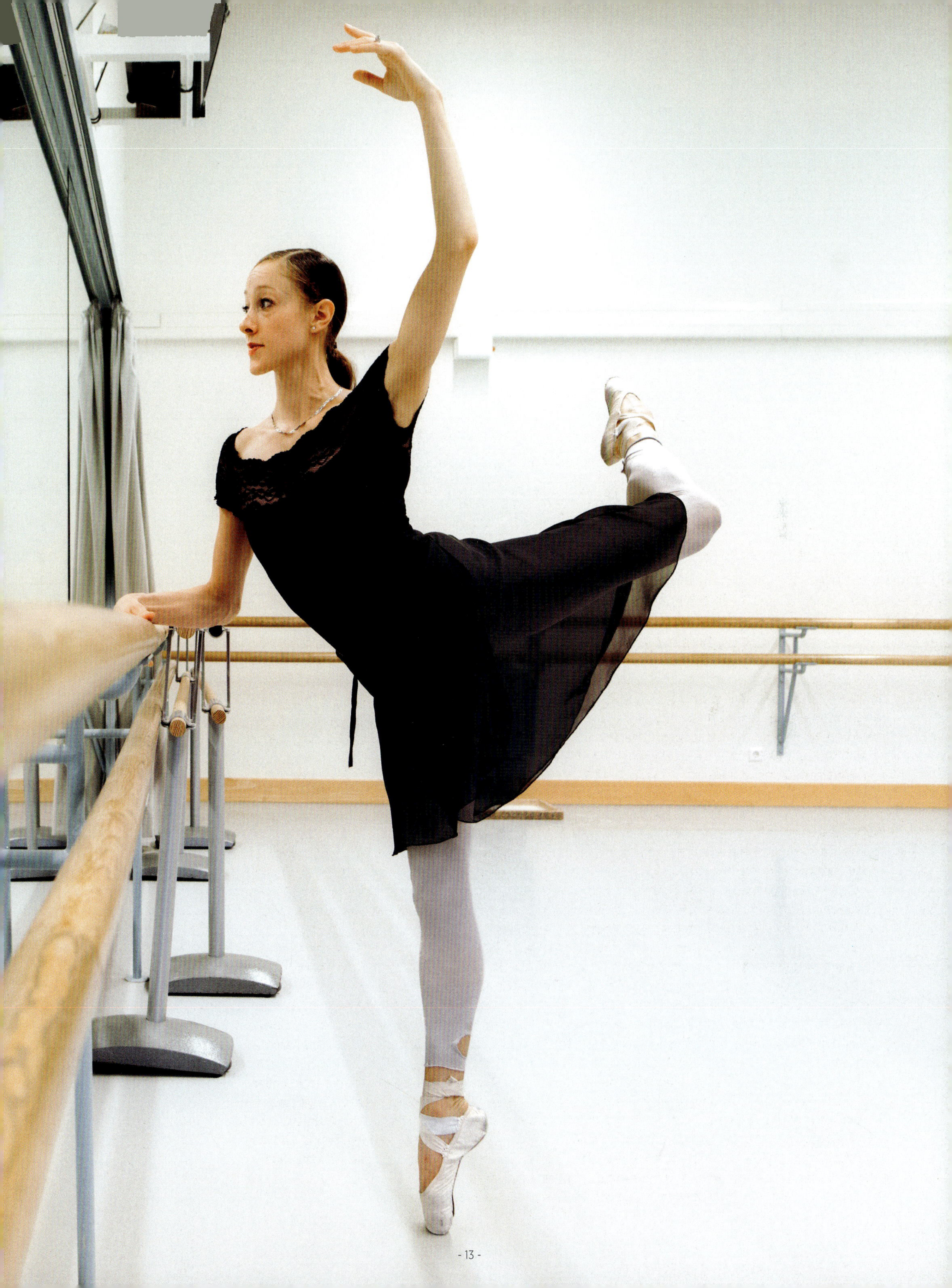

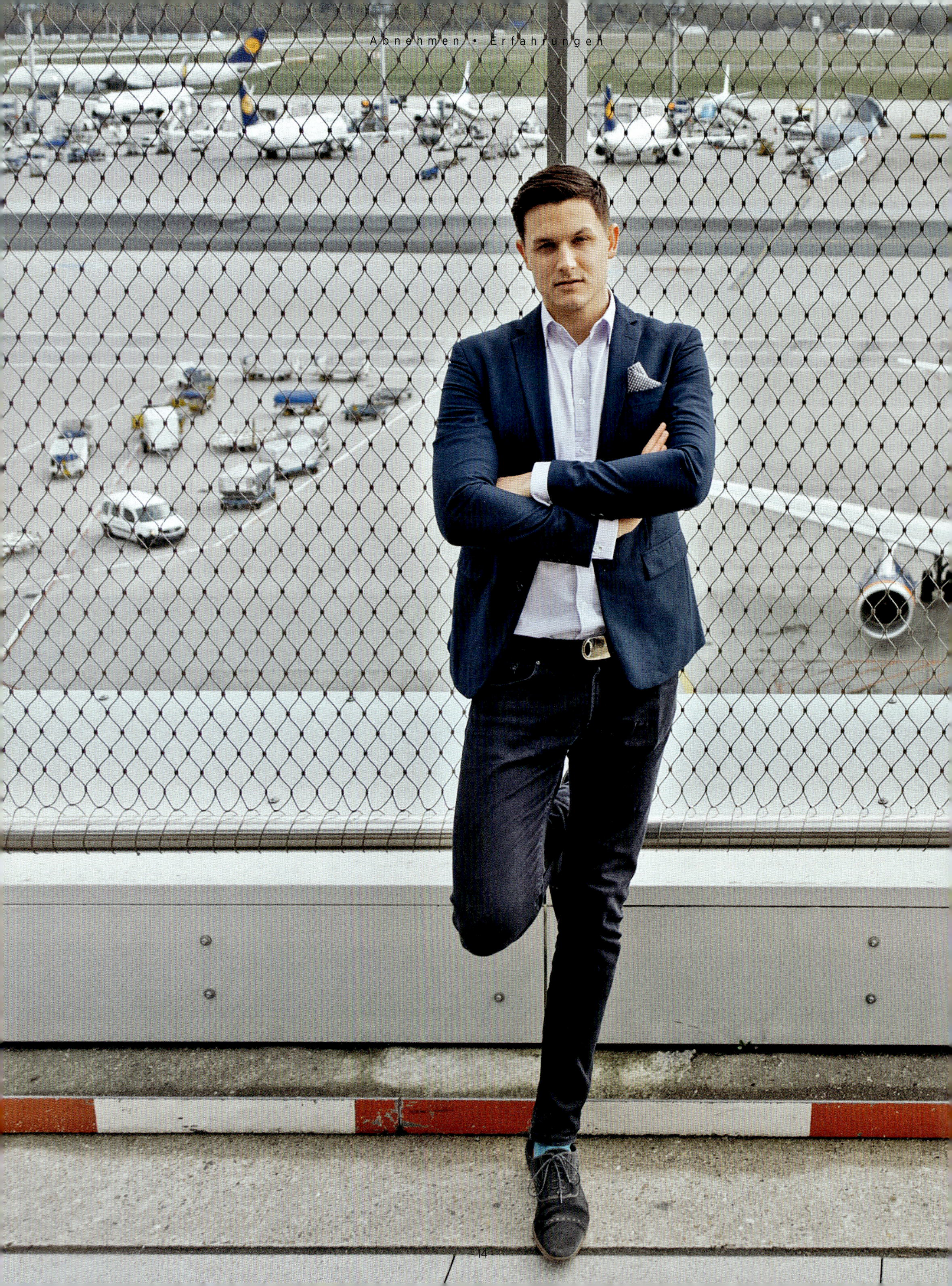

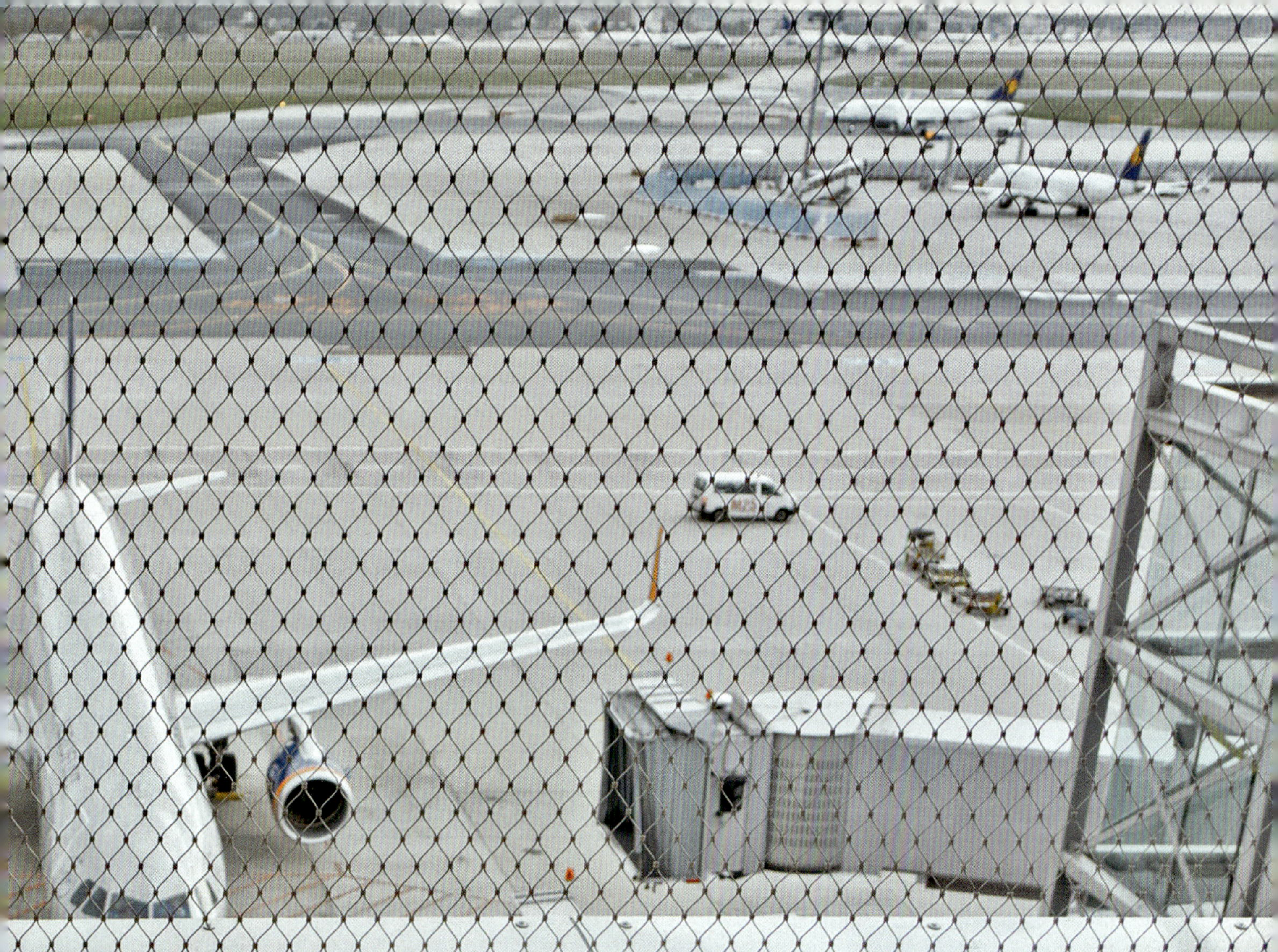

Kevin Wörner, 24, Berlin, Unternehmensberater

Dinner aus der Dose

Ich bin mit 22 Jahren ins Berufsleben eingestiegen. Das erste Projekt, ein Beraterjob im Ausland, war sehr herausfordernd. Mittags gingen wir Kollegen gemeinsam essen, fast immer beim Italiener, und fast immer lief es bei mir auf Spaghetti Carbonara heraus. Ich habe mir wenig Gedanken übers Essen gemacht. Gönnte mir, wie alle anderen, den Keks zum Kaffee, zwischendurch ein belegtes Baguette, abends noch eine Pizza. Gut acht Kilo extra kamen in sechs Monaten. Irgendwann sprach mich meine Freundin darauf an – da wurde ich unruhig: Was würde in drei, in fünf Jahren sein, wenn ich so weitermachte wie bisher?

Zumindest in der Theorie war klar, was anders laufen musste: weniger leere Kohlenhydrate, weniger Fett, mehr Protein, mehr Vollkorn, Obst und Gemüse. Aber wie sollte ich das im Alltag umsetzen? Am besten wohl mit Selberkochen und Mitnehmen des Essens. Ein bisschen mulmig war mir schon, als ich eines Morgens erstmals am Flughafen mit Plastikdosen erschien, gefüllt mit einem Gemüsegericht oder Vollkornreis mit Pute: Würden die Kollegen mich für einen Spinner halten? Doch meine Sorge war unbegründet, das Gegenteil trat ein: Häufiger als früher steuert unser Pulk nun mittags eine Salatbar an.

Obwohl ich pro Woche mehrere Tage in Hotels verbringe, halte ich meine Vorsätze durch: An den Frühstücksbüfetts greife ich zu Rührei und Müsli. Das Selbstgekochte gibt es dann am Abend – die Essensboxen lassen sich problemlos in den Minibars der Hotelzimmer verstauen. Und vier bis fünf Mal pro Woche gehe ich ins Fitness-Studio.

Für meine Lebenszufriedenheit ist mir allerdings ganz wichtig, hin und wieder einen Schokoriegel oder auch ein üppiges Dessert zu naschen. Diese Schlemmermomente genieße ich jetzt aber viel mehr als früher, als für mich immer alles verfügbar war.

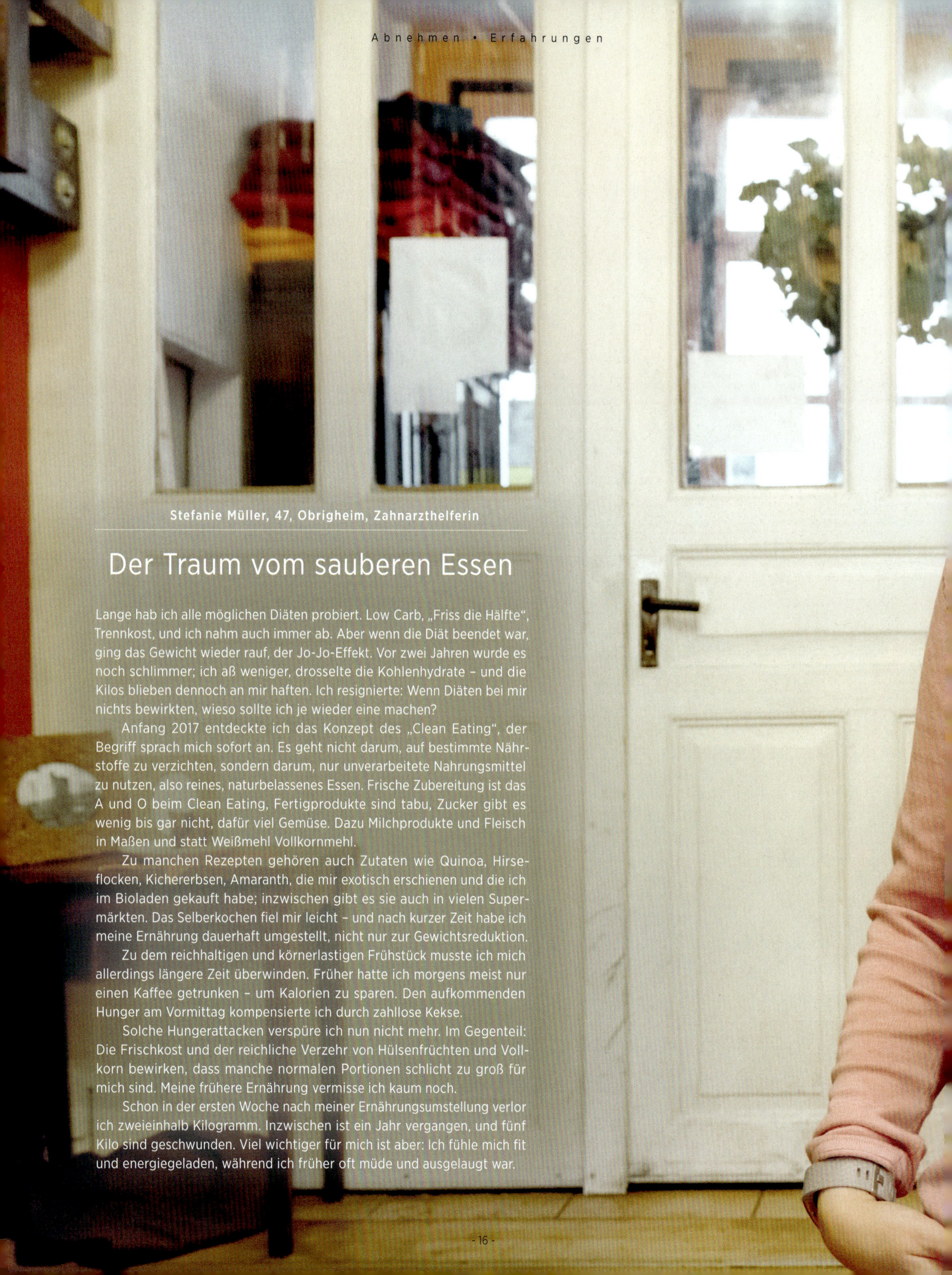

Stefanie Müller, 47, Obrigheim, Zahnarzthelferin

Der Traum vom sauberen Essen

Lange hab ich alle möglichen Diäten probiert. Low Carb, „Friss die Hälfte“, Trennkost, und ich nahm auch immer ab. Aber wenn die Diät beendet war, ging das Gewicht wieder rauf, der Jo-Jo-Effekt. Vor zwei Jahren wurde es noch schlimmer; ich aß weniger, drosselte die Kohlenhydrate – und die Kilos blieben dennoch an mir haften. Ich resignierte: Wenn Diäten bei mir nichts bewirkten, wieso sollte ich je wieder eine machen?

Anfang 2017 entdeckte ich das Konzept des „Clean Eating“, der Begriff sprach mich sofort an. Es geht nicht darum, auf bestimmte Nährstoffe zu verzichten, sondern darum, nur unverarbeitete Nahrungsmittel zu nutzen, also reines, naturbelassenes Essen. Frische Zubereitung ist das A und O beim Clean Eating, Fertigprodukte sind tabu, Zucker gibt es wenig bis gar nicht, dafür viel Gemüse. Dazu Milchprodukte und Fleisch in Maßen und statt Weißmehl Vollkornmehl.

Zu manchen Rezepten gehören auch Zutaten wie Quinoa, Hirseflocken, Kichererbsen, Amaranth, die mir exotisch erschienen und die ich im Bioladen gekauft habe; inzwischen gibt es sie auch in vielen Supermärkten. Das Selberkochen fiel mir leicht – und nach kurzer Zeit habe ich meine Ernährung dauerhaft umgestellt, nicht nur zur Gewichtsreduktion.

Zu dem reichhaltigen und körnerlastigen Frühstück musste ich mich allerdings längere Zeit überwinden. Früher hatte ich morgens meist nur einen Kaffee getrunken – um Kalorien zu sparen. Den aufkommenden Hunger am Vormittag kompensierte ich durch zahllose Kekse.

Solche Hungerattacken verspüre ich nun nicht mehr. Im Gegenteil: Die Frischkost und der reichliche Verzehr von Hülsenfrüchten und Vollkorn bewirken, dass manche normalen Portionen schlicht zu groß für mich sind. Meine frühere Ernährung vermisse ich kaum noch.

Schon in der ersten Woche nach meiner Ernährungsumstellung verlor ich zweieinhalb Kilogramm. Inzwischen ist ein Jahr vergangen, und fünf Kilo sind geschwunden. Viel wichtiger für mich ist aber: Ich fühle mich fit und energiegeladen, während ich früher oft müde und ausgelaugt war.

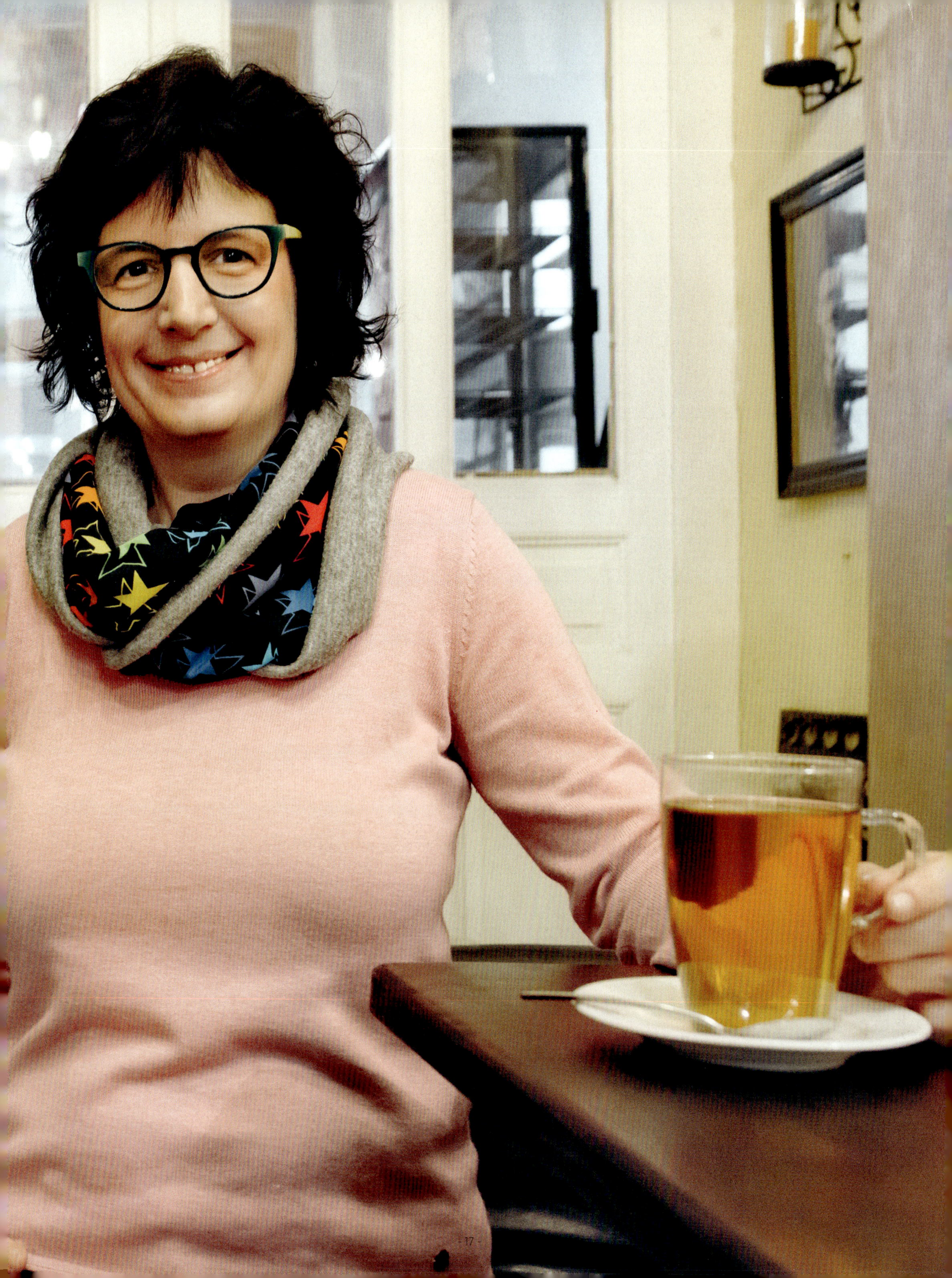

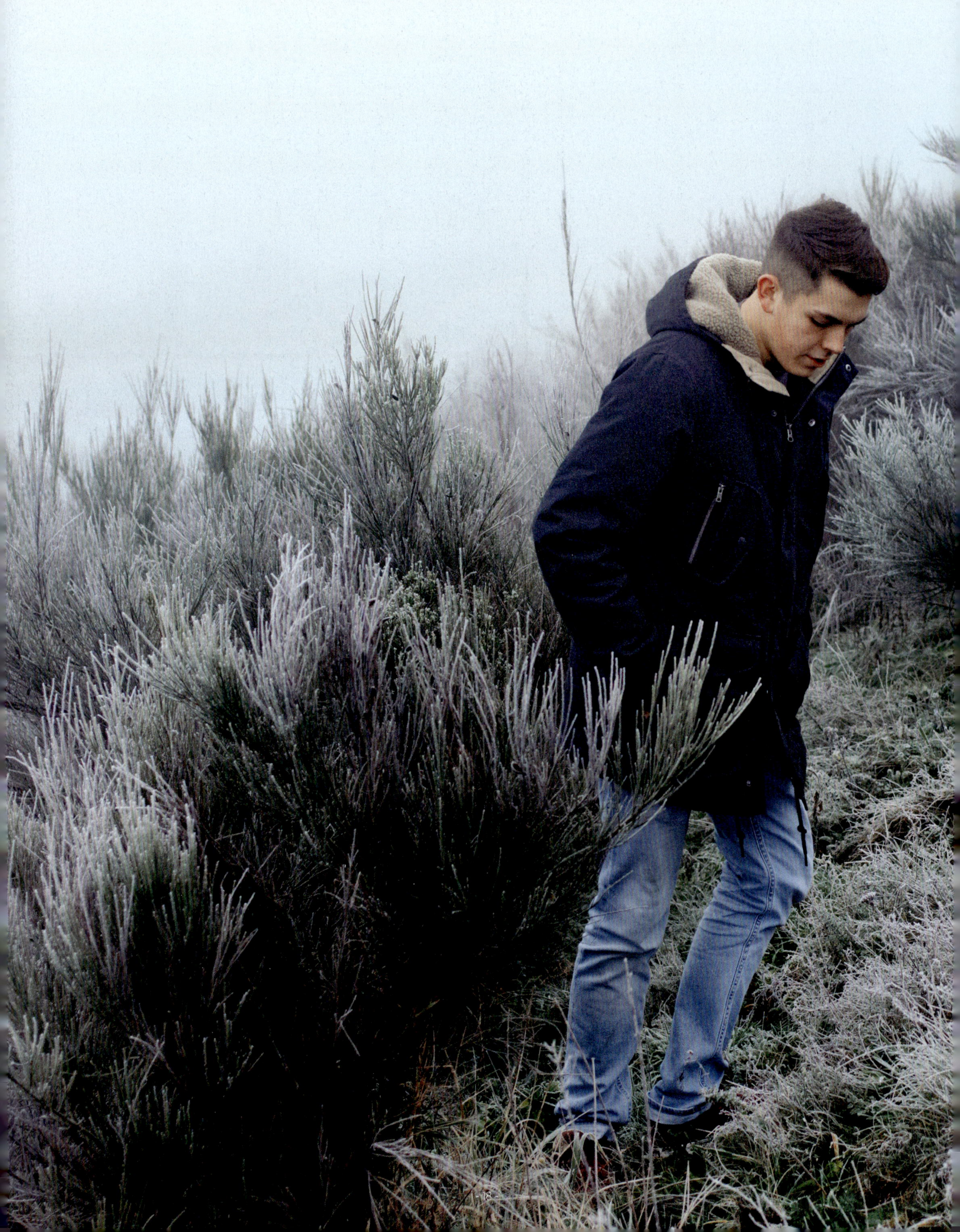

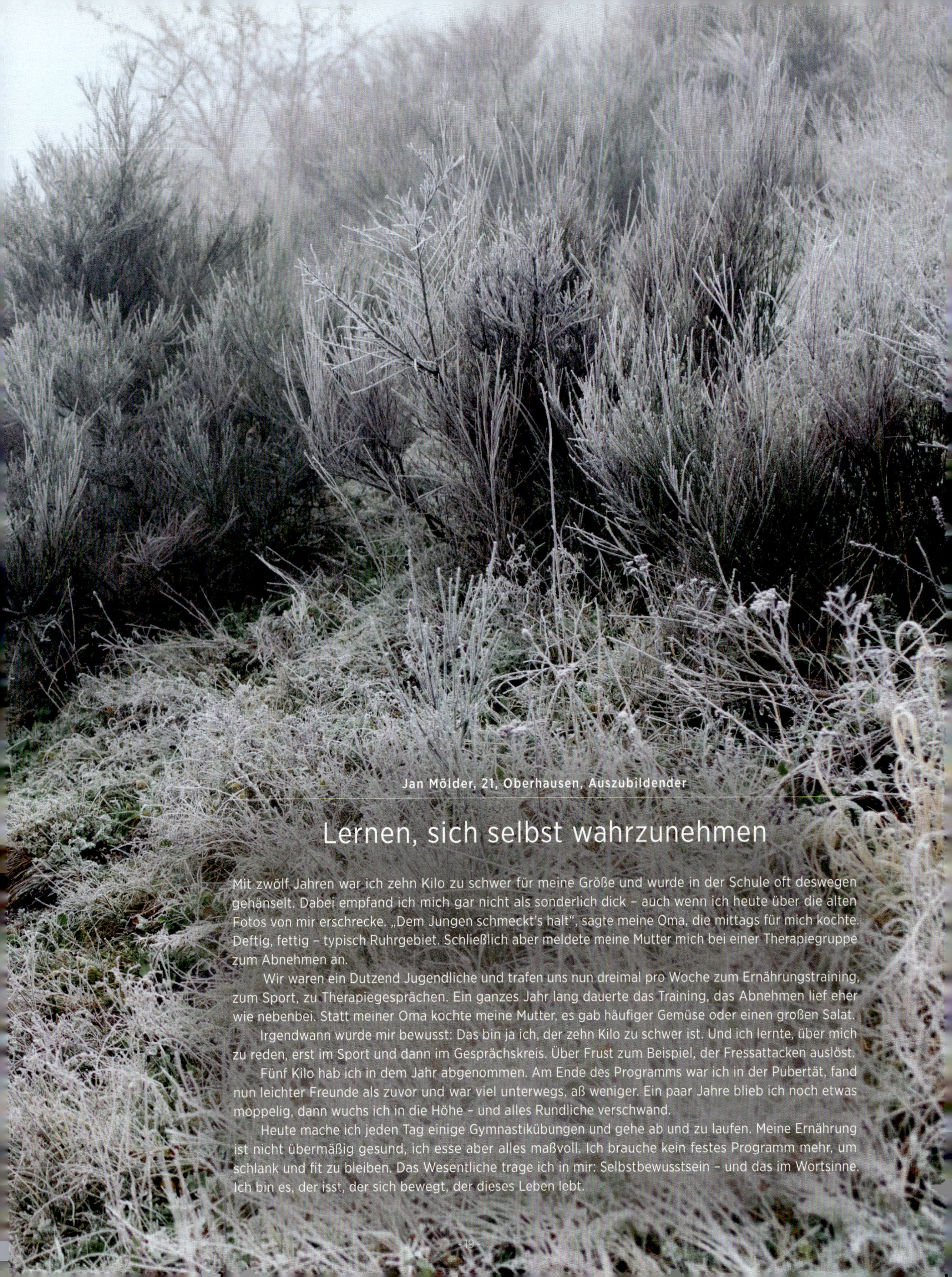

Jan Mölder, 21, Oberhausen, Auszubildender

Lernen, sich selbst wahrzunehmen

Mit zwölf Jahren war ich zehn Kilo zu schwer für meine Größe und wurde in der Schule oft deswegen gehänselt. Dabei empfand ich mich gar nicht als sonderlich dick – auch wenn ich heute über die alten Fotos von mir erschrecke. „Dem Jungen schmeckt's halt", sagte meine Oma, die mittags für mich kochte. Deftig, fettig – typisch Ruhrgebiet. Schließlich aber meldete meine Mutter mich bei einer Therapiegruppe zum Abnehmen an.

Wir waren ein Dutzend Jugendliche und trafen uns nun dreimal pro Woche zum Ernährungstraining, zum Sport, zu Therapiegesprächen. Ein ganzes Jahr lang dauerte das Training, das Abnehmen lief eher wie nebenbei. Statt meiner Oma kochte meine Mutter, es gab häufiger Gemüse oder einen großen Salat.

Irgendwann wurde mir bewusst: Das bin ja ich, der zehn Kilo zu schwer ist. Und ich lernte, über mich zu reden, erst im Sport und dann im Gesprächskreis. Über Frust zum Beispiel, der Fressattacken auslöst.

Fünf Kilo hab ich in dem Jahr abgenommen. Am Ende des Programms war ich in der Pubertät, fand nun leichter Freunde als zuvor und war viel unterwegs, aß weniger. Ein paar Jahre blieb ich noch etwas moppelig, dann wuchs ich in die Höhe – und alles Rundliche verschwand.

Heute mache ich jeden Tag einige Gymnastikübungen und gehe ab und zu laufen. Meine Ernährung ist nicht übermäßig gesund, ich esse aber alles maßvoll. Ich brauche kein festes Programm mehr, um schlank und fit zu bleiben. Das Wesentliche trage ich in mir: Selbstbewusstsein – und das im Wortsinne. Ich bin es, der isst, der sich bewegt, der dieses Leben lebt.

Dr. Aimara Arias, 36, Berlin, Hausärztin

Wenn die Seele Hunger verspürt

Ich war eigentlich ein normalgewichtiges Kind, aber während der Pubertät fühlte ich mich unsicher und fand mich zu dick. Später fragte ich mich, was zuerst da war: die Unsicherheit – oder das Gefühl, zu dick zu sein. Für mich ist diese Frage zentral, denn unsere Psyche und unser Essverhalten stehen in permanentem Wechselspiel.

Lange Zeit, etwa bis Mitte 20, war mir dieser Gedanke jedoch fremd: Überschüssige Pfunde hielt ich allein für das Ergebnis einer falschen Ernährung. Mein Gewicht schwankte, mal waren es zehn Kilogramm mehr, mal zehn weniger.

Während meines Medizinstudiums hatte ich dann mehrmals mit essgestörten Frauen zu tun – und wollte wissen: Was hatte diese Menschen zu dem gemacht, was sie waren? Ich war verblüfft, wie sehr die Seele sich über das Essverhalten Wege sucht, um sich auszudrücken.

Nicht zuletzt dadurch habe ich erkannt, dass wohl auch meinen Gewichtsschwankungen meine frühere Unsicherheit zugrunde lag. Und ich lernte, meinen Umgang mit dem Essen zu hinterfragen. Wichtig ist mir, dabei nicht im Körperlichen verhaftet zu bleiben und immer zu schauen, wonach die Seele hungert: Geht es gar nicht um ein Stück Kuchen, sondern um etwas Ruhe nach einem stressigen Tag? „Was fühle ich gerade“: Diese Frage wurde für mich zunehmend wichtiger.

Die Gründe für ein negatives Körpergefühl können von Mensch zu Mensch höchst unterschiedlich sein. So wie ich selbst über die Zeit mein persönliches Wohlfühlgewicht gefunden habe, so versuche ich zusammen mit meinen Patienten den für sie richtigen Weg zu finden. Den verbreiteten und von manchen Kollegen sogar noch forcierten Abnehmwahn halte ich für gefährlich.

Wie in vielen Bereichen im Leben kommt es vor allem darauf an, sich mit sich selbst wohlzufühlen. Ein gesunder Lebensstil wird durch viele Faktoren bestimmt: Bewege ich mich? Kann ich genießen? Fühle ich mich wohl?

Essen, ohne ein schlechtes Gewissen zu haben – daran habe ich am meisten gearbeitet. Die wichtigste Frage vor einer Mahlzeit lautet für mich daher nicht: ist sie gesund oder kalorienarm? Sondern: Tut sie mir gut? Habe ich Lust darauf? Diese Frage gebe ich auch an meine Patienten weiter. Und oft kommen wir im Gespräch gemeinsam zu dem Schluss, dass eine Therapie oder ein Coaching für sie sinnvoller wäre als „nur“ eine Diät oder eine Ernährungsberatung.

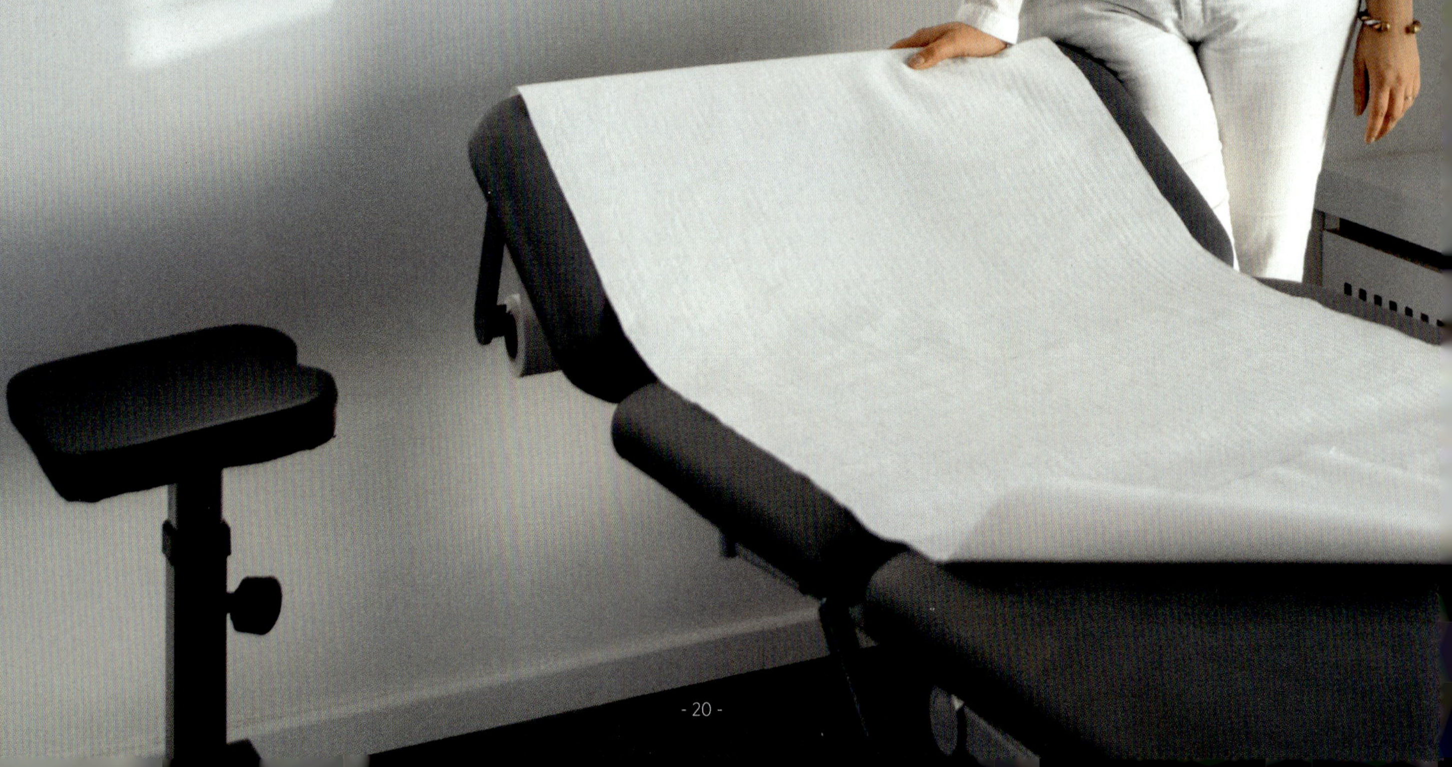

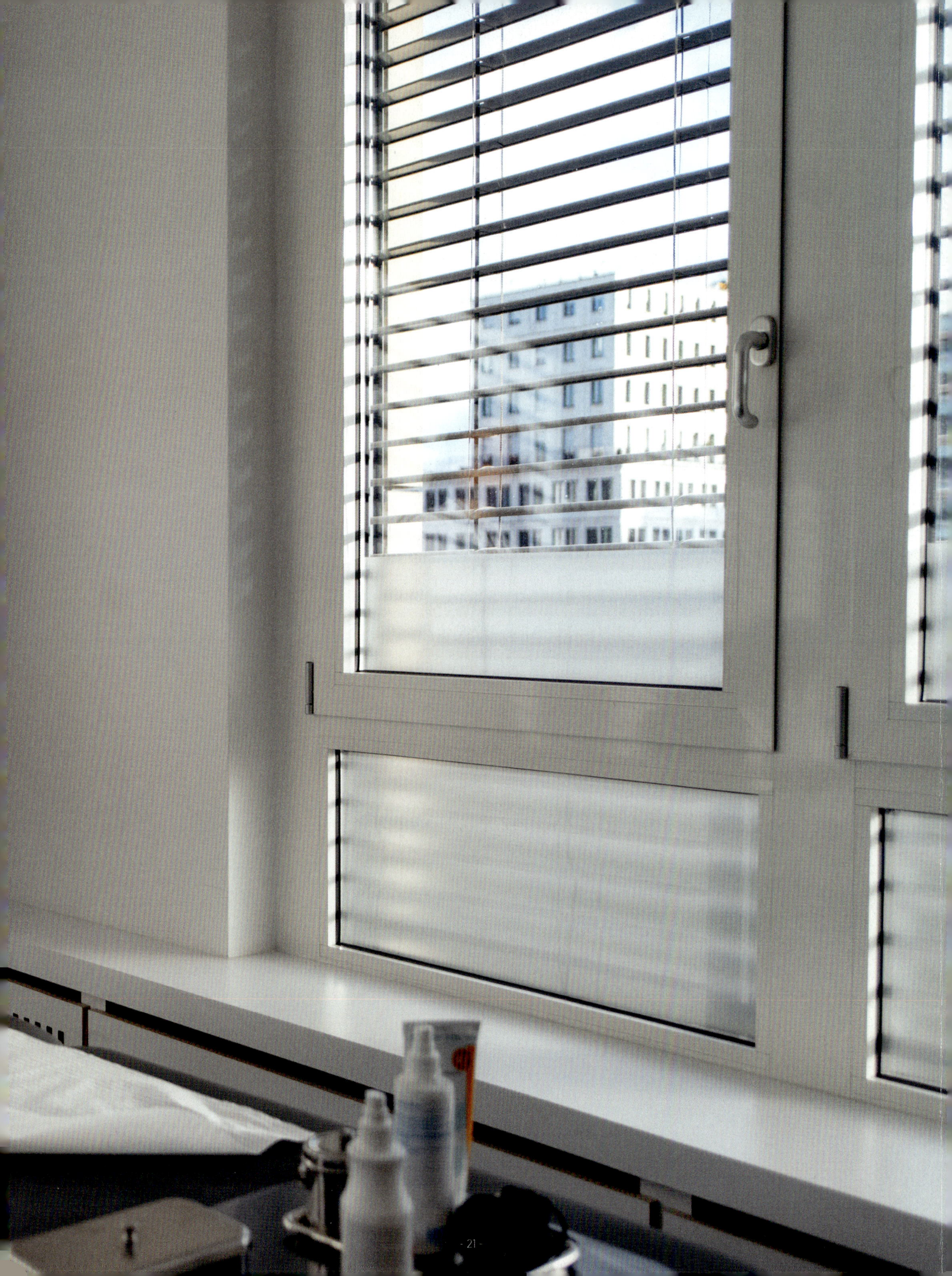

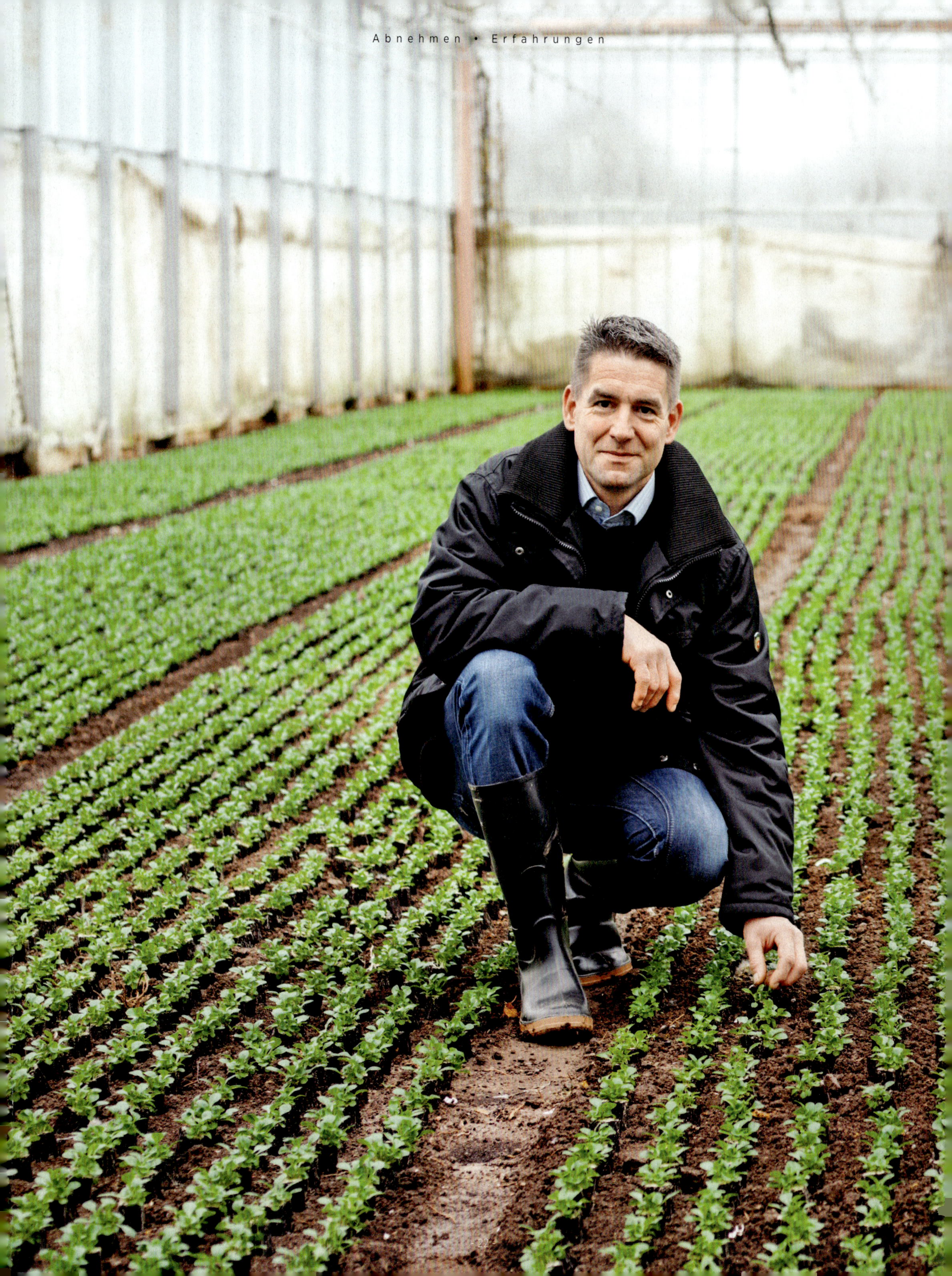

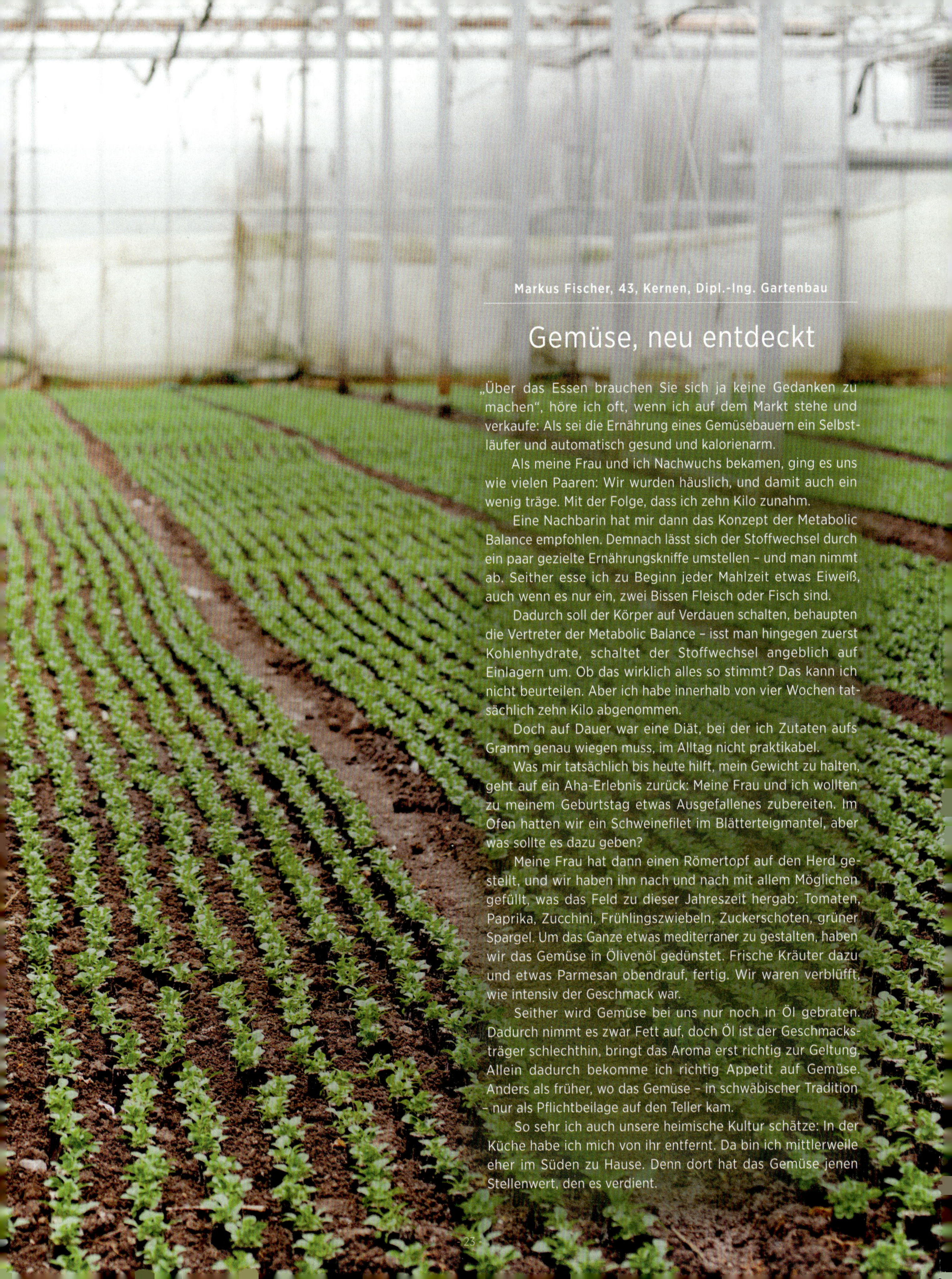

Markus Fischer, 43, Kernen, Dipl.-Ing. Gartenbau

Gemüse, neu entdeckt

„Über das Essen brauchen Sie sich ja keine Gedanken zu machen“, höre ich oft, wenn ich auf dem Markt stehe und verkaufe: Als sei die Ernährung eines Gemüsebauern ein Selbstläufer und automatisch gesund und kalorienarm.

Als meine Frau und ich Nachwuchs bekamen, ging es uns wie vielen Paaren: Wir wurden häuslich, und damit auch ein wenig träge. Mit der Folge, dass ich zehn Kilo zunahm.

Eine Nachbarin hat mir dann das Konzept der Metabolic Balance empfohlen. Demnach lässt sich der Stoffwechsel durch ein paar gezielte Ernährungskniffe umstellen – und man nimmt ab. Seither esse ich zu Beginn jeder Mahlzeit etwas Eiweiß, auch wenn es nur ein, zwei Bissen Fleisch oder Fisch sind.

Dadurch soll der Körper auf Verdauen schalten, behaupten die Vertreter der Metabolic Balance – isst man hingegen zuerst Kohlenhydrate, schaltet der Stoffwechsel angeblich auf Einlagern um. Ob das wirklich alles so stimmt? Das kann ich nicht beurteilen. Aber ich habe innerhalb von vier Wochen tatsächlich zehn Kilo abgenommen.

Doch auf Dauer war eine Diät, bei der ich Zutaten aufs Gramm genau wiegen muss, im Alltag nicht praktikabel.

Was mir tatsächlich bis heute hilft, mein Gewicht zu halten, geht auf ein Aha-Erlebnis zurück: Meine Frau und ich wollten zu meinem Geburtstag etwas Ausgefallenes zubereiten. Im Ofen hatten wir ein Schweinefilet im Blätterteigmantel, aber was sollte es dazu geben?

Meine Frau hat dann einen Römertopf auf den Herd gestellt, und wir haben ihn nach und nach mit allem Möglichen gefüllt, was das Feld zu dieser Jahreszeit hergab: Tomaten, Paprika, Zucchini, Frühlingszwiebeln, Zuckerschoten, grüner Spargel. Um das Ganze etwas mediterraner zu gestalten, haben wir das Gemüse in Olivenöl gedünstet. Frische Kräuter dazu und etwas Parmesan obendrauf, fertig. Wir waren verblüfft, wie intensiv der Geschmack war.

Seither wird Gemüse bei uns nur noch in Öl gebraten. Dadurch nimmt es zwar Fett auf, doch Öl ist der Geschmacksträger schlechthin, bringt das Aroma erst richtig zur Geltung. Allein dadurch bekomme ich richtig Appetit auf Gemüse. Anders als früher, wo das Gemüse – in schwäbischer Tradition – nur als Pflichtbeilage auf den Teller kam.

So sehr ich auch unsere heimische Kultur schätze: In der Küche habe ich mich von ihr entfernt. Da bin ich mittlerweile eher im Süden zu Hause. Denn dort hat das Gemüse jenen Stellenwert, den es verdient.

Jürgen Kroll, 58, Steinenbronn, Unternehmer

Nicht mehr wiederzuerkennen

Als Heranwachsender spielte ich in der Jugendmannschaft des VfB Stuttgart. Doch mit 19 war klar, dass ich es nicht in den Profikader schaffen würde. Also richtete ich meinen Ehrgeiz auf anderes: studierte Werbewirtschaft und gründete später ein Unternehmen.

Als Sportler hatte ich stets viel gegessen. Ohne Bewegung aß ich leider genauso weiter, ging gern in gute Restaurants. Die ersten 30 Kilogramm Übergewicht nahm ich dabei noch nicht als Problem wahr: Ich machte ja mehrere Diäten, spielte Tennis, fuhr Ski und ging joggen. Es würde schon alles im Rahmen bleiben.

So war es auch – bis zur Insolvenz meiner Firma. Ich betäubte meine Sorgen in Arbeit und Essen, nahm sieben Jahre lang jeweils zehn Kilo zu: bis auf 170 Kilo. Ich müsse Sport machen, meinten die Ärzte. Aber dazu hatte ich keine Kraft mehr. Einmal wollte ich mit meiner Frau auf den Weihnachtsmarkt. Geh und hol mir eine Wurst, sagte ich – und blieb auf der Bank sitzen.

Dann kam die Wende. Erst sagte mir mein Orthopäde, dass ich zwei neue Hüften brauche. Allerdings könne er mich in meiner derzeitigen Verfassung nicht operieren: „Du passt ja nicht einmal auf den OP-Tisch." Dann sollte ich zur genauen Diagnose in einen Magnetresonanztomographen – aber die Röhre war zu klein. Macht nichts, meinte die Krankenschwester, ich könne zur Untersuchung doch nach Hohenheim fahren. Ich brauchte eine Weile, bis ich verstand: In Hohenheim studieren die Tiermediziner, da werden Pferde geröntgt.

Um radikal abzunehmen, entschloss ich mich nach eingehender medizinischer Beratung dazu, mir den Magen verkleinern zu lassen. Die Operation, bei der 90 Prozent des Magens entfernt werden, dauerte etwa zwei Stunden und erfolgte minimalinvasiv. Zunächst durfte ich vier Wochen lang nur Suppe und Püriertes essen. Dann die erste richtige Mahlzeit: Linsen mit Spätzle. Ich nahm ein paar Nudeln, zwei Löffel Linsen – und war pappsatt. Ein Traum.

In einem Jahr nahm ich mehr als 100 Kilo ab, wiege seither etwa 75 Kilo. Ich kann alles essen, genau wie früher – schaffe aber nur noch die Menge, die auf einen Kinderteller passt.

„Hat die Frau Kroll einen Neuen?", haben die Leute im Dorf getuschelt: Sie hatten mich nicht mehr erkannt. Tatsächlich fühle ich mich wie neu geboren; ich kann jetzt wieder Wanderungen machen – und will in den nächsten Jahren sogar den Kilimandscharo besteigen. •

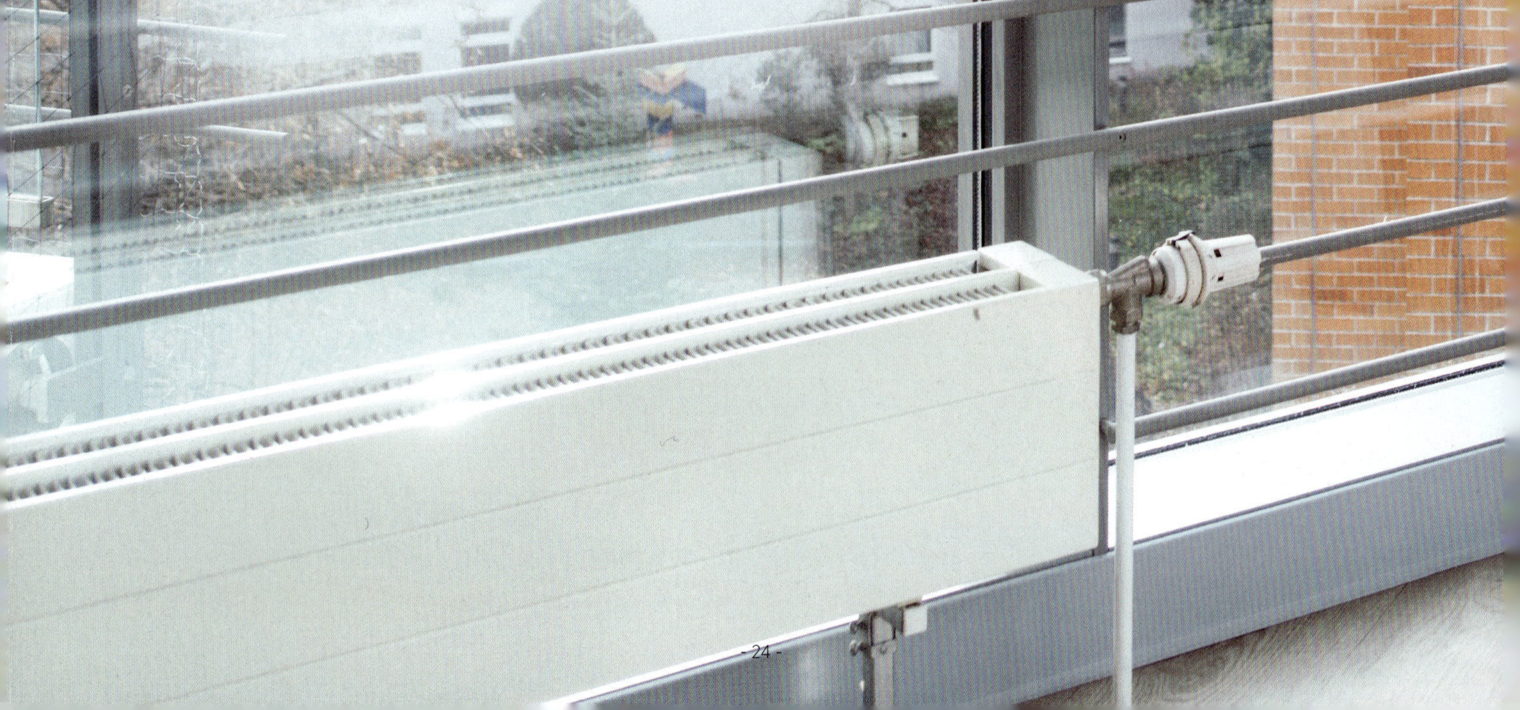

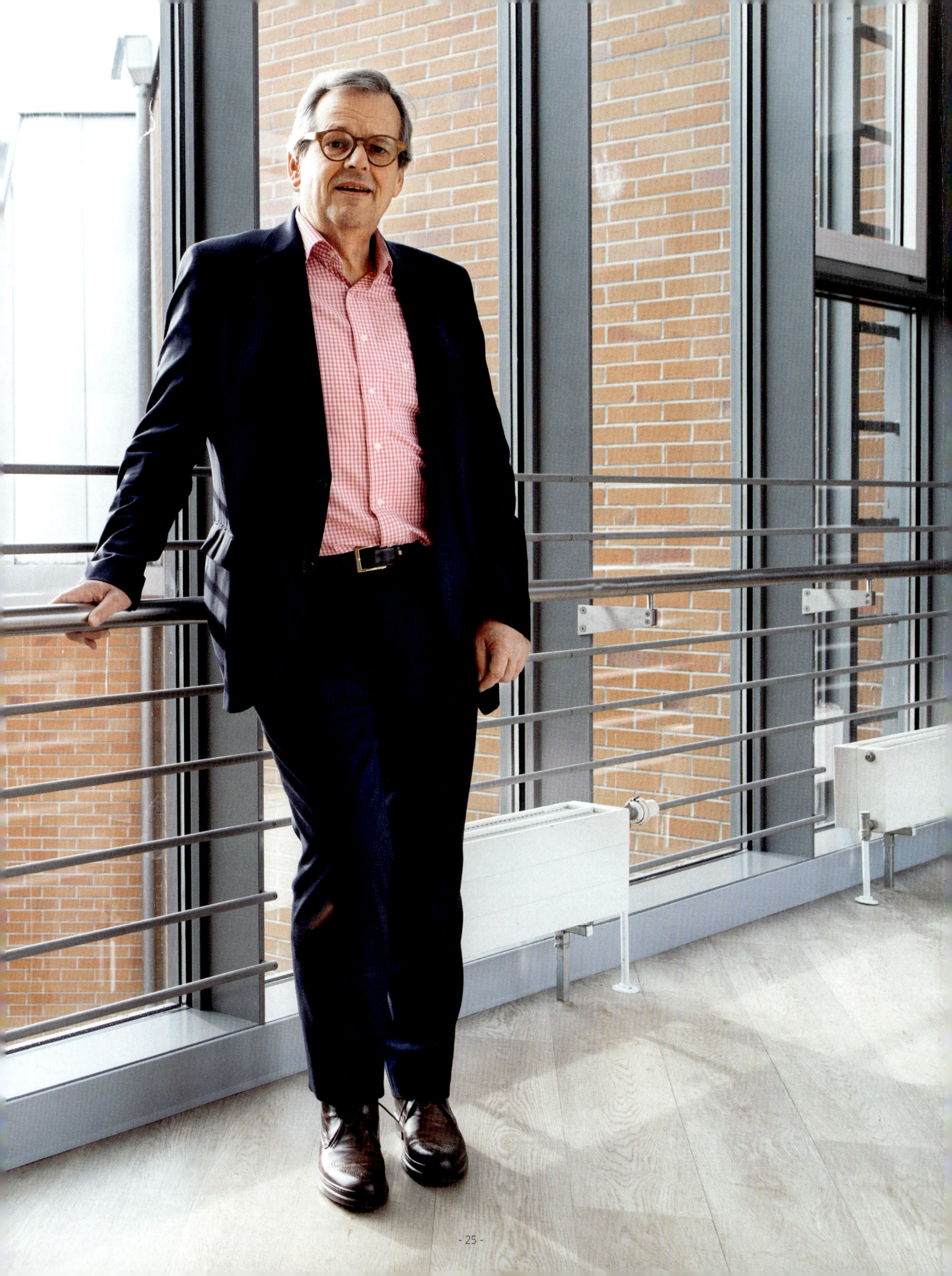

Wie Abnehmen gelingt

Kann ich Gewicht verlieren, ohne zu hungern? Welche Tricks helfen bei einer Umstellung der Ernährung? Und wie schaffe ich es, eine Diät durchzuhalten? Der Ernährungspsychologe Thomas Ellrott über die besten Methoden, überflüssige Pfunde loszuwerden – und zwar für immer

Interview: Rainer Harf und Bertram Weiß

GEO WISSEN: ***Herr Dr. Ellrott, wie viele Menschen in Deutschland sind übergewichtig?***

Dr. Thomas Ellrott: Rund 53 Prozent der Frauen und 67 Prozent der Männer. Alarmierender aber ist die Zahl derjenigen, die unter krankhaftem Übergewicht leiden. Das sind gut 23 Prozent der Erwachsenen. Adipositas ist bei uns ein großes Gesundheitsproblem.

Weshalb ist krankhaftes Übergewicht so ungesund?

Bei Adipositas liegt in der Regel überdurchschnittlich viel Körperfettgewebe vor. Das ist entweder unter der Haut angesiedelt, oder es bildet sich zwischen und in den inneren Organen im Bauchraum. Insbesondere dieses „viszerale" Fett ist nicht einfach nur ein Energiespeicher. Es ist vielmehr eine Art komplexes Organ, das aktiv Hormone ausschüttet – und die können der Gesundheit schaden.

Wie wirken diese Hormone?

Sie fördern Entzündungsprozesse, etwa in den Blutgefäßen. Deren Wände nehmen Schaden, es steigt die Wahrscheinlichkeit, an Arterienverkalkung zu erkranken. Auch nimmt der Blutdruck zu, ebenso das Risiko für Herzinfarkte und Schlaganfälle. Zudem bildet sich bei vielen adipösen Menschen mit der Zeit eine Insulinresistenz aus. Auf Dauer führt das zu Diabetes Typ 2.

Es gibt aber auch Menschen, die zwar die Diagnose Adipositas haben, deren Körperfett sich jedoch nicht primär im Bauchraum befindet, sondern auf den Hüften, also Unterhautfettgewebe ist. Diese Betroffenen haben ein weitaus niedrigeres Risiko für die eben genannten Folgeerkrankungen.

Beeinflusst die Ernährung, wo sich das Fett im Körper verteilt?

Nein, das ist genetisch vorgegeben. Durch die Ernährung kann man nicht steuern, wo sich Fett ansammelt.

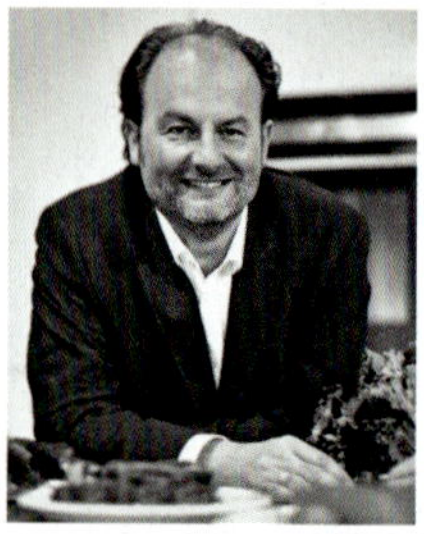

Dr. Thomas Ellrott ist einer der renommiertesten Experten für Diäten, Übergewicht und Essverhalten

Auf die Dichte kommt es an

Wie sehr der Energiegehalt bei Nahrungsmitteln variiert, zeigen diese Speisen und Getränke – sie enthalten alle jeweils 200 Kilokalorien

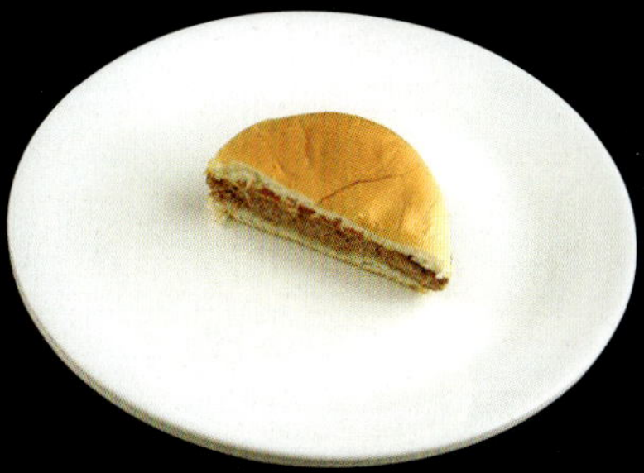

Burger: 80 Gramm

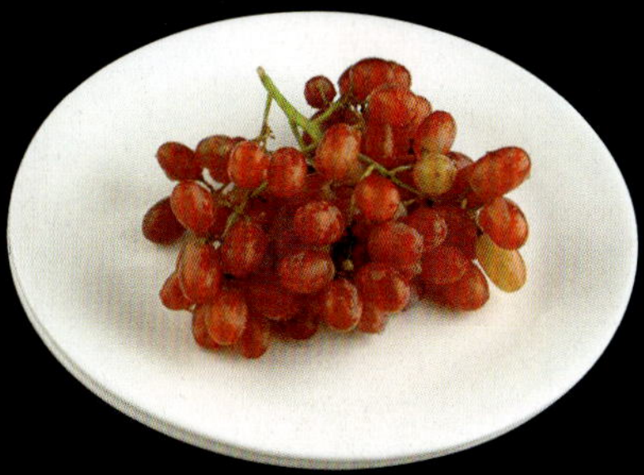

Weintrauben: 285 Gramm

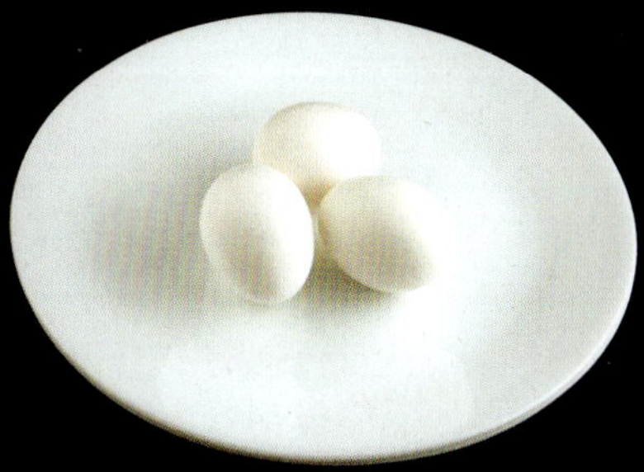

Eier: 130 Gramm

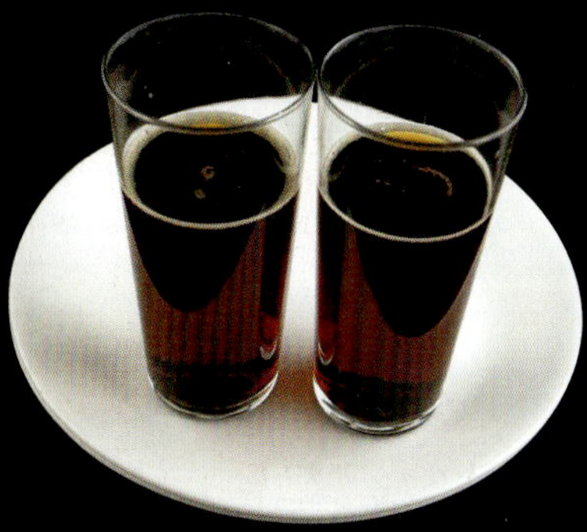

Cola: 476 Gramm

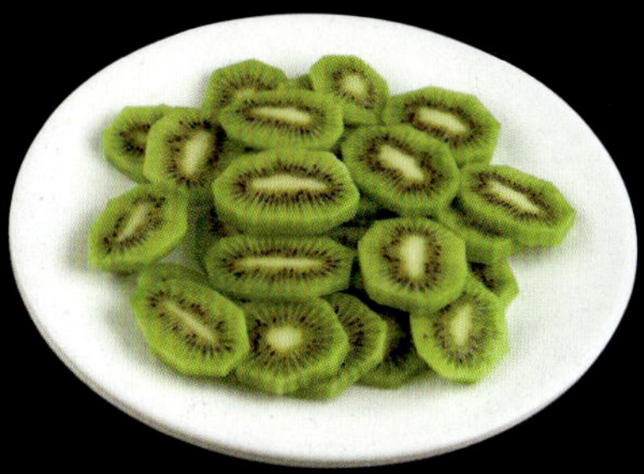

Kiwi: 390 Gramm

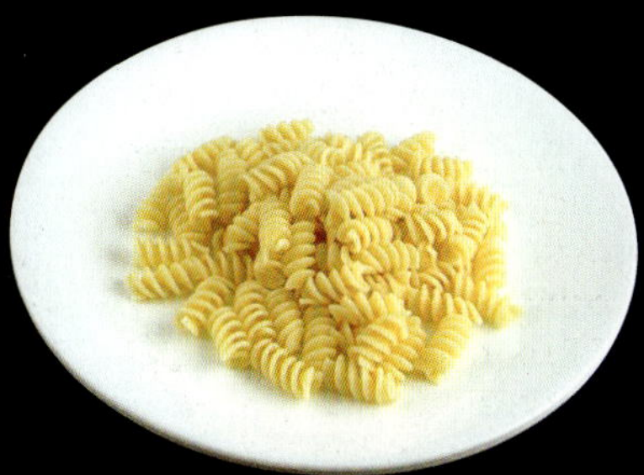

Pasta gekocht: 210 Gramm

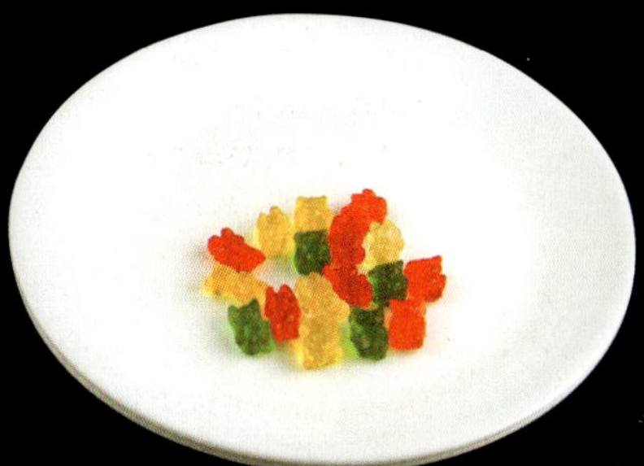

Fruchtgummi: 58 Gramm

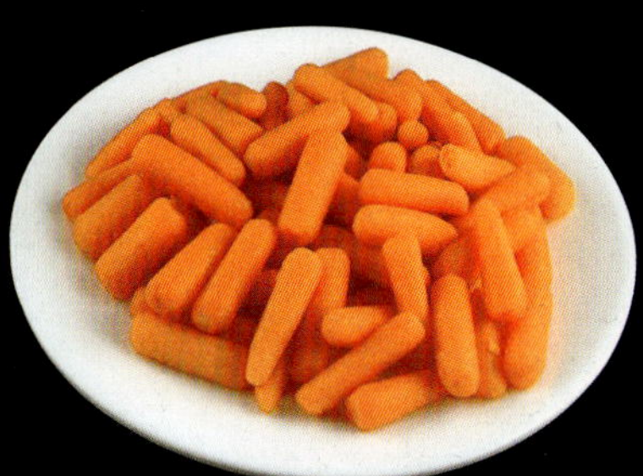

Möhren: 590 Gramm

Weshalb sind so viele Menschen übergewichtig?

Der biologische Mechanismus ist simpel: Wer über längere Zeit mehr Kalorien aufnimmt, als er verbraucht, legt automatisch Kalorien für die nächste Notzeit beiseite – die heutzutage aber praktisch nie kommt.

Gibt es einen Faktor, der alle Diäten eint – so unterschiedlich sie auch sein mögen?

Sie haben alle das gleiche Ziel: den Kalorieneintrag unter jenen Betrag zu senken, den man braucht, um das Körpergewicht zu halten. Die dafür vorgeschlagenen Strategien sind allerdings zum Teil extrem unterschiedlich.

Diäthaltende können aber meist nur grob einschätzen, wie viele Kalorien sie am Tag verbrauchen oder zu sich nehmen.

Das stimmt, dafür müssten wir ständig ein Messgerät mitschleppen, das den Energieverbrauch anhand der Kohlendioxidproduktion messen kann. Zudem müssten wir jedes Lebensmittel abwiegen und analysieren. Dennoch ist es für Menschen mit Gewichtsproblemen sinnvoll, die Kalorienmenge der verzehrten Lebensmittel und den ungefähren Verbrauch durch Ruheumsatz und Bewegung im Blick zu halten, so unscharf die Methoden auch sind. Denn Studien zeigen: Wer das eigene Verhalten dokumentiert, der wählt schon allein deswegen gesündere Lebensmittel und bewegt sich etwas mehr.

Und weshalb gelingt es so vielen Abnehmwilligen nicht, ihr Ziel nachhaltig zu erreichen?

Viele Menschen halten eine Diät nur ein paar Wochen oder Monate lang durch. Aber nie über einen langen Zeitraum. Doch das ist fatal: Denn sobald ich meine alten Ess- und Bewegungsgewohnheiten wieder aufnehme, kehre ich zu meinem Ausgangsgewicht zurück – der berühmte Jo-Jo-Effekt. Bei kurzfristigen Diäten geraten die Betreffenden sogar in Gefahr, am Ende ihr Ausgangsgewicht zu überschreiten. Quasi ein Jo-Jo-Effekt mit Zinsen.

Woran liegt das?

Angenommen, jemand hat im Rahmen einer Diät zehn Kilo abgenommen und wiegt nun 90 Kilo. Jetzt braucht der Körper deutlich weniger Kalorien als vor der Abnahme: Es müssen ja nicht mehr 100 Kilo Gewebe mit Energie versorgt werden, sondern nur noch 90.

Mehr noch: Der Energieverbrauch geht sogar weiter herunter, als man erwarten würde. Denn in unserem Organismus scheint es ein evolutionsbiologisches Programm zu geben, das unseren Körper in einer Notzeit – die ja durch eine Diät vorgegaukelt wird – besonders ökonomisch haushalten lässt.

Untersuchungen haben ergeben, dass sich das Zusammenspiel der Muskeln verbessert. Das heißt: Menschen brauchen für die gleiche körperliche Leistung nun weniger Kalorien.

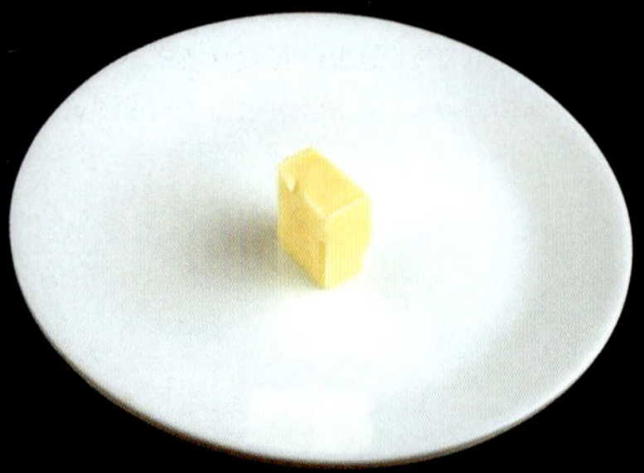

Butter: 27 Gramm

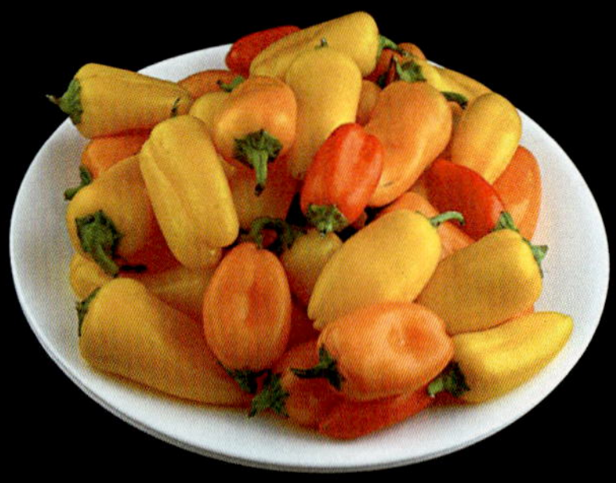

Minipaprika: 670 Gramm

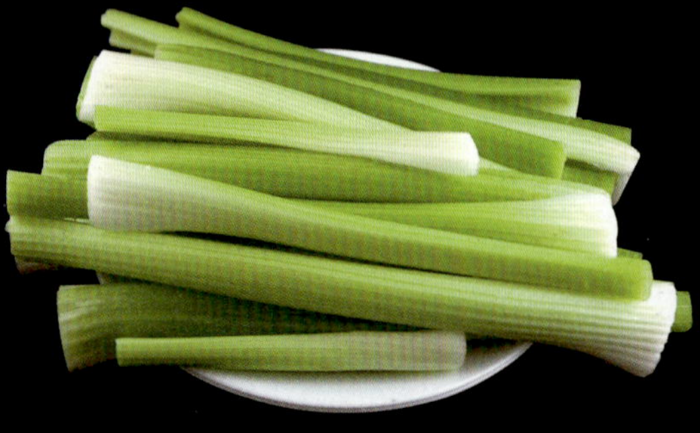

Staudensellerie: 1400 Gramm

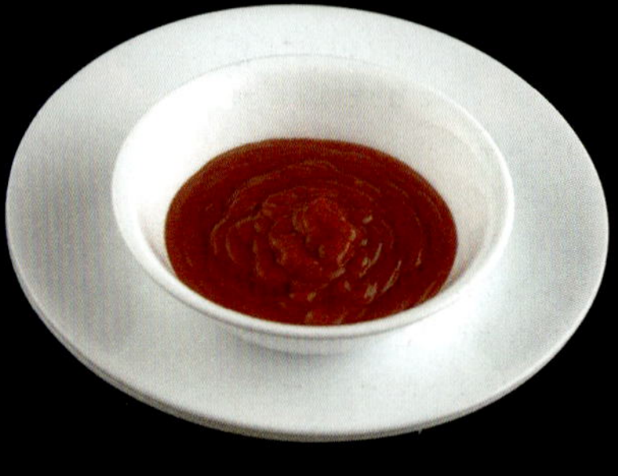

Ketchup: 200 Gramm

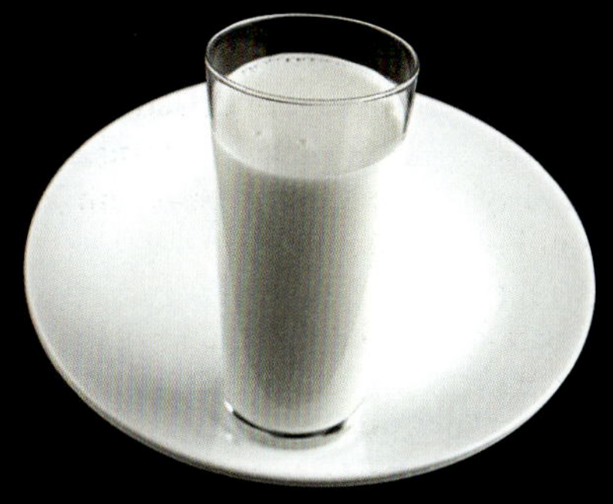

Vollmilch: 310 Gramm

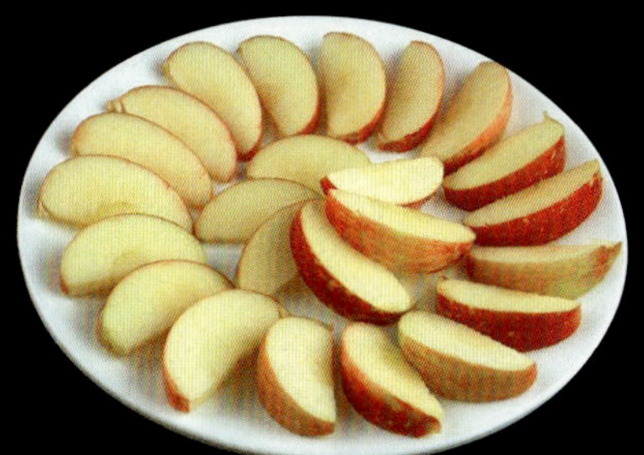

Äpfel: 370 Gramm

Der Energieverbrauch ist nach einer Diät niedriger als zuvor?

Genau, und umso schwerer ist es natürlich, dieses Gewicht langfristig zu halten. Eine weitere Herausforderung für Abnehmwillige: Es gibt in der Öffentlichkeit keinen annähernden Konsens darüber, wie ein Mensch Gewicht verlieren kann oder soll. Stattdessen findet man eine kaum zu überblickende Vielzahl von Ratgebern und selbst ernannten Experten, die in ihren Botschaften extrem widersprüchlich sind.

Das führt dazu, dass viele nicht sicher sind, ob sie sich mit einer Diät auf dem richtigen Weg befinden. Nach kurzer Zeit brechen sie ab, setzen auf die nächste Strategie. Diejenigen aber, die am Ende erfolgreich sind, hüpfen nicht von einer zur nächsten Maßnahme. Sondern ziehen eine Diät durch.

»Viele Diäten scheitern, weil sich die Abnehmwilligen unrealistische Ziele setzen«

Hängt der Erfolg einer Diät also vor allem an der Konsequenz, mit der man sie einhält?

Ja, die ist ohne Frage sehr wichtig. Es gibt allerdings keine „One size fits all“-Diät. Aktuelle Studien zeigen, dass Erfolg mit Diäten hochgradig individuell ist – was für den einen Menschen funktioniert, kann bei einem anderen versagen. In der Fachwelt findet daher gerade ein Paradigmenwechsel statt. Hat man früher versucht, eine Rangfolge der besten Diäten gewissermaßen für alle zu erstellen, so schaut man heute eher darauf, ob eine Diät zu dem Einzelnen passt, etwa: Wie gut kann der Betroffene sie in seinen Alltag integrieren?

Können Sie ein Beispiel geben?

Isst jemand gern tierische Lebensmittel, könnte er es mit einer kohlenhydratarmen Diät versuchen, die Milch, Fleisch, Käse, Eier sowie einige ausgewählte pflanzliche Lebensmittel wie Nüsse und auch mal Salat enthält. Wer eine Diät entdeckt hat, mit der das Abnehmen für ihn funktioniert, sollte ihr treu bleiben – sogar dann, wenn die entsprechende Ernährung einer Mehrheit nicht hilft. Und auf keinen Fall sollten Diäthaltende ein funktionierendes Programm abbrechen, nur weil der Gewichtsverlust ihnen nicht schnell genug erscheint. Viele eigentlich erfolgreiche Diäten scheitern schon daran, dass Betroffene sich falsche Ziele gesetzt haben.

Können Sie das erläutern?

Stellen Sie sich vor, zwei Frauen haben jeweils fünf Kilo Gewicht verloren. Die eine Frau wollte vier, die andere sechs Kilo abnehmen. Was den Erfolg auf der Waage angeht, sind sie in exakt der gleichen Lage, psychologisch aber in völlig unterschiedlichen Situationen. Die eine ist erfolgsmotiviert, die andere deprimiert – und wirft sich vor, sie habe sich nicht richtig bemüht. Sie denkt: Das schaffe ich ohnehin nicht, es lohnt sich alles gar nicht. Die Wahrscheinlichkeit, ein Ernährungsprogramm fortzuführen, ist natürlich bei einer Erfolgsmotivation viel größer. Unangemessene Ziele gehören zu den wichtigsten Gründen für frühzeitigen Abbruch.

Warum setzen sich so viele Menschen unrealistische Ziele?

Das hat sehr viel mit der medialen Diskussion und den völlig übertriebenen Versprechungen der Werbung zu tun. Es wird suggeriert, dass man in vier Wochen 15 Kilo abnehmen kann. Das mag in ganz seltenen Fällen von großen und schweren Männern und unter ärztlicher Kontrolle tatsächlich zu erreichen sein – aber für die meisten Menschen sind die Verheißungen sehr weit entfernt von der Realität.

Was ist denn ein realistisches Ziel?

In zwölf Monaten fünf oder vielleicht zehn Kilo Gewichtsabnahme. Das mag nach nicht viel klingen, ist aber medizinisch ein Riesenfortschritt. Wer von 100 Kilo binnen eines Jahres auf 95 oder gar 90 Kilo kommt, der hat einen deutlich niedrigeren Blutdruck, die Blutfett- und Blutzuckerwerte sind besser geworden. Auch kosmetisch hat sich etwas getan. Wissenschaftlich relevanter Therapieerfolg beginnt erst nach zwölf Monaten – das ist das Mindestkriterium für erfolgreiches Gewichtsmanagement. Alles, was vorher erreicht wird, ist nicht entscheidend.

Das wird viele ernüchtern, die auf schnellen Erfolg hoffen.

Natürlich – aber nur, wenn man der Werbung glaubt. Alle wissenschaftlichen Studien zeigen: Viele Menschen erreichen kurzfristig mehr, aber durch den Jo-Jo-Effekt sind sie nach wenigen Wochen oder Monaten wieder bei ihrem Ausgangsgewicht oder sogar darüber. Erst wer in der Lage ist, über längere Zeit Gewicht zu reduzieren und dann auch zu halten, kann von Erfolg reden.

Brechen viele ihre Diät ab, weil sie es auf Dauer nicht aushalten, sich nicht satt essen zu können?

Während einer Diät zügeln sich viele extrem mit dem Essen. Das ist ein weiterer Grund, weshalb Abnehmprogramme scheitern können. Denn sobald die selbst gesteckten Grenzen minimal überschritten werden, kann der Betroffene einen Essanfall bekommen.

Angenommen, jemand untersagt sich, Schokolade zu essen. Beißt er dennoch in einem Moment der Schwäche ein winziges Stück von einer Tafel ab, ist das physiologisch gesehen völlig irrelevant – psychologisch aber bricht mit dem Grenzübertritt ein Deich, die gesamte Verhaltenskontrolle ist passé. Der Betroffene macht sich Vorwürfe: Schon wieder habe ich es nicht geschafft, jetzt ist es auch egal, wie viel ich esse. Und dann wird völlig zügellos gegessen.

Eine eigentlich irrelevante Grenzüberschreitung führt zum Exzess.

Genau. Diese Gefahr besteht zwar bei jeder Diät. Wie hoch das Risiko für einen Essanfall ist, hängt aber von der Art der Vorgaben ab. So ist es sinnvoll, dass eine Diät gewisse Spielräume offenlässt, die verhindern, dass es zu solchen Deichbruch-Situationen kommt.

Welche Spielräume meinen Sie?

Zum Beispiel kann man einplanen, dass ein gewisses Quantum sehr kalorienreicher Lebensmittel – wie Schokolade oder Chips – möglich oder sogar vorgesehen ist. Dass man also ab und zu naschen kann, ohne dass der Gesamterfolg infrage gestellt wird. Diese Art der Kontrolle nennt man flexible Kontrolle.

Eine andere Möglichkeit, das Risiko von Heißhungeranfällen zu reduzieren: Man lässt die Diät durch eine therapeutische Gruppe oder durch einen professionellen Therapeuten begleiten. Das Eingebundensein – die externe Kontrolle – führt dazu, Risikosituationen wesentlich besser zu vermeiden.

Fühlt sich eine Diät nicht zwangsläufig unangenehm an?

Nein, gar nicht, man kann sie ja auch durchaus so gestalten, dass auf dem Teller nicht weniger liegt als vorher.

Wie funktioniert das?

Unsere Mahlzeiten haben in der Regel eine relativ hohe Energiedichte. Durchschnittlich nehmen wir etwa 200 Kilokalorien pro 100 Gramm zu uns. Reduziere ich die Energiedichte meiner Nahrung, kann auf meinem Teller mengenmäßig ebenso viel liegen. Es hat einfach weniger Kalorien.

Wie reduziere ich diese Dichte?

Sobald Sie Lebensmittel mit einem etwas höheren Wassergehalt verwenden, sinkt die Energiedichte: Denn Wasser liefert Volumen und Menge, hat aber keine Kalorien. Umgekehrt hat Fett von allen Nährstoffen die höchste Energiedichte – neun Kilokalorien pro Gramm. Zum Vergleich: Ein Gramm Kohlenhydrate oder ein Gramm Eiweiß haben vier Kilokalorien. Senke ich den Fettgehalt eines Lebensmittels, vermindere ich also die Energiedichte. Selbst wenn ich zehn Gramm Fett aus einer Speise rausnehme und stattdessen zehn Gramm Kohlenhydrate zugebe, habe ich 50 Kilokalorien gespart.

Können Sie ein Beispiel geben?

In fettreduzierten Käsesorten wird das Fett in der Regel durch Eiweiß und Wasser ersetzt. Ein Sauermilchkäse hat im Vergleich zu Gouda nur ein Drittel der Kalorien. Esse ich diese Variante, nehme ich deutlich weniger Kalorien zu mir. Ein anderes Beispiel: Salzkartoffeln enthalten pro 100 Gramm etwa 70 Kilokalorien. In Bratkartoffeln ist ein Teil des Wassers beim Braten verdampft, gleichzeitig ist der Fettanteil durch das Bratfett wesentlich höher. Und schon haben Sie – bei gleicher Menge – das mindestens Zweieinhalbfache an Kalorien. Und wenn Sie den Kartoffeln praktisch alle Flüssigkeit entziehen und noch mehr Fett hinzufügen, dann ha-

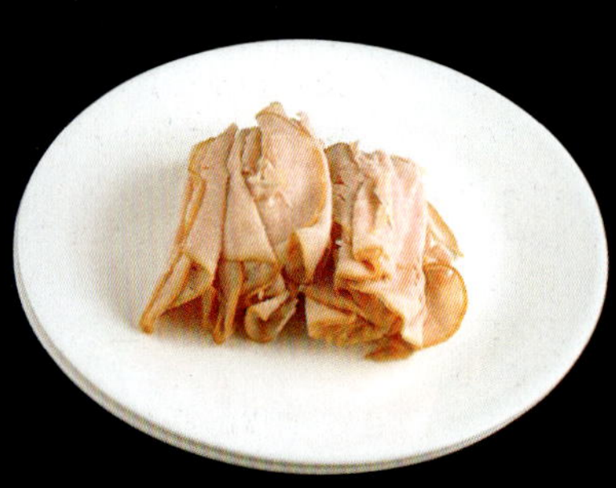

Truthahn, geräuchert: 190 Gramm

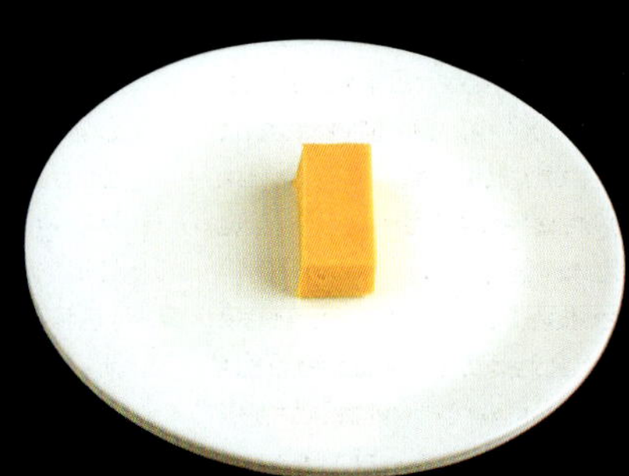

Cheddar-Käse: 50 Gramm

ben Sie ein Lebensmittel mit einer beinahe zehnfach höheren Energiedichte als Salzkartoffeln: Chips.

Manche Menschen fasten an zwei Tagen pro Woche – oder lassen jeden Tag eine Mahlzeit aus.

Dieses Intervallfasten ist eine gute Option für Menschen, denen es schwerfällt, ihre Ernährung permanent unter Kontrolle zu halten. Ihnen kann es helfen, wenn sie sich beispielsweise nur an zwei Tagen in der Woche streng im Griff haben müssen – sonst aber essen können, wie sie wollen. Auch hier gilt: Den meisten Erfolg verspricht die Methode, die am besten zu einem passt.

Ein anderer Trend ist das „Clean Eating", dessen Anhänger vor allem auf naturbelassene, unverarbeitete Lebensmittel setzen.

Bei dieser Ernährung steht nicht unbedingt das Abnehmen im Vordergrund, sondern eher die Gesundheit. Dennoch kann Clean Eating dabei helfen, wenn jemand abnehmen möchte. Denn wer sich fast ausschließlich von unverarbeiteten Speisen ernährt, wählt im Durchschnitt sicher weniger energiedichte Lebensmittel – und nimmt daher sehr wahrscheinlich auch weniger Kalorien zu sich.

Welchen Einfluss hat das soziale Umfeld darauf, ob jemand übergewichtig ist oder mit seiner Diät Erfolg hat?

Die Sozialgemeinschaft ist eine der wichtigsten Determinanten überhaupt. Es gibt mehr und weniger förderliche Umfelder. Wer Freunde hat, die viel und ungesund essen und körperlich eher passiv sind, passt sich in der Regel an. Und für Betroffene, die abnehmen wollen, ergibt sich dann mitunter ein gewaltiges Problem, das allein durch das soziale Umfeld bedingt ist.

Der Lebensstil einer Gruppe ist hochgradig ansteckend, so oder so. Hilfreich sind beispielsweise sportlich Aktive im sozialen Umfeld, die einen zum Joggen, Schwimmen, Radfahren oder Tennisspielen mitreißen.

Diäthaltende können also durchaus davon profitieren, wenn sie sich mit einer neuen Ernährung auch einer bestimmten Gruppe zugehörig fühlen?

Ich halte das für sehr wahrscheinlich, weil solche Gemeinschaften soziale Unterstützung bieten – und ein Umfeld, in dem bewusst auf Ernährung oder einen besonderen Lebensstil geachtet wird. Veganern etwa geht es zwar nicht primär um das Körpergewicht, sondern um einen Lebensstil ohne tierische Produkte. Aber diese Form der Ernährung führt eben oft auch zu einer niedrigeren Kalorienaufnahme. Und wer von einem veganen Freundeskreis in seiner neuen Ernährung bestärkt wird, hält die Umstellung fast immer besser durch. Das heißt freilich nicht, dass eine vegane Ernährung per se eine gute Maßnahme zum Abnehmen ist. Das Beispiel unterstreicht eher die enorme Wichtigkeit von sozialer Unterstützung.

»Eine gewisse soziale Kontrolle durch Gleichgesinnte fördert den Erfolg einer Diät«

Anfangs sind die Diäterfolge oft groß. Woran liegt das – und wie gelingt es, diese zu verstetigen?

Dafür gibt es eine Reihe von Ursachen. Am Anfang werden die Kohlenhydratspeicher in der Leber und den Muskeln leergefahren. Und die binden sehr viel Wasser. Das heißt, am Anfang verliert man nicht besonders viel Fett – sondern vor allem Flüssigkeit und gespeicherte Kohlenhydrate.

Zusätzlich haben viele Diäten durch die etwas niedrigere Salzaufnahme einen entwässernden Effekt. Das bedeutet: Gewebewasser wird aus dem Körper ausgeschwemmt. Auf der Waage geschieht also zu Beginn einer Diät recht viel, das hat allerdings nur bedingt mit einem Verlust an Körperfettgewebe zu tun. Motivierend ist es natürlich trotzdem.

Zwischen dem dritten und sechsten Monat stagniert die Gewichtsabnahme aber oft. Dann beginnt eigentlich schon die Zeit, in der man auf den Jo-Jo-Effekt achten muss. Dabei hilft viel Bewegung – und das langfristige Beibehalten einer ausgewogenen, kalorienbewussten Ernährung.

Für die meisten scheint diese langfristige Ernährungsumstellung der schwierigste Schritt zu sein.

So ist es. Deswegen sollte die Ernährung bestenfalls schon im Rahmen der Diät so zusammengesetzt sein, dass die Person sie langfristig beibehalten kann – auch wenn sie damit nicht mehr abnehmen muss. Denn Gewohnheiten zu ändern erfordert Zeit und Geduld. Wir essen eben in der Regel nicht bewusst. In unserem Gehirn haben sich über Jahrzehnte etablierte Verhaltensweisen eingraviert. Ein 50-Jähriger hat in seinem Leben gut 50 000 Mahlzeiten verspeist. Durch diese extrem hohe Wiederholungsfrequenz werden viele Einkaufs- und Ess-Entscheidungen völlig gewohnheitsmäßig getroffen und nicht bewusst abgewogen.

Kann man sagen, Essen wird größtenteils per Autopilot gesteuert?

Um die Essgewohnheiten zu ändern, muss sich der Einzelne seiner Entscheidungen beim Essen wieder bewusst werden. Und im Idealfall wird das veränderte Verhalten – wenn man es über eine längere Zeit praktiziert – zum neuen Standard: zur Selbstverständlichkeit, über die man nicht mehr bewusst nachdenken muss.

Wem das gelingt, der hat den Autopiloten erfolgreich umprogrammiert und es endgültig geschafft.

Die meisten müssen jedoch wohl damit rechnen, dass es ein sehr langer Kampf wird. Denn leicht ist es nicht, sich gesund und kalorienarm zu ernähren. Dafür schmeckt kalorienreiches Essen einfach zu gut. •

DR. THOMAS ELLROTT leitet seit 2007 das Institut für Ernährungspsychologie an der Georg-August-Universität in Göttingen.

Zehn Irrtümer

Text: Tilman Botzenhardt
Illustrationen: Rinah Lang

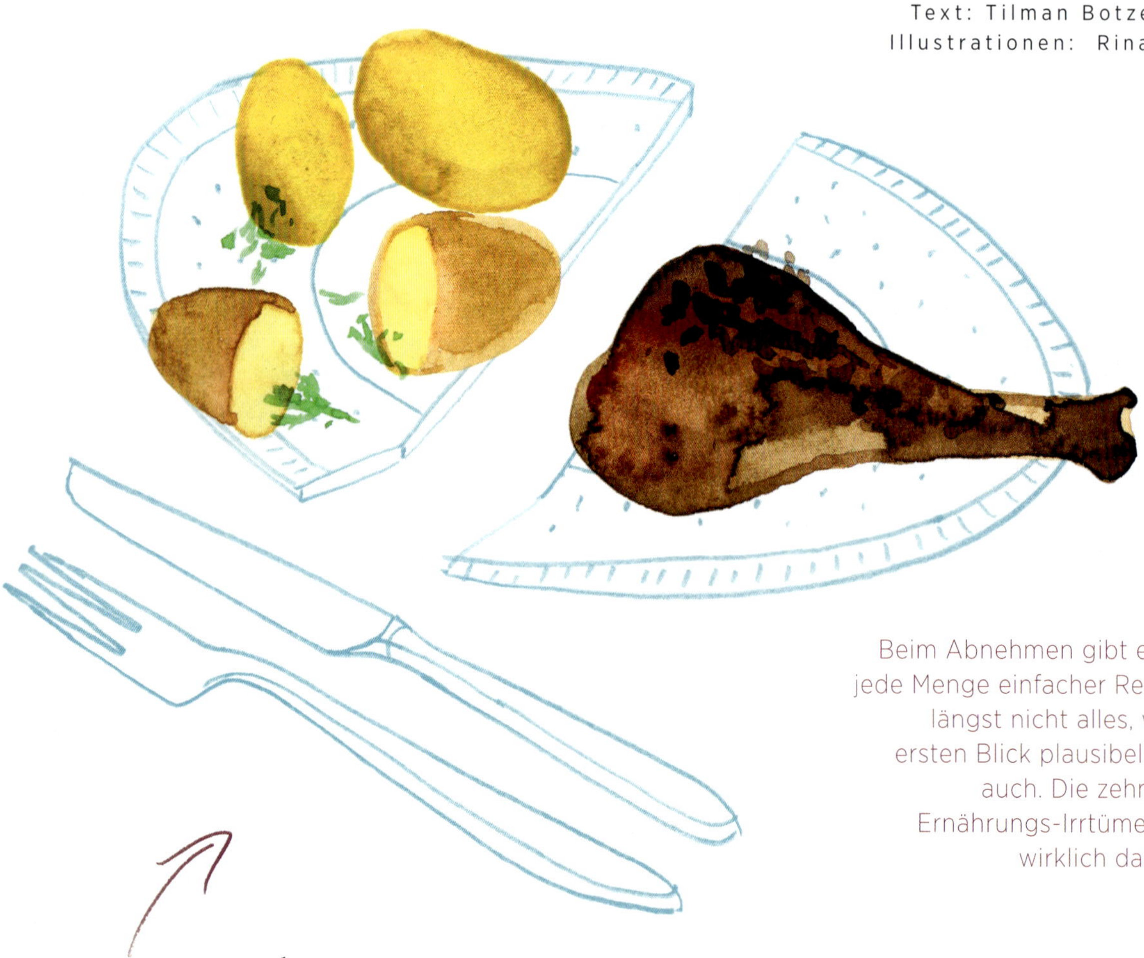

Beim Abnehmen gibt es scheinbar jede Menge einfacher Rezepte. Doch längst nicht alles, was auf den ersten Blick plausibel wirkt, ist es auch. Die zehn häufigsten Ernährungs-Irrtümer – und was wirklich dahintersteckt

1.

Eiweiß und Kohlenhydrate muss man getrennt essen

Die Annahme geht zurück auf den US-Arzt William H. Hay: Im Jahr 1907 bekämpfte der Begründer der Trennkost-Diäten erfolgreich sein Übergewicht sowie seine schwere Nierenerkrankung, indem er reichlich Rohkost und andere naturbelassene Kost zu sich nahm und stets darauf achtete, kohlenhydratreiche Lebensmittel nicht zusammen mit eiweißreichen Lebensmitteln zu essen. Der Arzt war davon überzeugt, dass der menschliche Körper die beiden Nährstoffe nicht gleichzeitig verdauen könne: Dies führe zu einer „Übersäuerung" des Körpers, so Hay, was wiederum Übergewicht und typische Zivilisationskrankheiten wie etwa Diabetes begünstige.

Diese Annahmen sind heute zwar wissenschaftlich längst widerlegt. Dennoch eignen sich manche Trennkost-Diäten durchaus zur Gewichtsreduktion – weil ihr Speiseplan eine insgesamt ausgewogene und kalorienreduzierte Ernährung vorsieht.

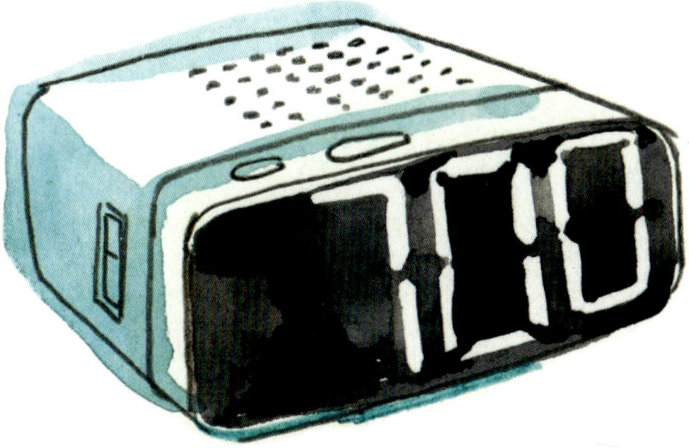

2.

Schlaf macht schlank

Richtig ist, dass sich die Dauer unserer Nachtruhe tatsächlich indirekt auf das Gewicht auswirken kann. Dass man sich schlank schlafen kann, stimmt aber leider nicht – auch der ausgeschlafenste Mensch verliert nachts nicht von selbst überschüssige Pfunde. Der Zusammenhang gilt nur umgekehrt: Wer dauerhaft zu wenig schläft, erhöht sein Risiko, an Gewicht zuzulegen.

Denn wenn dem Körper Schlaf fehlt, schüttet er geringere Mengen des Hormons Leptin aus, das unser Sättigungsempfinden steuert – und steigert umgekehrt die Produktion des Hormons Ghrelin, das den Appetit anregt. Die zusätzliche Wachzeit führt zudem oft dazu, dass manche ihrem Hungergefühl vermehrt nachgeben. Ständig übermüdete Menschen sind daher tatsächlich in Gefahr, zu viel zu essen.

3.

Viele kleine Mahlzeiten am Tag sind besser als drei große

Diäthaltende können beliebig oft essen – solange die Kalorienmenge insgesamt nicht zu hoch ausfällt (Ausnahme: die Intervalldiät, siehe Seite 74). Für mehr als drei Mahlzeiten spricht, dass Snacks gegen Hungerattacken zwischen Frühstück, Mittag- und Abendessen helfen.

Andererseits erhöht jede Zwischenmahlzeit das Risiko, über Naschereien zu viele Kalorien zu sich zu nehmen. Forscher haben in Untersuchungen Hinweise auf beide Effekte gefunden. Die Deutsche Gesellschaft für Ernährung empfiehlt Diäthaltenden daher keine bestimmte Anzahl von Mahlzeiten – rät aber dazu, zwischen Hauptmahlzeiten allenfalls gesunde Snacks wie Obst und Gemüse oder fettarme Milchprodukte zu sich zu nehmen. Eines ist aber immer eine schlechte Idee: ständiges Nebenher-Essen statt geregelter Mahlzeiten.

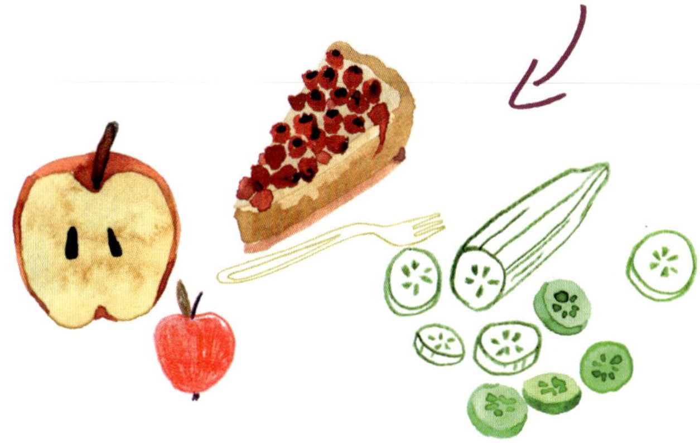

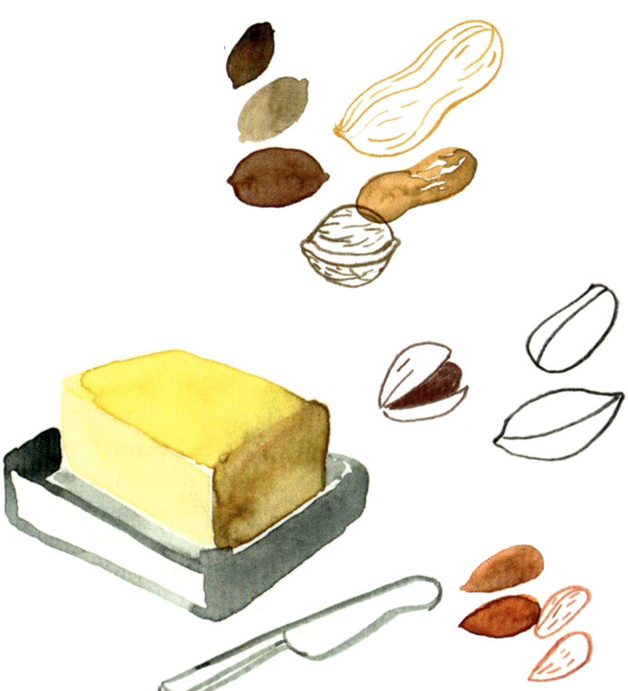

4.

Fett macht uns fett

Fett ist der Nährstoff mit der höchsten Energiedichte: Pro Gramm enthält es neun Kilokalorien, gut doppelt so viel wie etwa Kohlenhydrate. Wer viel Fettes isst, nimmt also schnell viele Kalorien zu sich. Dennoch sollte man sich nicht völlig fettfrei ernähren, denn Fett ist ein wichtiger Geschmacksträger, sättigt sehr gut und verursacht nur geringe Schwankungen im Blutzuckerspiegel.

Ein gewisser Anteil gesunder Fette im Speiseplan, etwa aus Seefischen, Pflanzenölen, Nüssen, erleichtert sogar das Abnehmen. Selbst eine eher fetthaltige und kohlenhydratarme Ernährung führt zu Gewichtsverlust, wenn man insgesamt weniger Kalorien verzehrt als verbraucht – wie der Erfolg der Low-Carb-Diäten belegt.

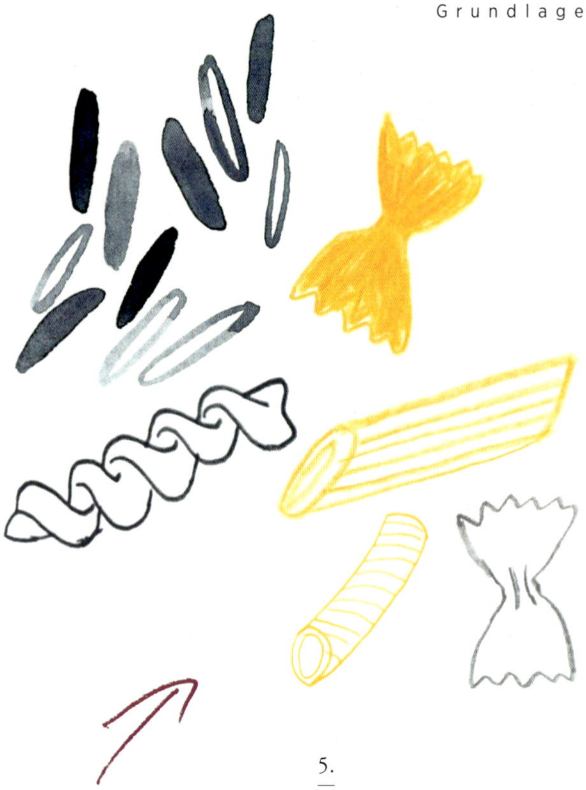

5.

Alle Kohlenhydrate sind Dickmacher

Bei vielen Menschen sind Kohlenhydrate in Verruf geraten. Doch ein solches Pauschalurteil ist nicht gerechtfertigt. Problematisch sind vor allem jene chemisch einfach aufgebauten Kohlenhydrate, die in Weißbrot oder Softdrinks vorkommen sowie in allen Produkten mit Industriezucker, etwa Fruchtjoghurts oder vielen Cerealien: Sie führen zu stark schwankenden Blutzuckerwerten, die oft ständige Hungergefühle auslösen; außerdem baut der Organismus dadurch rasch Körperfett auf.

Anders verhält es sich mit den komplexen Kohlenhydraten etwa in Obst, Gemüse und Vollkornprodukten: Diese Verbindungen muss der Körper bei der Verdauung erst aufspalten, sodass sie langsamer und gleichmäßiger ins Blut übergehen; der Blutzuckerspiegel schwankt nicht so stark, das Sättigungsgefühl hält deutlich länger an.

6.

Ich esse kaum etwas und nehme trotzdem nicht ab

Dieses Gefühl trügt oft, denn viele unterschätzen, welche Mengen an Nahrung sie über den Tag verteilt zu sich nehmen – gerade zwischen den Hauptmahlzeiten: ein schneller Kaffee mit Vollmilch und einem Keks dazu, eine kleine Nascherei während der Arbeit, das Bier nach dem Abendessen. Gerade wer es gewohnt ist, nebenbei zu essen und zu trinken, nimmt oft nicht bewusst wahr, wie viele Kalorien er dabei aufnimmt.

Ernährungswissenschaftler empfehlen Diäthaltenden daher oft, für einige Zeit ein Essenstagebuch zu führen, in dem auch die kleinste Zwischenmahlzeit notiert wird. So entsteht ein realistischer Überblick über das tatsächlich Gegessene. Und wer über jede Mahlzeit Buch führt, trifft oft schon allein aufgrund dieser Dokumentation gesündere Entscheidungen.

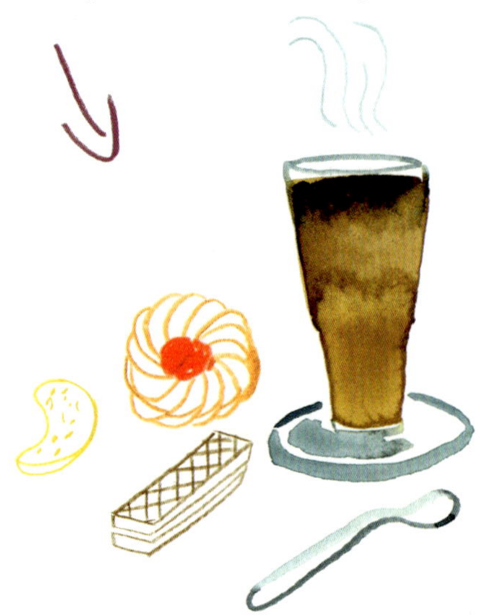

7.

Fasten »entschlackt«

Das Ziel, Gewicht zu verlieren, erreicht auch, wer regelmäßig tage- oder stundenweise auf Essen verzichtet (siehe Seite 74). Zudem haben Forscher zahlreiche Belege für positive Auswirkungen des Fastens auf den Körper gefunden: Es kann etwa bei Bluthochdruck, bei Diabetes Typ 2 und bei Magen-Darm-Erkrankungen helfen.

„Schlacken" beseitigt der Organismus dabei aber nicht, Forscher verwenden den Begriff auch nicht. Sofern damit unverwertbare Stoffwechselprodukte wie Kreatinin oder Harnstoff gemeint sind, scheidet der Körper sie auch ohne zu fasten auf den üblichen Wegen aus. Jüngsten Erkenntnissen zufolge kann Fasten aber natürliche Prozesse der Zellerneuerung verstärken (siehe Seite 156).

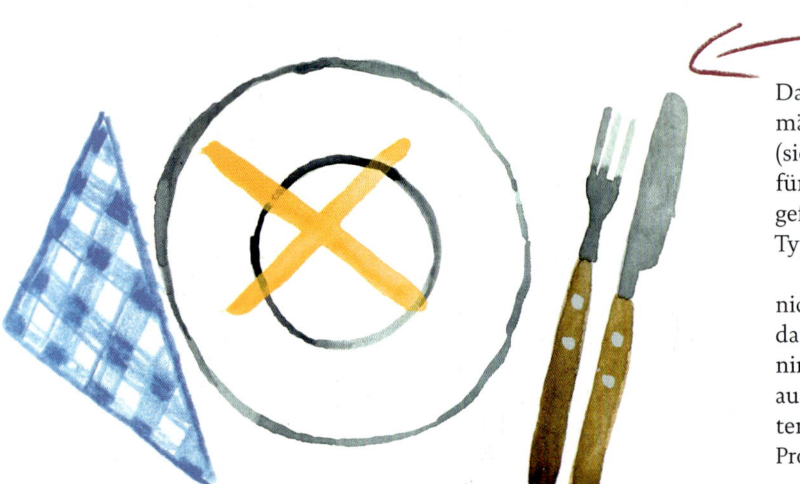

8.

Kalorie ist gleich Kalorie – gleichgültig, woher sie stammt

Wer abnehmen will, muss weniger Kalorien zu sich nehmen, als er verbraucht – das ist das Prinzip jeder Diät. Aber macht es für ihren Erfolg einen Unterschied, ob die Kalorien aus der Cola oder dem Vollkornbrot stammen? Schließlich ist Kalorie die Maßeinheit für Energie, hat also stets die gleiche Energiemenge.

Im Alltag aber wirken 100 Kilokalorien aus der Cola anders als aus dem Vollkornbrot: Sie sind schneller aufgenommen, sättigen aber deutlich schlechter. Flüssigkeiten bleiben kürzer im Magen und werden rascher verdaut, dazu lassen Süßgetränke den Blutzuckerspiegel recht stark schwanken. Beides führt dazu, dass ein Cola-Trinker sehr bald wieder Hunger verspürt – und es trotz der gleichen aufgenommenen Energiemenge viel schwerer hat als andere, sein tägliches Kalorienlimit einzuhalten.

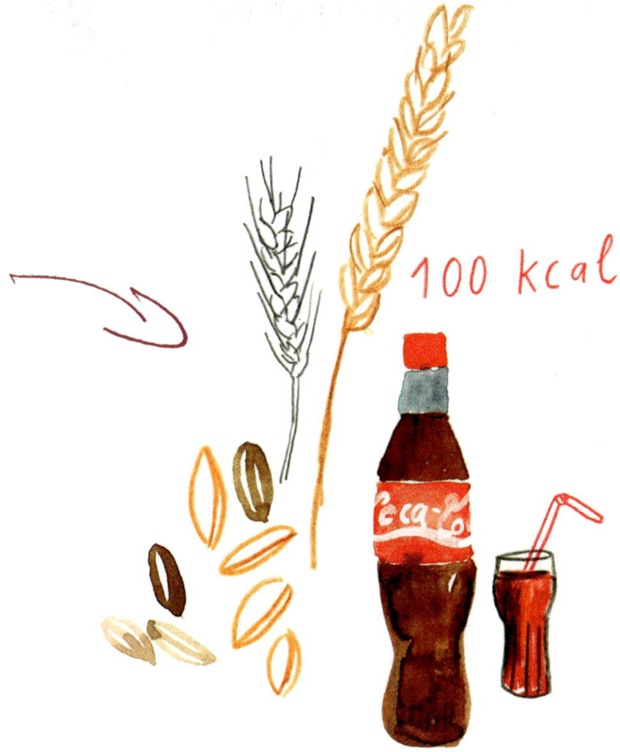

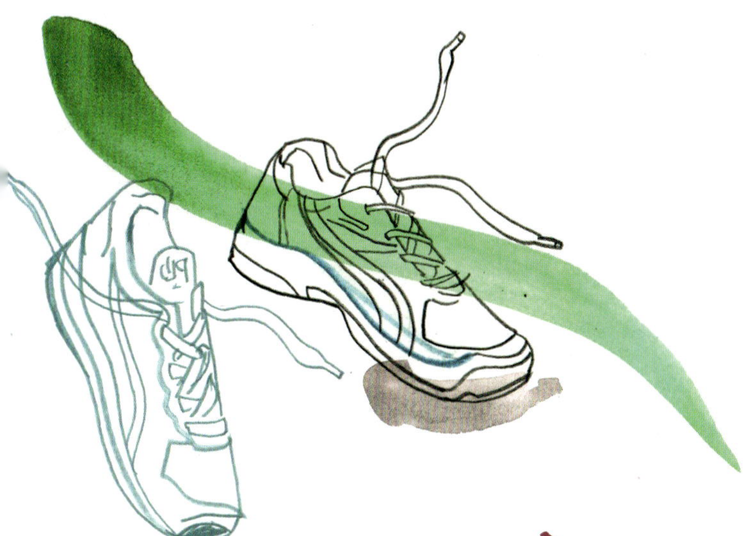

9.

Problemzonen lassen sich einfach wegtrainieren

Das wird nicht funktionieren. Zum einen reicht Sport allein fast nie aus, um Gewicht zu verlieren, schon gar nicht gezielt an bestimmten Körperstellen (siehe Seite 92).

Außerdem bestimmen unsere Gene, wo der Körper bevorzugt Fett speichert – und welche dieser Depots er als letzte angreift. Hartnäckige Polster an Bauch, Oberschenkeln und Gesäß lassen sich daher meist auch mit noch so speziellen Übungen nicht einfach wegtrainieren. Sport kann allenfalls dabei helfen, diese Partien durch Aufbau von Muskeln optisch etwas zu straffen.

10.

Späte Mahlzeiten machen dick

Ist die Pasta mit Gemüse zum Mittag erlaubt, das gleiche Gericht vor dem Einschlafen aber ein Dickmacher? Die Antwort der Forscher: nein. Denn ob ein Mensch zunimmt, entscheidet vor allem die Menge der im Tagesverlauf aufgenommenen und verbrauchten Energie – nicht aber der Zeitpunkt einer bestimmten Mahlzeit. Wer sich tagsüber zurückhält, darf also abends zugreifen.

Im Alltag wird das späte Essen für viele aber dennoch zum Problem: weil sie de facto oft zusätzlich zu Frühstück, Mittag- und Abendessen eine vierte Mahlzeit zu sich nehmen – und dann oft auch noch in Form von besonders ungesundem Alkohol und Knabbergebäck. •

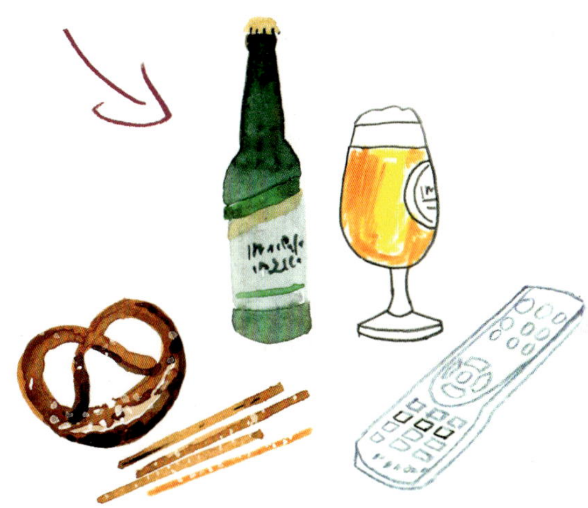

TILMAN BOTZENHARDT, Jg. 1974, ist Redakteur im Team von GEO WISSEN und hat diese Ausgabe konzipiert.
RINAH LANG, Jg. 1975, arbeitet als Illustratorin in Berlin.

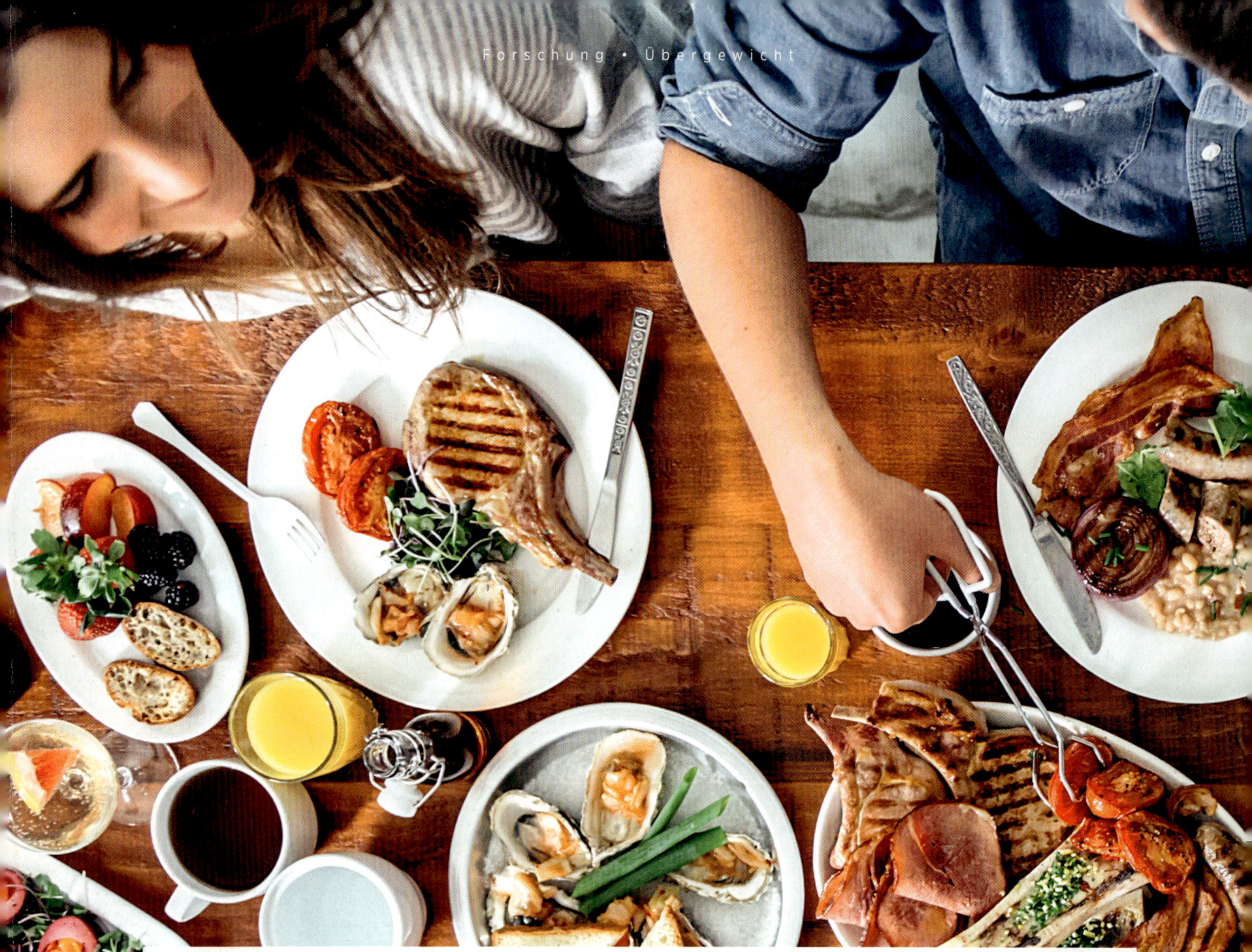

Von der Kunst des Essens

Auf welches Gewicht sich unser Körper im Laufe des Lebens einpendelt, hängt von drei entscheidenden Faktoren ab: der persönlichen Veranlagung, dem individuellen Lebensstil sowie dem sozialen Umfeld. Forscher verstehen immer besser, welche verborgenen Mechanismen oft zu Übergewicht führen – und welche Strategien dagegen hilfreich sind

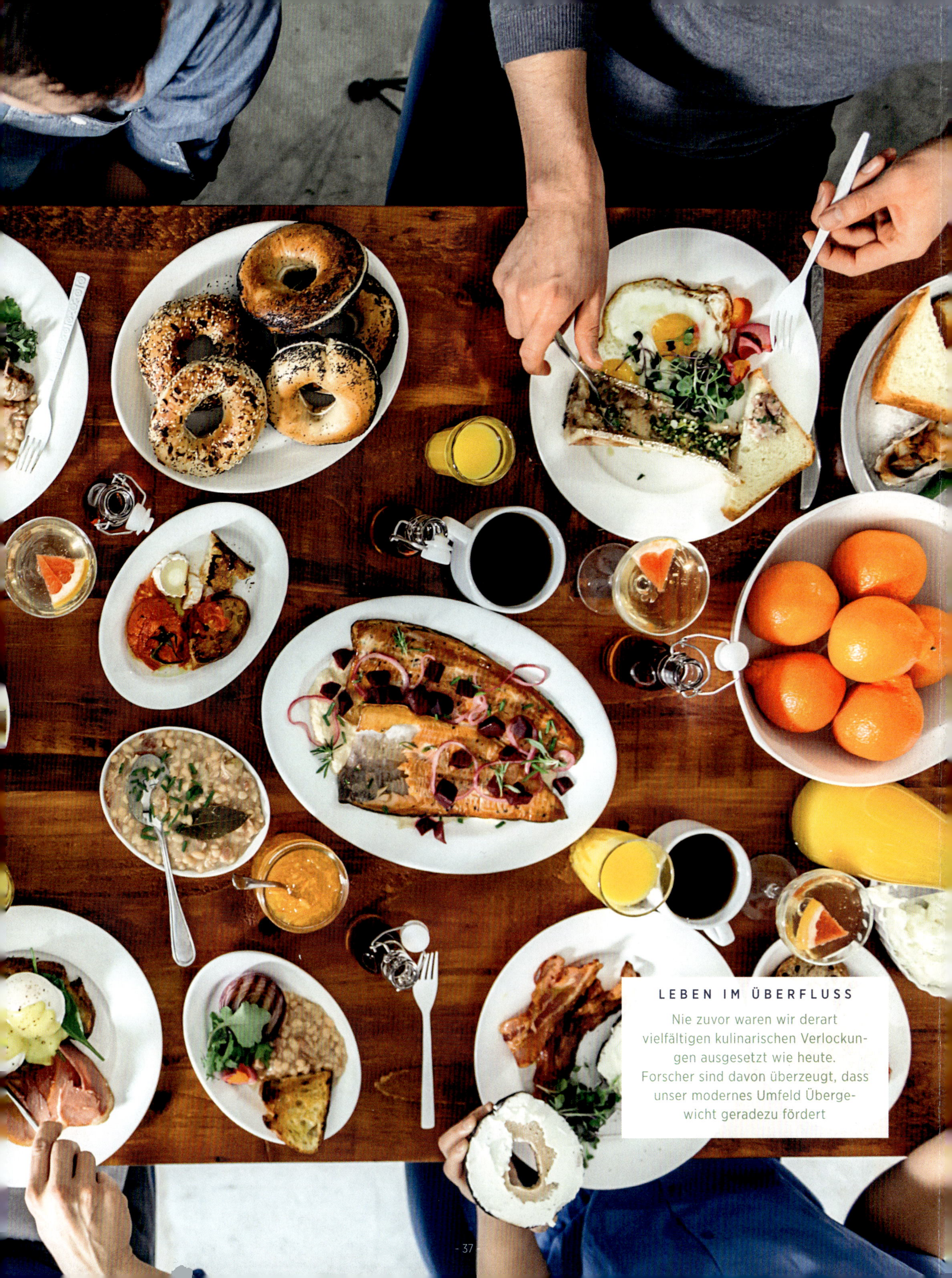

LEBEN IM ÜBERFLUSS

Nie zuvor waren wir derart vielfältigen kulinarischen Verlockungen ausgesetzt wie heute. Forscher sind davon überzeugt, dass unser modernes Umfeld Übergewicht geradezu fördert

Text: Ute Eberle

Mithilfe eines ungewöhnlichen Experiments wollte der US-Forscher Ethan Sims herausfinden, was genau im Körper geschieht, wenn Menschen an Gewicht zulegen. Der Mediziner rekrutierte schlanke Häftlinge in einem Gefängnis und versprach ihnen eine üppige Verpflegung. Im Gegenzug erklärten sie sich bereit, für die Forschung dick zu werden: Die Männer sollten sich binnen kurzer Zeit ein erhebliches Übergewicht anfuttern.

Doch das Vorhaben erwies sich als ungemein mühsam: Obwohl die Häftlinge aßen und aßen, brauchten viele von ihnen Monate, bis sie ein Fünftel ihres Körpergewichts zugelegt hatten.

Manche mussten täglich mehr als 10 000 Kilokalorien zu sich nehmen, um das Ziel zu erreichen – das ist mehr als dreimal so viel wie der mittlere Kalorienbedarf eines Mannes. Und nach dem Ende des Experiments blieben die meisten Insassen nicht etwa dick – sondern nahmen schneller ab, als sie zuvor zugenommen hatten.

Das klingt überraschend, zumindest für jene Menschen, die gern weniger wiegen würden. Doch die Erfahrung der Häftlinge könnte Einsichten in jene Frage liefern, die viele Übergewichtige quält: Warum eigentlich ist es so schwer, abzunehmen?

Viele Forscher gehen davon aus, dass rund 80 Prozent aller Menschen, die durch eine zeitlich begrenzte Reduktion der Kalorienzufuhr Gewicht verlieren, langfristig nicht erfolgreich sind, sondern die verlorenen Pfunde über die Jahre wieder ansetzen.

Die Ursache könnte nach Meinung von Experten die gleiche sein, die den Häftlingen das Zunehmen erschwerte: Demnach stellt sich der Körper jedes Menschen ziemlich hartnäckig auf ein bestimmtes Gewicht ein, das einem individuellen Sollwert entspricht. Gegenüber diesem von Forschern „Set Point" genannten Level lässt sich das tatsächliche Gewicht ohne fortgesetzte erhebliche Mühen allenfalls um wenige Kilogramm nach oben oder nach unten verschieben. Die Studie von Ethan Sims gilt als ein wichtiger Beleg für die Set-Point-Theorie. Sie wird auch gestützt durch Beobachtungen, die sich in jüngerer Zeit mehrfach bestätigt haben. So zeigen Experimente immer wieder, dass der Körper bei einer Diät seinen Stoffwechsel verändert und weniger Energie zur Aufrechterhaltung der Lebensprozesse einsetzt – vor allem indem er sie effizienter nutzt.

Nach den Ergebnissen einer großen Studie lässt sich beispielsweise errechnen, dass eine Frau von 68 Kilogramm Gewicht, die sieben Kilo abnimmt, bei gleichbleibender körperlicher Aktivität pro Tag rund 250 Kilokalorien weniger verbraucht als eine Geschlechtsgenossin, die immer schon 61 Kilogramm gewogen hat.

Das heißt: Im Vergleich zu ihr muss die zuvor schwerere Frau täglich auf fast eine halbe Mahlzeit verzichten, um das verlorene Gewicht nicht wieder anzusetzen. Das ist für viele Menschen nicht einfach durchzuhalten.

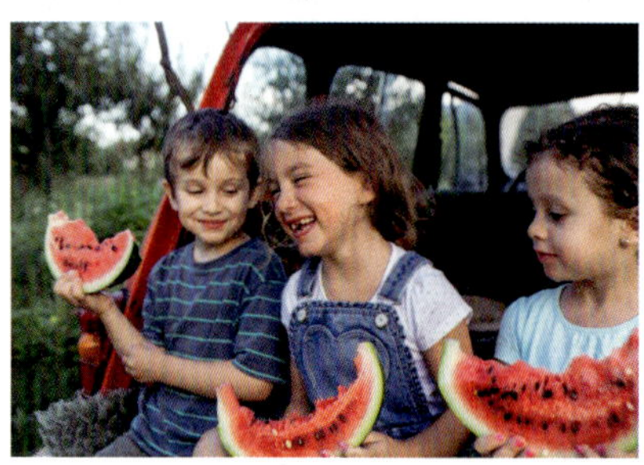

Umgekehrt erhöht sich der Energieverbrauch des Körpers, wenn ein Mensch durch kurzfristig verstärkte Nahrungsaufnahme Gewicht zulegt: Viele der extra zugeführten Kalorien werden dann einfach verbrannt.

Vor allem unsere Erbanlagen sorgen dafür, dass sich das Gewicht um den Set Point herum einpendelt. Und sie spielen wohl auch eine erhebliche Rolle dabei, auf welchem Niveau sich der individuelle Sollwert bewegt – wie verschiedene Studien zeigen. So untersuchten Wissenschaftler die Daten von (inzwischen erwachsenen) Adoptivkindern in Dänemark, zu denen auch Angaben über die biologischen Eltern vorlagen. Ergebnis: Das Gewicht der Kinder stand in klarem Zusammenhang zum Gewicht der genetischen Erzeuger, nicht hingegen zu dem der Adoptiveltern, bei denen die Kinder aufgewachsen waren.

Wenn aber unsere Erbanlagen maßgeblich unsere Körpermasse bestimmen und der Organismus sich gegen jede größere Gewichtsveränderung sträubt: Brauchen Abnehmwillige es dann gar nicht mehr mit einer Diät zu versuchen? Müssen sie nicht alle Hoffnung aufgeben, überschüssige Pfunde je wieder loszuwerden? Die Antwort der Experten: eindeutig nein.

Denn so klar erwiesen es inzwischen ist, dass sich das Körpergewicht nicht einfach durch eine lediglich vorübergehende Phase von mehr oder weniger Essen dauerhaft verändern lässt,

FRÜHE PRÄGUNG

Bereits in Kindheit und Jugend wird der Grundstein für die späteren Ernährungsvorlieben gelegt – und damit auch unser Gewicht als Erwachsener beeinflusst

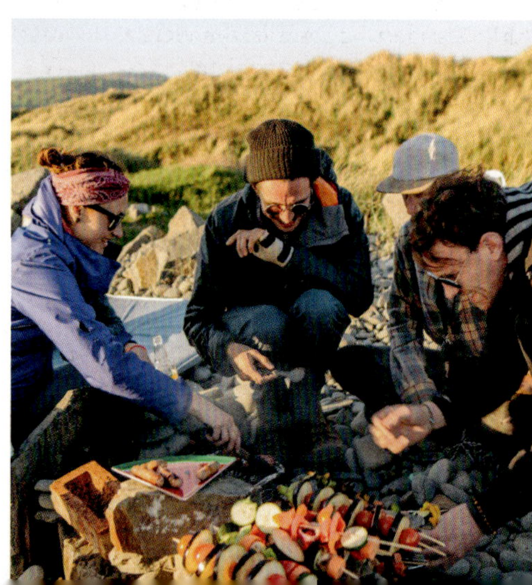

so deutlich ist es auch, dass die langfristige Ernährungsweise sehr wohl Einfluss auf unser Gewicht nimmt.

Das zeigt vor allem ein Blick in die Menschheitsgeschichte. In den Millionen Jahren ihrer Entwicklung waren der *Homo sapiens* und seine Vorläufer praktisch immer der Gefahr von Unterernährung und Hunger ausgesetzt.

An diese von Mangel geprägte Versorgung hat sich der menschliche Körper im Zuge der Evolution auf vielfältige Weise angepasst. So entwickelte er Mechanismen zur effizienteren Nutzung von Energie in Zeiten, in denen wenig Kost zur Verfügung steht, aber auch Notfallprogramme auf hormoneller und kognitiver Ebene.

Bei verringerter Nahrungsaufnahme beispielsweise kurbelt er die Ausschüttung bestimmter Hormone an, die den Appetit anregen – und senkt zugleich den Ausstoß anderer Botenstoffe, die Sättigungsgefühl vermitteln.

Zudem richtet das Gehirn den mentalen Fokus vermehrt auf die Nahrung. Wer weniger zu sich nimmt, empfindet also besonders starken Hunger und kann oft kaum noch an etwas anderes denken als ans Essen.

All dies führte in früheren Zeiten dazu, dass Menschen, die einem Mangel ausgesetzt waren, sich intensiver mit Nahrungssuche beschäftigten – und ihre Überlebenschance erhöhten.

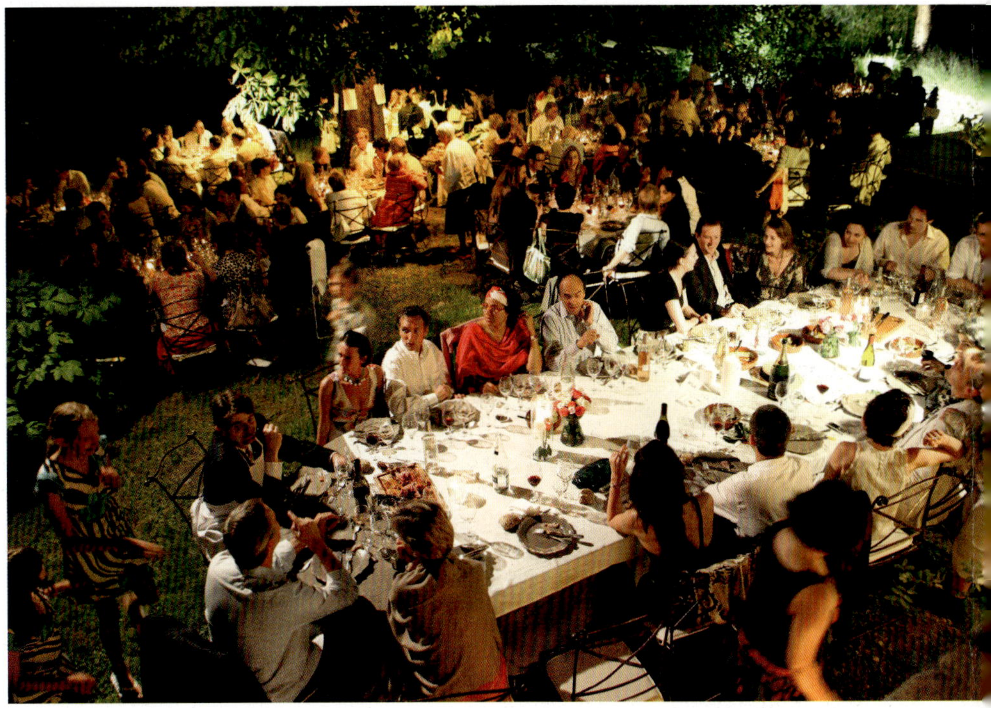

SOZIALER STIMULUS

Wie viel wir essen, hängt auch davon ab, mit wem wir uns umgeben. So verleiten uns Freunde mit großem Appetit, selbst mehr zuzulangen

Ein Zuviel an Körpermasse war über Jahrtausende dagegen eine äußerst seltene Ausnahmeerscheinung. Erst seit etwa 1950 hat sich diese Situation stark verändert – zumindest in vielen Teilen der Welt. In Deutschland etwa gilt mittlerweile deutlich mehr als die Hälfte der Erwachsenen als übergewichtig oder gar fettleibig.

Die Gründe dafür sind vielfältig. So vermag Stress die Einlagerung von Fett zu begünstigen, vermutlich sogar unabhängig von der Nahrungsmenge. Ebenso können manche Medikamente die Gewichtszunahme fördern, indem sie etwa die Zusammensetzung der Bakterienstämme im Darm beeinflussen (siehe Seite 52). Hinzu kommt, dass viele Menschen heutzutage erheblich weniger Energie durch Bewegung und Aktivität umsetzen: Die meisten Deutschen arbeiten körperlich weniger hart als ihre Vorfahren; dafür sitzen sie mehr, sei es im Büro oder nach Feierabend vor dem Fernsehgerät oder Computer.

Die zentrale Ursache für das verbreitete Übergewicht liegt aber in der Ernährung selbst.

Die Menschen in den Industriestaaten leben in einer Welt des Überflusses und der ständigen Verfügbarkeit. Allein die deutsche Lebensmittelindustrie bringt mehr als 170 000 unterschiedliche Produkte in die Läden, darunter viele hochverarbeitete, kalorienreiche Nahrungsmittel. Jede Woche gibt es Sonderangebote, und riesig ist die Auswahl an Fertigprodukten, die den Verbrauchern eine unkomplizierte, schnelle Zubereitung versprechen.

Der Körper wehrt sich *mit allen Mitteln* dagegen, gewonnene Pfunde wieder loszuwerden

Zudem fordern Fast-Food-Restaurants allein durch ihre Präsenz zum übermäßigen Verzehr auf. Wer etwa in der Nähe von besonders vielen Imbissen wohnt und arbeitet, so zeigte eine britische Studie, nutzt diese Möglichkeiten häufiger als einer, der nur wenig mit solchen Angeboten konfrontiert ist, und neigt tendenziell eher zu Übergewicht und Fettleibigkeit.

Experten sprechen davon, dass Menschen in einer „adipogenen" (Fettleibigkeit hervorbringenden) Umwelt leben, in der es fast keine äußeren Beschränkungen gibt, jederzeit zu essen, wonach einem der Sinn steht.

Und der moderne Mensch, so zeigen Umfragen, bevorzugt vor allem schmackhafte, bequem konsumierbare und preisgünstige Lebensmittel.

Die Folge: Die meisten von uns essen zu viel und zu häufig das Falsche. Das Gewicht steigt – und durch die permanent überhöhte Energiezufuhr verschiebt sich offenbar auch der Set-Point des Körpergewichts nach oben. Bei manchen Menschen klettert er immer weiter, bei anderen stabilisiert er sich womöglich auf

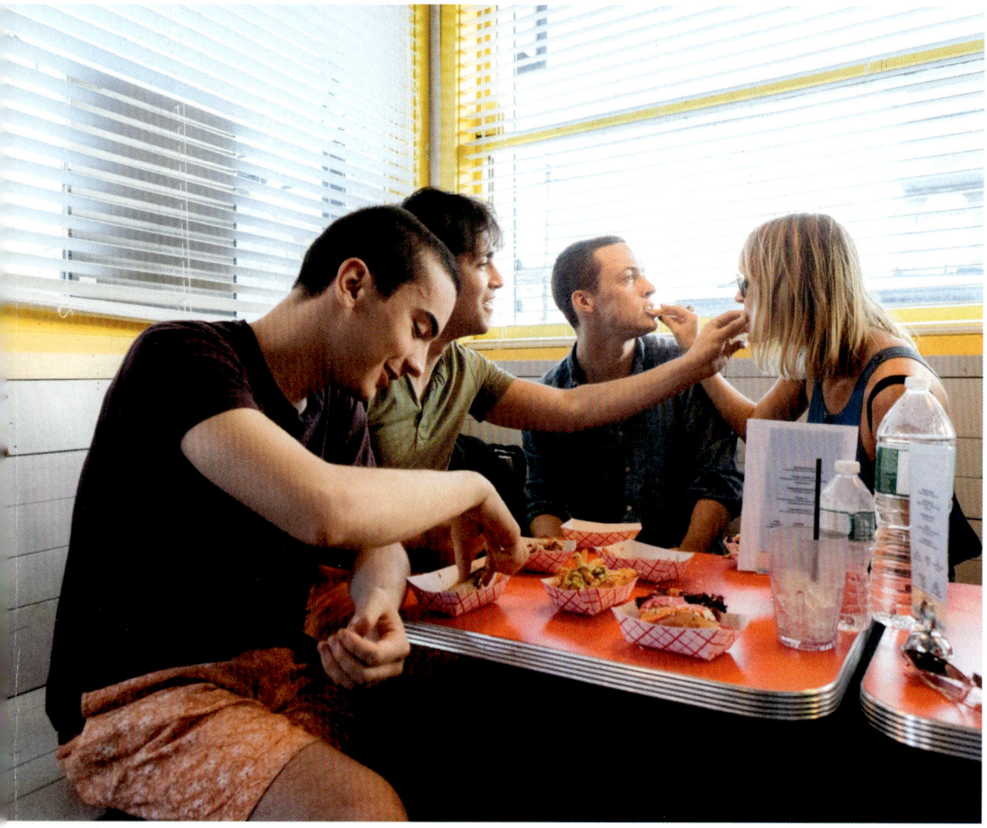

SCHNELLER SNACK

Wer in der Nähe von Fast-Food-Restaurants wohnt, kehrt dort auch überdurchschnittlich häufig ein – und hat es schwer, schlank zu bleiben

hohem Niveau. Von dem jeweils erreichten Wert aus wehrt sich der Körper dann dagegen, das zusätzliche Fett wieder loszuwerden: Wird er auf Diät gesetzt, greifen die seit Urzeiten auf Mangel ausgerichteten Mechanismen unseres Organismus.

Ein allen Menschen gemeines Programm gegen einen langfristigen Überfluss an Nahrung hat sich dagegen nie ausgebildet. Und so reagieren wir höchst unterschiedlich auf das dauerhafte Überangebot: Mancher kann sich darauf verlassen, dass seine Empfindungen von Appetit und Sättigung die Nahrungsmenge regulieren, andere finden kaum ein Ende beim Essen.

Der eine kann riesige Portionen verspeisen, ohne zuzulegen, ein anderer setzt schon bei moderatem Verzehr Fett an. Auch diese Muster sind zu großem Teil genetisch festgelegt.

Doch trotz all der Probleme, die das Abnehmen erschweren, und der ungerecht anmutenden Unterschiede in der ererbten Veranlagung: In den allermeisten Fällen ist Übergewicht kein unausweichliches Schicksal, vermögen Menschen binnen kurzer Zeit ihre Körpermasse deutlich zu mindern.

Worin aber liegt das Geheimnis all jener, denen es gelingt, dieses neue Gewicht auch über lange Zeit zu halten?

Jede Schlankheitskur, von Low Carb bis zur Formula-Diät, läuft letztlich auf das gleiche Prinzip hinaus: Wer Gewicht verlieren will, muss weniger Energie zu sich nehmen, als er verbrennt. Gelingt dies, schmelzen die Pfunde anfangs oft rapide. Mit der Zeit aber verlangsamt sich die Gewichtsabnahme meist – und irgendwann geht gar nichts mehr.

Dies liegt daran, dass jene Mechanismen, mit denen sich der Organismus gegen die Gewichtsveränderung wehrt, oft stärker sind als die Motivation des Betroffenen.

Die gute Nachricht: Fast *jede Diät funktioniert,* wenn man sie nur lange genug einhält

Doch selbst wenn jemand eine Diät durchhält, bis er sein Wunschgewicht erreicht hat, scheint er geradezu darauf programmiert, anschließend schnell wieder zuzunehmen, sofern er zum gewohnten Essverhalten zurückkehrt. Denn verliert ein Mensch an Körpermasse, verringert sich sein Grundumsatz – und entsprechend schneller setzt der Körper wieder Gewicht an. Dabei kann es gar dazu kommen, dass der Betreffende mehr zunimmt, als er zuvor abgenommen hat.

Lösen lässt sich das Problem nur auf eine Weise: Dauerhaft erfolgreich abnehmen können allein jene, die ihre Ernährung langfristig umstellen.

Und das wiederum gelingt vor allem den Menschen, die das Wort „Diät“ in seiner ursprünglichen Bedeutung verstehen: Der Begriff leitet sich von *díaita* ab, griechisch für „Lebensweise“. In diesem Sinne gilt es nicht nur einige Wochen lang weniger zu essen als sonst, sondern sich täglich gesund und kalorienbewusst zu ernähren – und das eigene Verhalten darüber hinaus auch in weiteren Bereichen zu überdenken.

Dazu gehört an allererster Stelle: die körperliche Aktivität zu steigern. Aber etwa auch, sich zu vergegenwärtigen, in welchen Situationen man gar nicht aus Hunger, sondern aus anderen Motiven zum Essen greift.

Wer dauerhaft abnehmen will, muss also seine Lebensweise langfristig ändern. Beginnen kann man diesen Prozess aber durchaus mit einer Schlankheitskur.

Auf welche Weise Diäthaltende dabei versuchen, an Gewicht zu verlieren, ist weitgehend gleichgültig. Trotz aller heftig diskutierten Überzeugungen diverser Abnehm-Apostel zeigen Studien: Fast jedes Programm funktioniert, wenn man es nur lange genug einhält. Forscher empfehlen daher: Wer Gewicht verlieren will, sollte eine gesundheitlich unbedenkliche Diät wählen, die vor allem den persönlichen Vorlieben entspricht und zum Alltag passt.

Wissenschaftliche Untersuchungen zeigen, dass sehr viele Methoden helfen können, in einem begrenzten Zeitraum das Gewicht zu reduzieren.

Viele Diätkonzepte können zudem den Weg weisen zu einer langfristig veränderten Ernährung. Die sollte ausgewogen und vielfältig sein, sodass der Körper mit allen wichtigen Nährstoffen versorgt wird. Das heißt: Obst, Gemüse und Vollkornprodukte sind die Pflicht, stark kalorienhaltige Hauptspeisen und Snacks sollten dagegen die Ausnahme sein.

Hochverarbeitete, besonders energiedichte Lebensmittel gilt es ohnehin weitgehend zu meiden: So zieht der Körper aus einem Weißbrot mit Schmelzkäsescheiben fast zehn Prozent mehr Energie als aus einem Sandwich gleicher Kalorienzahl mit Mehrkornbrot und Cheddar-Käse.

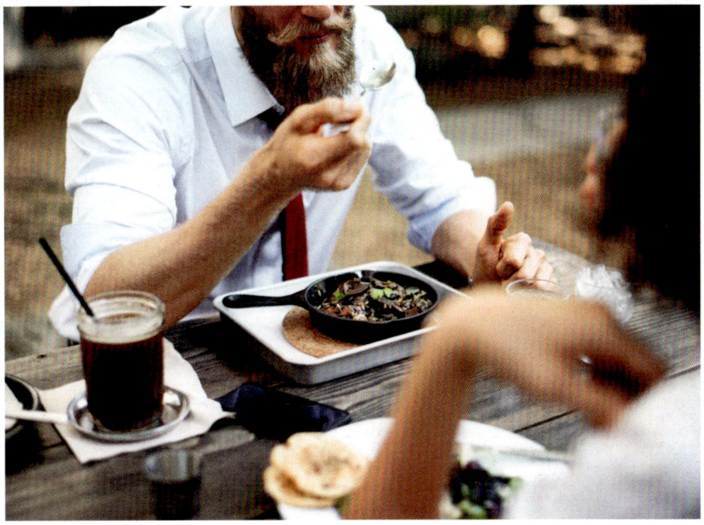

GESUNDER GENUSS

Übergewicht ist auch eine Frage des Lebensstils. Bei Wohlhabenden gilt Schlankheit oft als Statussymbol

Vollfettprodukte sind dagegen durchaus erlaubt, manche Öle, die etwa in bestimmten Fischarten oder Nüssen vorkommen, gelten sogar als besonders gesund. Auch eiweißreiche Nahrungsmittel, etwa Hülsenfrüchte, sind ratsam: Sie sättigen besonders lang anhaltend.

Umstritten ist bislang noch, inwiefern sich der Körper an ein dauerhaft reduziertes Gewicht „gewöhnt" – ob der Set Point also tatsächlich nachhaltig sinken kann. Einige Studien legen nahe, dass sich die Ausschüttung der Appetit- und Sättigungshormone zumindest teilweise wieder normalisiert, wenn ein vermindertes Gewicht über längere Zeit gehalten wird.

Doch selbst wenn sich Diäthaltende nicht darauf verlassen können, dass der Körper ein niedrigeres Gewicht irgendwann ohne Gegenwehr akzeptiert, bedeutet das keinesfalls, dass man nach einer Diät zwangsläufig zunimmt – vorausgesetzt, man bleibt langfristig achtsam. Dazu gehören natürlich die richtige Ernährung und regelmäßige körperliche Aktivität. Aber ebenso noch weitere Einflüsse wie ein gesundes soziales Umfeld, die Vermeidung von Stress oder etwa auch ausreichender Schlaf.

Die meisten von uns müssen beim Thema Diät Widerstände überwinden, für die sie selbst oft nichts können – weil diese Widerstände auf die menschliche Evolution, auf Vererbung oder auf die moderne Gesellschaft zurückzuführen sind. Doch es ist möglich, sich gegen die mächtigen Faktoren zu stemmen. Die dazu nötige veränderte Ernährungs- und Lebensweise gilt es nicht nur einige Monate durchzuhalten, sondern im Idealfall für immer.

Ermutigend wirkt dabei ein Verzeichnis, das US-Forscher seit 1993 führen: Dort können sich Männer und Frauen eintragen lassen, die seit mindestens einem Jahr um mindestens 13,6 Kilogramm unter ihrem Maximalgewicht liegen. Die große Mehrheit der über 10 000 Teilnehmer ist sogar noch wesentlich erfolgreicher: Im Schnitt haben sie rund 30 Kilo abgenommen – und das niedrigere Gewicht über fünfeinhalb Jahre gehalten.

Anhand der Datenbank haben Forscher herausgefunden: Zwar legen die meisten Teilnehmer nach der Phase des größten Gewichtsverlustes tatsächlich wieder etwas zu, nach einigen Jahren stabilisiert sich das Gewicht jedoch weitgehend auf einem noch immer niedrigen Niveau – im Durchschnitt um mehr als 20 Prozent unter dem früheren Maximalgewicht.

Es wird also offenbar mit der Zeit etwas einfacher, seinen reduzierten Leibesumfang zu halten. •

Gut zu wissen

VERANLAGUNG

Das Gewicht ist zu einem großen Teil genetisch bedingt. Der Körper stellt sich dabei auf einen individuellen Sollwert ein.

ZUNAHME

Dauerhaft zu energiereiche Ernährung kann den Sollwert langsam ansteigen lassen – Übergewicht entsteht.

DIÄT

Nur eine langfristige Minderung der Kalorienaufnahme hilft, das Gewicht nachhaltig gegenüber dem Sollwert zu reduzieren.

UTE EBERLE, Jg. 1971, ist Wissenschaftsjournalistin in Baltimore, USA.

Die flüssigen Dickmacher

Text: Sebastian Kretz Fotos: Ilka & Franz

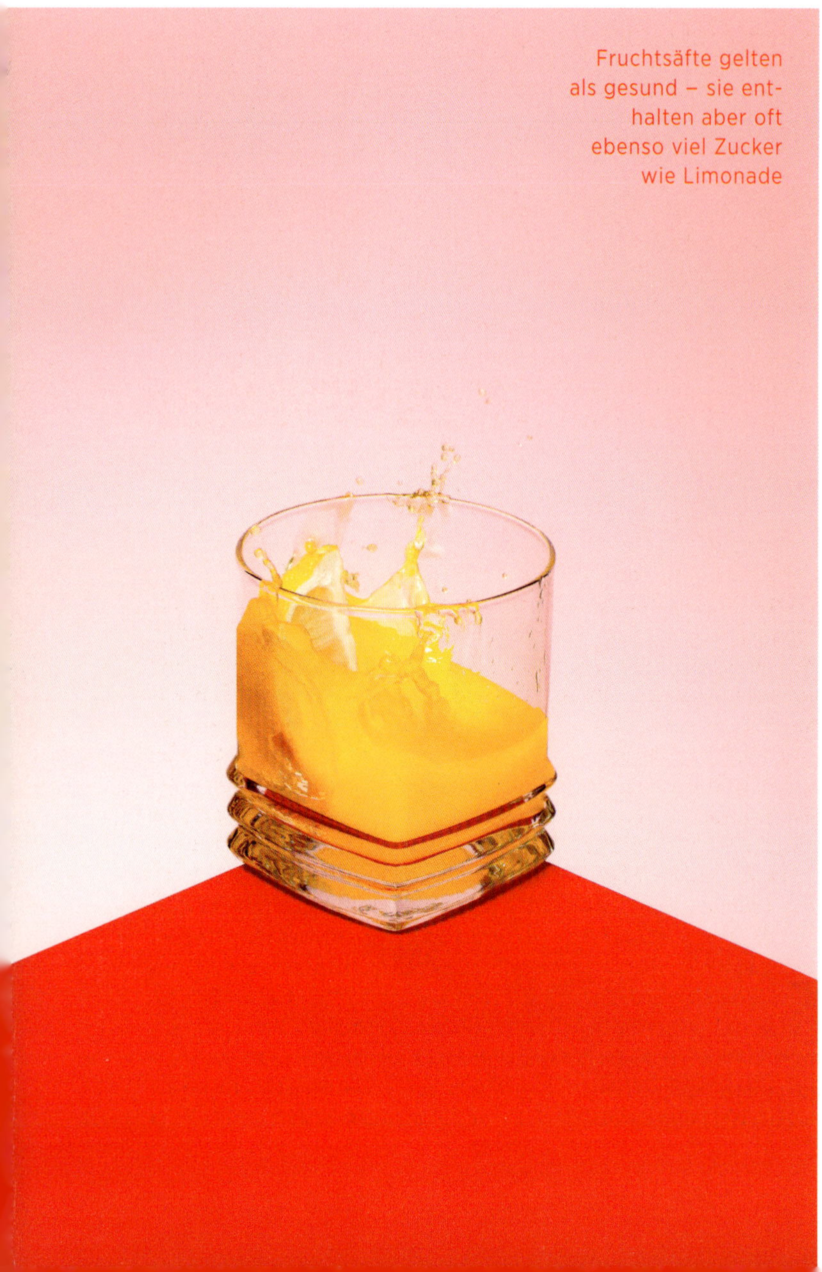

Fruchtsäfte gelten als gesund – sie enthalten aber oft ebenso viel Zucker wie Limonade

Der Energiegehalt von Getränken wird oft stark unterschätzt. Wer Säfte und Milchkaffee weglässt, kann jede Menge Kalorien sparen. Suppen sind dagegen gute Abnehmhilfen

Zum Frühstück ein Milchkaffee mit Zucker und ein Glas Orangensaft, mittags in der Kantine eine Cola, abends nach dem Sport zwei Bier mit Freunden: So kommen schnell 500 Kilokalorien oder sogar mehr zusammen.

Wer abnehmen möchte, macht sich jedoch meist nur Gedanken darüber, was er isst. Dabei lässt sich die Energie aus Getränken viel leichter einsparen als die aus fester Nahrung.

Im Prinzip ist das einfach: Wer Limonaden, Alkohol und süße Heißgetränke durch Wasser ersetzt, löscht seinen Durst, ohne eine einzige Kalorie zu sich zu nehmen. Leitungs- und

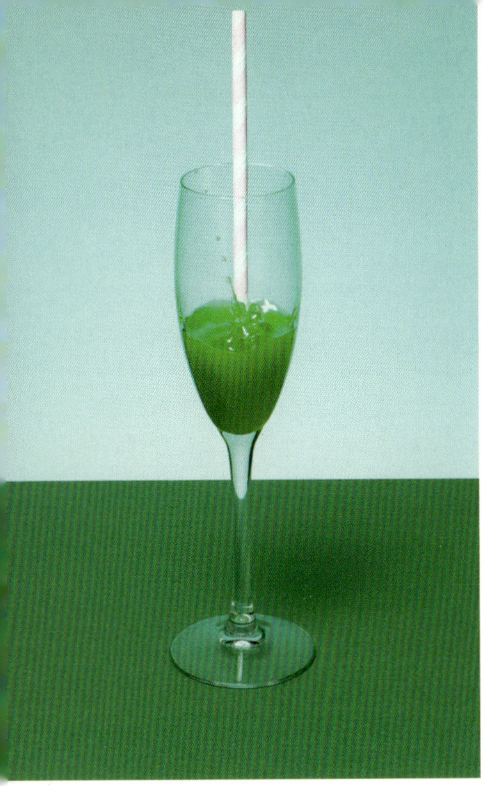

Alkohol belastet die Kalorienbilanz: je höherprozentig, desto mehr

Mineralwasser enthalten weder Fett noch Zucker – und wer vor einer Mahlzeit ein Glas trinkt, kann damit den Hunger etwas dämpfen: Denn der Magen ist nun schon etwas gefüllt.

Fast alle anderen Getränke außer Wasser enthalten Nährstoffe, die dem Körper auf ähnliche Weise Energie zuführen wie feste Speisen, wenn nicht sogar noch effizienter. Im Gegensatz zum Essen sättigen sie dabei aber kaum – was daran liegt, dass sie den Magen sehr schnell passieren: Ein halber Liter Limonade landet meist schon nach weniger als 30 Minuten im Dünndarm. Der leere Magen signalisiert anschließend wieder: Hunger. Außerdem trinken viele Menschen auch dann gern weiter, wenn sie keinen Hunger verspüren.

Zu den mächtigsten Kalorienlieferanten unter den nichtalkoholischen Getränken gehören die Limonaden. Wer einen halben Liter Cola trinkt, nimmt über 200 Kilokalorien zu sich – und mehr als doppelt so viel Zucker, wie die Weltgesundheitsorganisation WHO für einen ganzen Tag empfiehlt.

Einige aromatisierte Wässer, die etwa nach Tropenfrüchten oder Grapefruit schmecken und den Eindruck eines kalorienarmen Getränks erwecken, enthalten immerhin noch fast ein Drittel so viel Zucker wie Cola.

Studien zeigen, dass gezuckerte Limonaden vermutlich das Hungergefühl verstärken. Zudem erhöhen sie offenbar das Risiko für Herz-Kreislauf-Erkrankungen und Typ-2-Diabetes. Auch viele Eistees oder sogenannte Sportgetränke sind mit jeweils etwa zwei Zuckerwürfeln auf 100 Milliliter keine Schlankmacher.

Die lange Zeit als gesünder gepriesenen Fruchtsäfte sind kaum besser: 100 Milliliter Orangensaft enthalten umgerechnet knapp drei Zuckerwürfel, die gleiche Menge Apfelsaft sogar noch etwas mehr; auch die Kalorienmenge entspricht der vieler Limonaden. Und es macht dabei keinen Unterschied, ob der Zucker aus der Frucht stammt oder dem Getränk zugefügt wurde.

Fruchtsaftgetränke und Nektare enthalten neben natürlichem Fruchtzucker oft noch eine künstliche Süßbeigabe – was ihren Zuckergehalt zuweilen auf mehr als zehn Gramm/100 ml (Fruchtsaftgetränke) oder gar 15 bis 20 Gramm (Nektare) erhöht.

Besser ist es, Wasser zu trinken und richtiges Obst zu essen – denn im Fruchtfleisch gebunden, steht der Zucker dem Körper nicht sofort zur Verfügung, sondern wird erst nach und nach vom Magen aufgenommen; das hält den Blutzuckerspiegel besser stabil und sättigt länger.

Wer nicht auf Säfte verzichten mag, kann deren Kaloriengehalt um zwei Drittel senken, indem er sie mit der doppelten Menge Wasser mischt und so zur Schorle macht.

Dass auch Alkohol reichlich Kalorien enthält, wird oft vergessen. Anders als überschüssiger Zucker wird Alkohol im Körper aber nicht in Fett umgewandelt und in den Zellen eingelagert – die Kalorien aus Wein und Whisky verbrennt der Körper sofort. Weil er dann entsprechend weniger Energie aus fester Nahrung benötigt, werden bei gleichbleibender Nahrungszufuhr stattdessen vermehrt Nährstoffe aus dem Essen in Fett umgewandelt.

Der Kaloriengehalt alkoholischer Getränke fällt umso höher aus, je höherprozentig das Getränk ist. Im Alltag entscheidend ist aber eher die Portionsgröße: Ein halber Liter Weißbier enthält mit gut 200 Kilokalorien etwa doppelt so viel Energie wie ein großes Schnapsglas – und ein Drittel mehr als ein Glas Merlot. Wer Kalorien einsparen möchte, sollte alkoholfreies Bier trinken, es enthält rund 40 Prozent weniger Energie.

Unbedenklich sind Kaffee, Kräutertees und schwarzer Tee. Sie enthalten fast keine Kalorien – wenn sie nicht

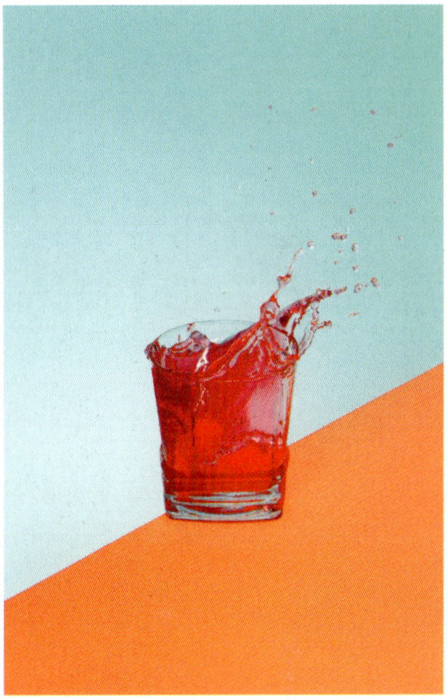

Wer auf Saft nicht verzichten mag, sollte ihn als Schorle trinken

mit Milch und Zucker getrunken werden. Dagegen enthält ein Glas ungesüßter Latte Macchiato mit fettarmer Milch gut 100 Kilokalorien. Das entspricht etwa dem Energiegehalt von anderthalb Scheiben Toastbrot oder einem Esslöffel Mayonnaise.

Eine gute Abnehmhilfe sind Suppen – vor allem, wenn sie vornehmlich Gemüse, Brühe und Eiweiß aus Fisch oder Linsen enthalten. Generell haben Suppen den Vorteil, dass sie den Magen langsamer passieren als Getränke – und ihn aufgrund ihres vergleichsweise hohen Volumens oft länger füllen als feste Speisen.

So vergeht relativ viel Zeit, bis sich erneut ein Hungergefühl einstellt. •

Frischer Genuss im Glas

Rezepte: Anna Helm Baxter

Fotos: Johann Cohrs

Selbst gemachte Salate zum Mitnehmen eignen sich perfekt dafür, den Speiseplan um ein gesundes und kalorienarmes Gericht zu bereichern. Ob »Arabischer Fatousch«, »Hummus mit Quinoa« oder »Zucchini & Zitrone«: Die ***vitaminreichen Snacks*** sind eine frische Alternative für die Mittagspause oder eine Zwischenmahlzeit außer Haus. In der richtigen Reihenfolge geschichtet, bleiben die Salate lange frisch und äußerst delikat

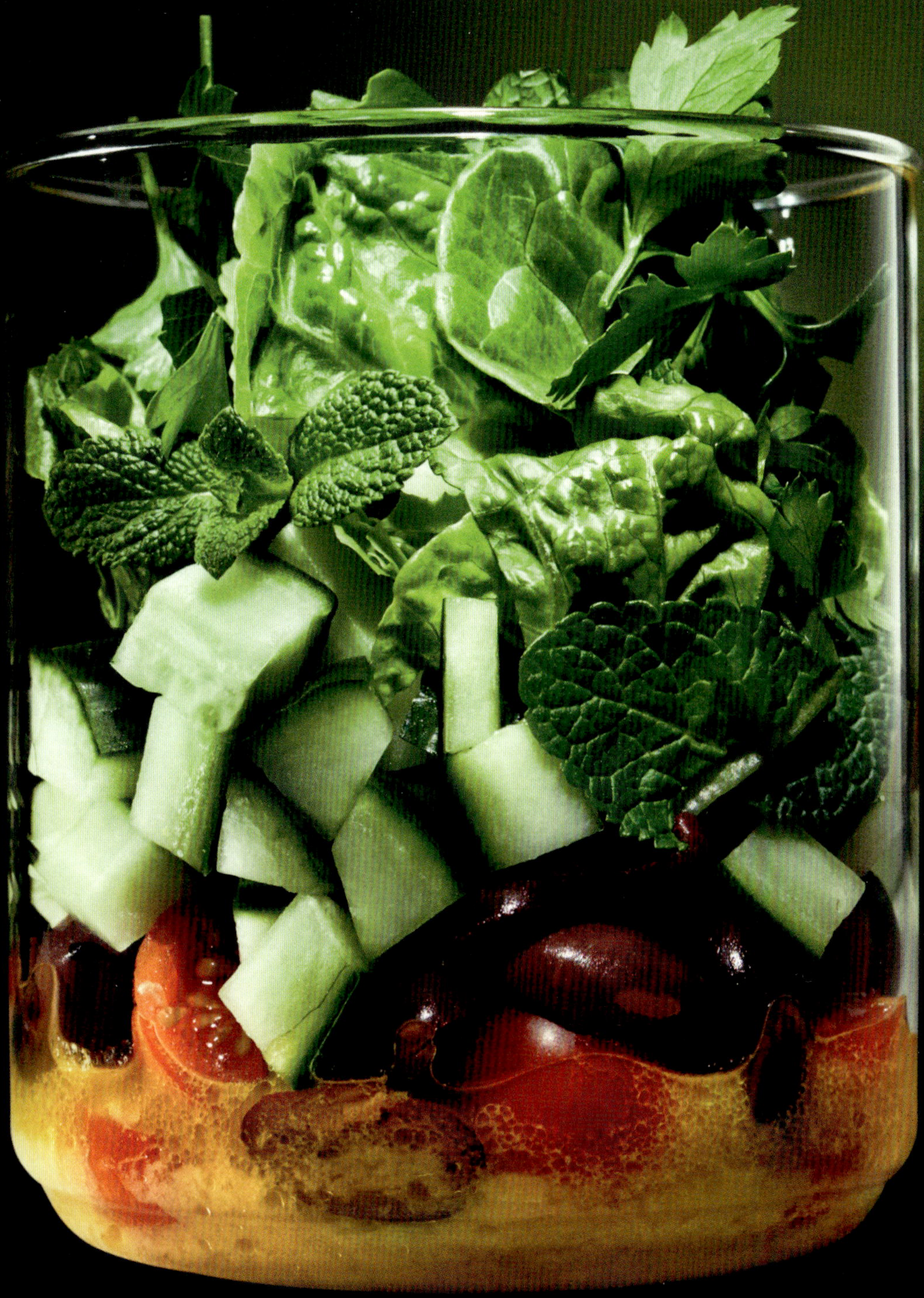

Arabischer ***Fatousch***

Salatzutaten

85 g Kirschtomaten, halbiert • 50 g entsteinte Kalamata-Oliven, halbiert • 85 g Gurke, entkernt und gewürfelt • 5 g Petersilienblätter • 5 g Minzblätter • 60 g Römersalat, gehackt

2–3 EL Dressing in ein 500-ml-Glas geben. Der Reihe nach Kirschtomaten, Oliven, Gurke, Minze, Petersilie und Römersalat darüberschichten. Das Glas luftdicht verschließen.

Dressing

100 ml Olivenöl • Saft von 1 Zitrone (etwa 50 ml) • 1 TL fein abgeriebene Bio-Zitronen-Schale • 2 TL Dijon-Senf • 1 kleine Knoblauchzehe, durchgepresst • Salz (Fleur de sel) • Pfeffer

Olivenöl, Saft und Schale der Zitrone, Senf, Knoblauch in ein Gefäß mit Verschluss geben, mit Salz und Pfeffer würzen. Verschließen und kräftig schütteln. Im Kühlschrank mehrere Tage haltbar.

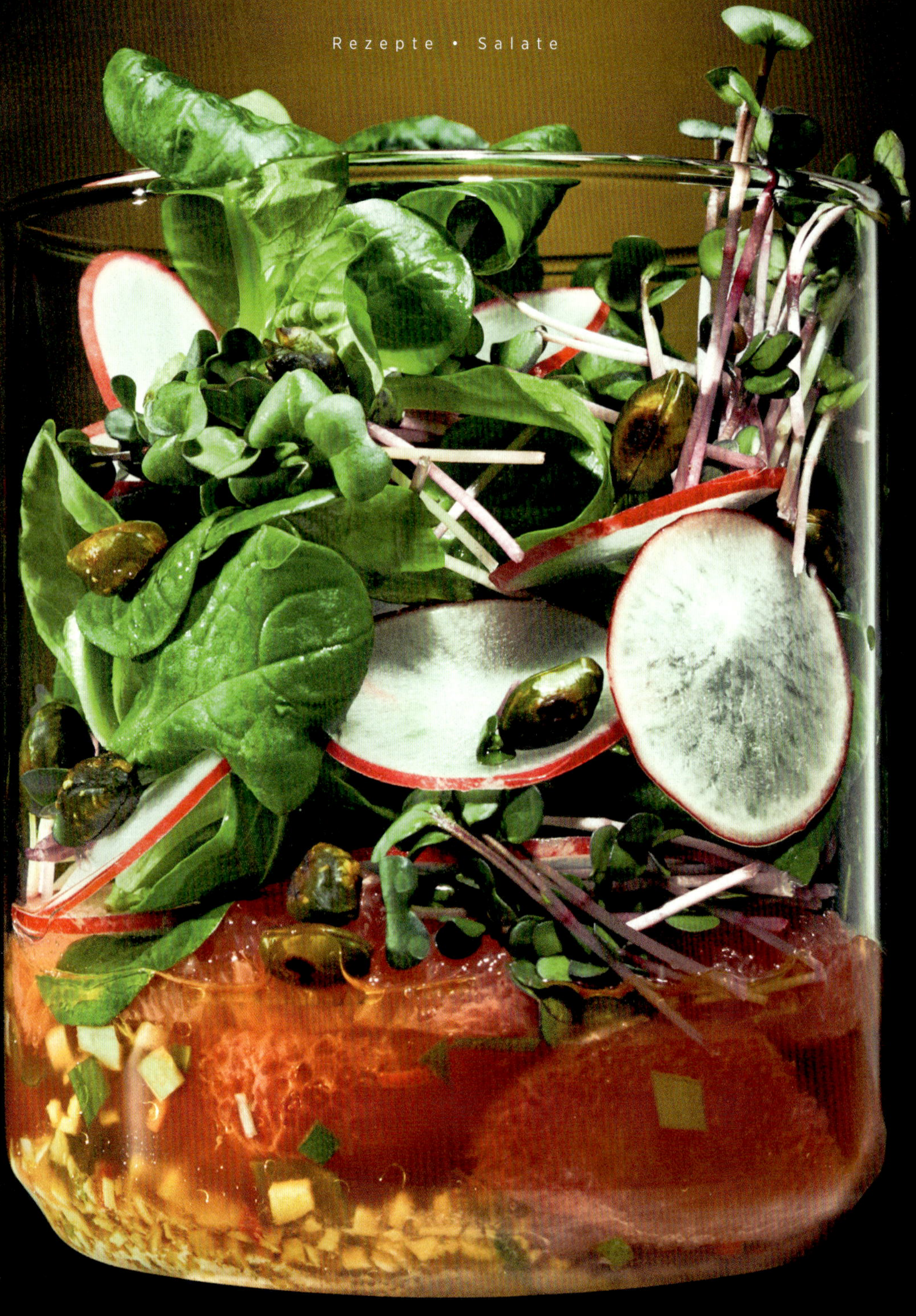

Grapefruit, Pistazien & Kresse

Salatzutaten

1 Frühlingszwiebel, gehackt • 85 g Grapefruitfilets (1/2 Frucht) • 30 g Radieschen, in dünne Scheiben geschnitten • 20 g Feldsalat • 10 g Radieschenkresse • 15 g Pistazienkerne, geröstet

1–2 EL Dressing in ein 500-ml-Glas geben. Der Reihe nach Frühlingszwiebel, Grapefruit, Radieschen, Kresse und Pistazien darüberschichten. Das Glas luftdicht verschließen.

Dressing

25 g frischer Ingwer, geschält und fein gerieben • 1 große Knoblauchzehe, durchgepresst • 1/4 rote Chilischote, entkernt und fein gehackt • 1 EL salzreduzierte Sojasauce • 2 EL Limettensaft • 1 TL Honig • 1 EL Pflanzenöl • 1 TL Fischsauce

Alle Zutaten in ein kleines Gefäß mit Schraubverschluss geben, kräftig schütteln und vermischen. Im Kühlschrank mehrere Tage haltbar

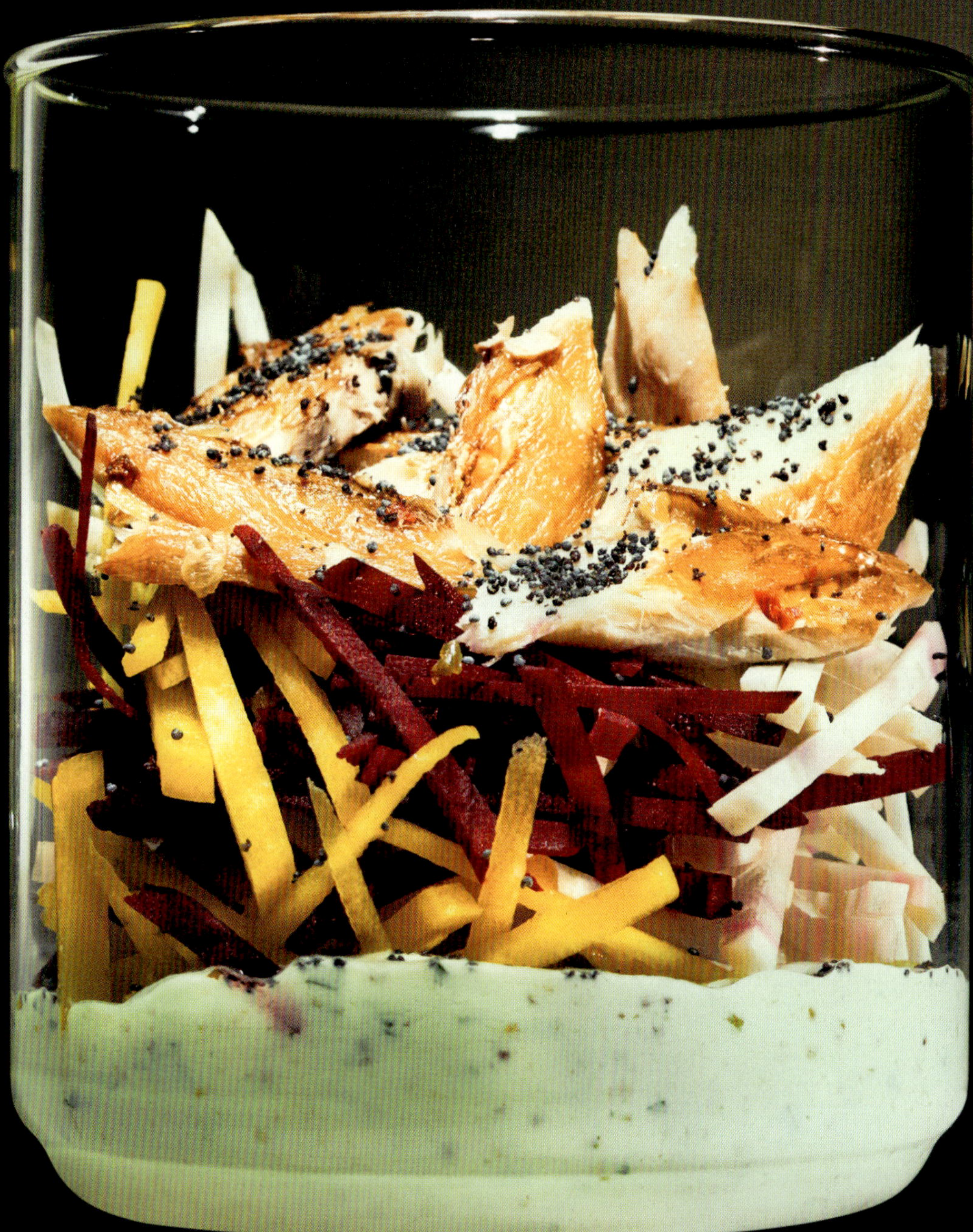

Knollensellerie & Bunte Bete

Salatzutaten

50 g Knollensellerie • 50 g bunte Bete, beides geschält und in feine, schmale Streifen geschnitten • 1 geräuchertes Makrelenfilet, gehäutet und in kleine Stücke zerteilt • 1 TL Mohn

1–2 EL Dressing in ein 500-ml-Glas geben. Der Reihe nach Knollensellerie, bunte Bete, Makrele und Mohn darüberschichten. Das Glas luftdicht verschließen.

Dressing

55 g saure Sahne • 55 g Naturjoghurt • 2 EL Zitronensaft • 1 EL gehackte Petersilie • 1 EL körniger Senf • Salz (Fleur de sel) • Pfeffer

Saure Sahne, Joghurt, Zitronensaft, Senf und Petersilie in ein kleines Gefäß mit Schraubverschluss geben und mit Salz und Pfeffer würzen. Das Gefäß verschließen und kräftig schütteln, bis alles gründlich vermischt ist. Im Kühlschrank mehrere Tage lang haltbar.

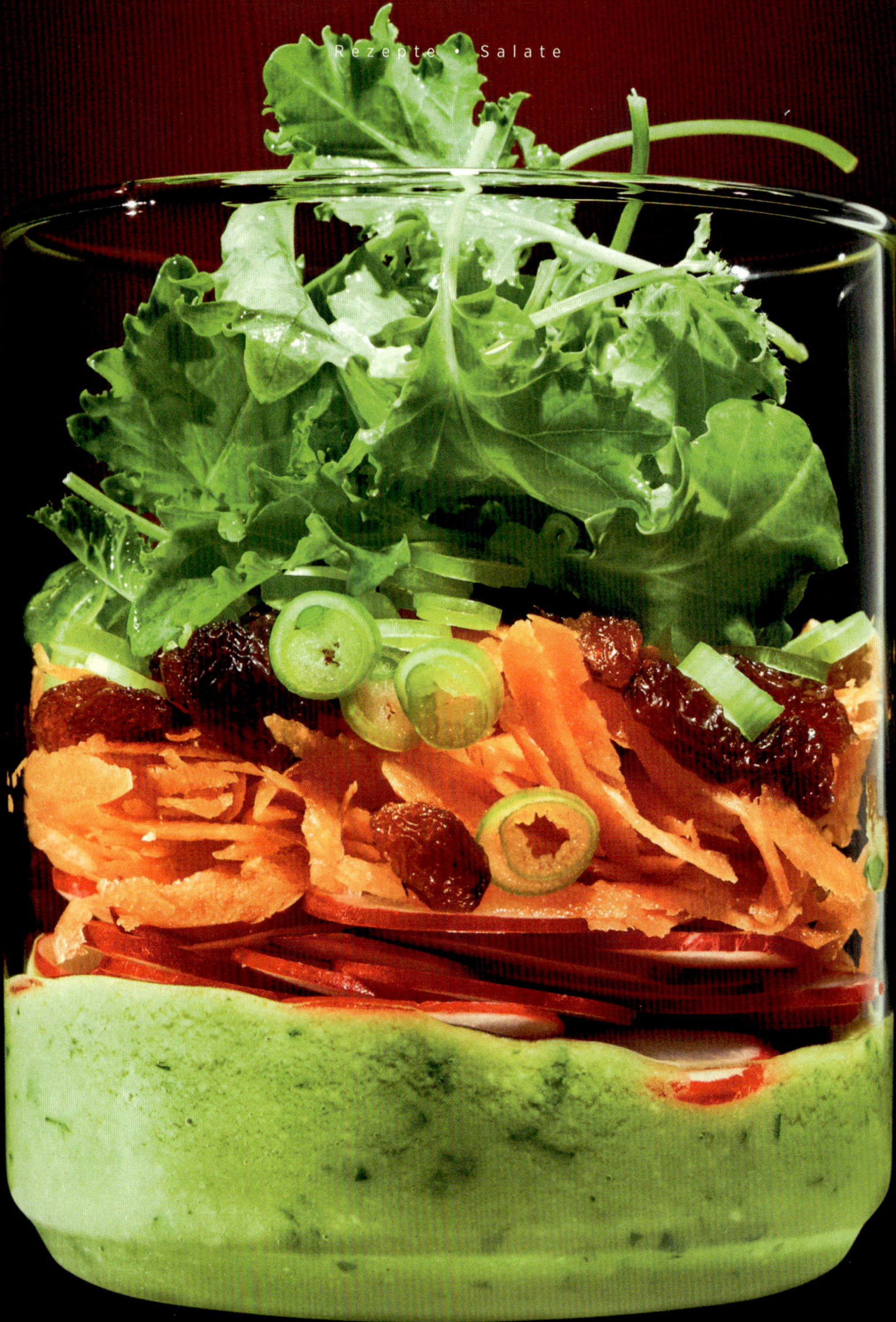

Radieschen, Möhre & Kohl

Salatzutaten

2 große Radieschen (etwa 60 g), in sehr dünne Scheiben geschnitten • 50 g Möhren, geschält und geraspelt • 25 g Rosinen • 1–2 Frühlingszwiebeln, in sehr dünne Ringe geschnitten • 1 Handvoll kleine Blätter Kohl (zum Beispiel italienischer Grünkohl)

1–2 EL Dressing in ein 500-ml-Glas geben. Der Reihe nach Radieschen, Möhren, Rosinen, Frühlingszwiebeln und Kohlblätter darüberschichten. Das Glas luftdicht verschließen.

Dressing

1 Avocado • 1 Frühlingszwiebel, fein gehackt • 1 kleine Handvoll Ba likumblätter • 2 EL Zitronensaft • 6 EL Olivenöl • 1 EL gehackt Estragon

Avocado, Frühlingszwiebel, Basilikum, Zitronensaft, Olivenö Estragon und 4 EL Wasser im Küchenmixer zu einer homogene Masse pürieren. Das Dressing in einem luftdicht schließenden Gefä im Kühlschrank aufbewahren.

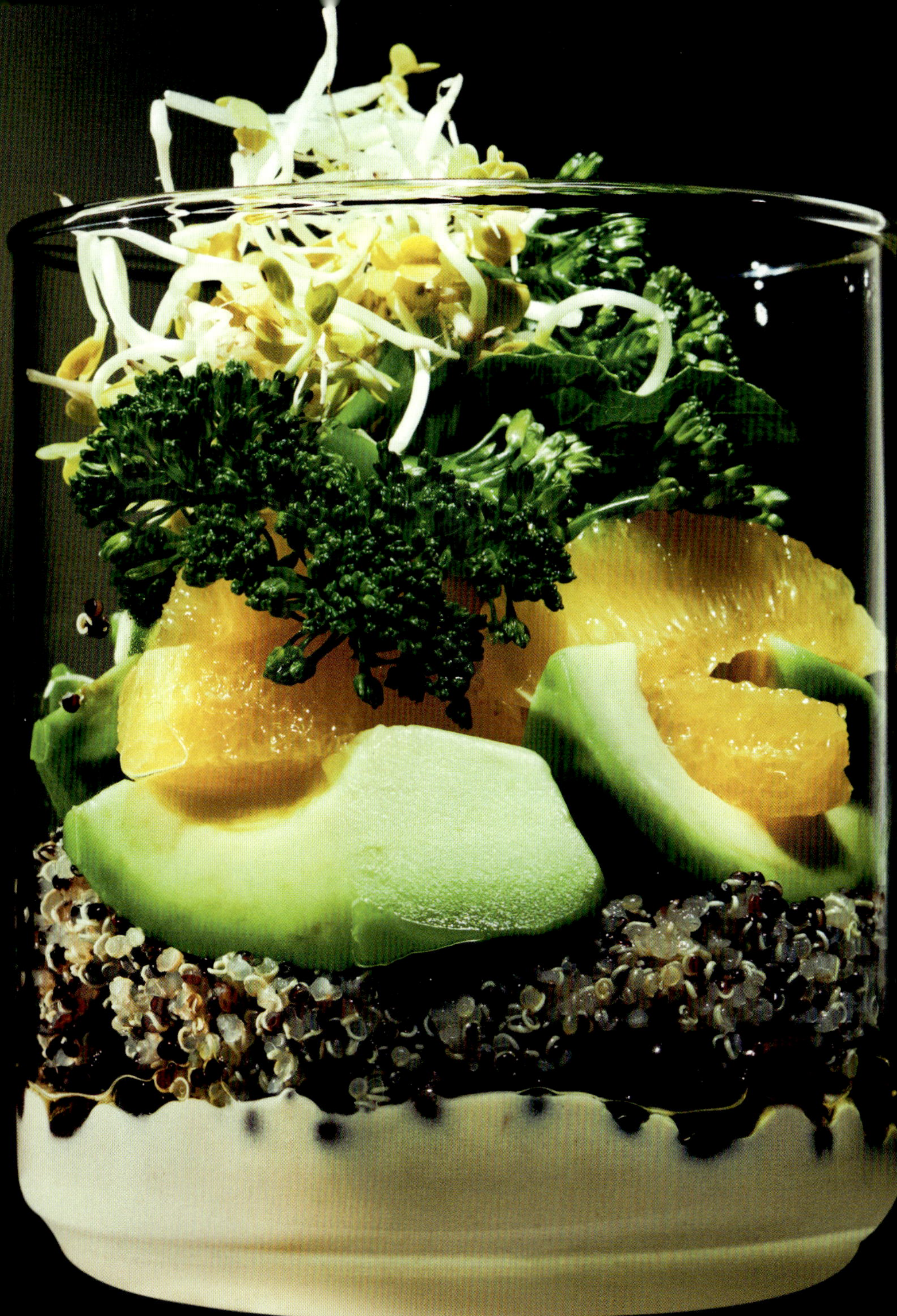

Hummus mit Quinoa

Salatzutaten

55 g Hummus • 1 TL Olivenöl • 50 g schwarze Bohnen, gekocht oder aus der Dose • 100 g rote und weiße Quinoa, gekocht und gewürzt • 50 g Orangenfilets (von 1/2 kleinen Orange) • 1/2 kleine Avocado, in Scheiben geschnitten • 35 g Brokkoli, leicht blanchiert und grob zerkleinert • 1 Handvoll Sprossen

Zubereitung

Den Hummus in ein 500-ml-Glas geben und auf dem Boden verteilen. Das Olivenöl daraufgeben. Dann der Reihe nach Bohnen, Quinoa, Orange, Avocado, Brokkoli und Sprossen darüberschichten. Das Glas luftdicht verschließen.

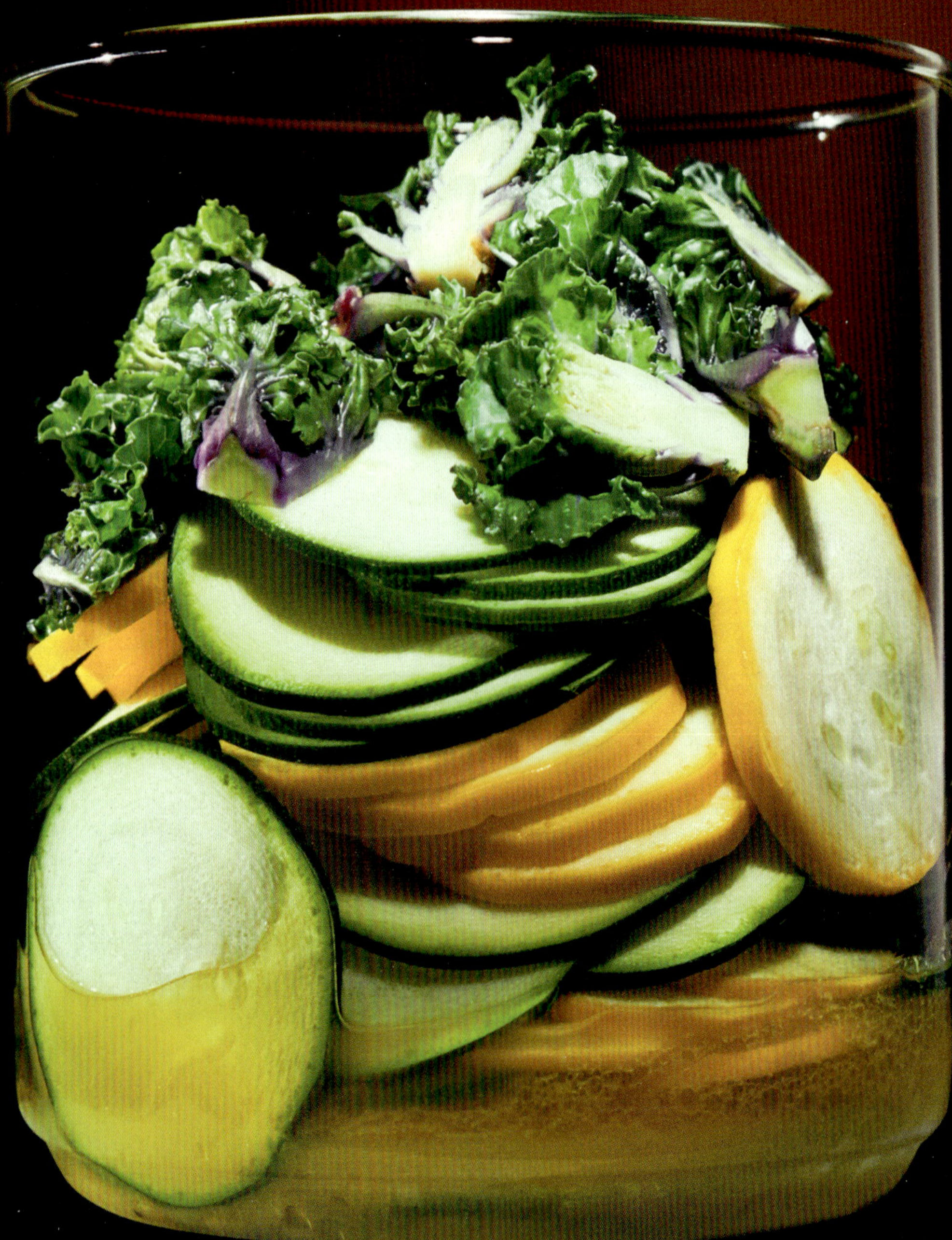

Zucchini & Zitrone

Salatzutaten

1 TL fein abgeriebene Bio-Zitronen-Schale • 1 EL Zitronensaft • 1 EL kalt gepresstes Olivenöl • Salz (Fleur de sel) • Pfeffer • 150 g gemischte Zucchini beziehungsweise Kürbis (zum Beipiel grüne Zucchini, gelbe Zucchini und Patisson-Kürbis), in feine Scheiben geschnitten • 15 g Kohlsprösslinge, leicht blanchiert

Zubereitung

Zitronenschale und -saft sowie das Olivenöl in ein 500-ml-Glas geben, dann mit jeweils einer Prise Salz und Pfeffer würzen. Die Zucchini darüberschichten und das Glas einmal umdrehen, damit das Gemüse ganz von Öl umhüllt wird. Zuletzt mit den Sprossen garnieren. Das Glas luftdicht verschließen.

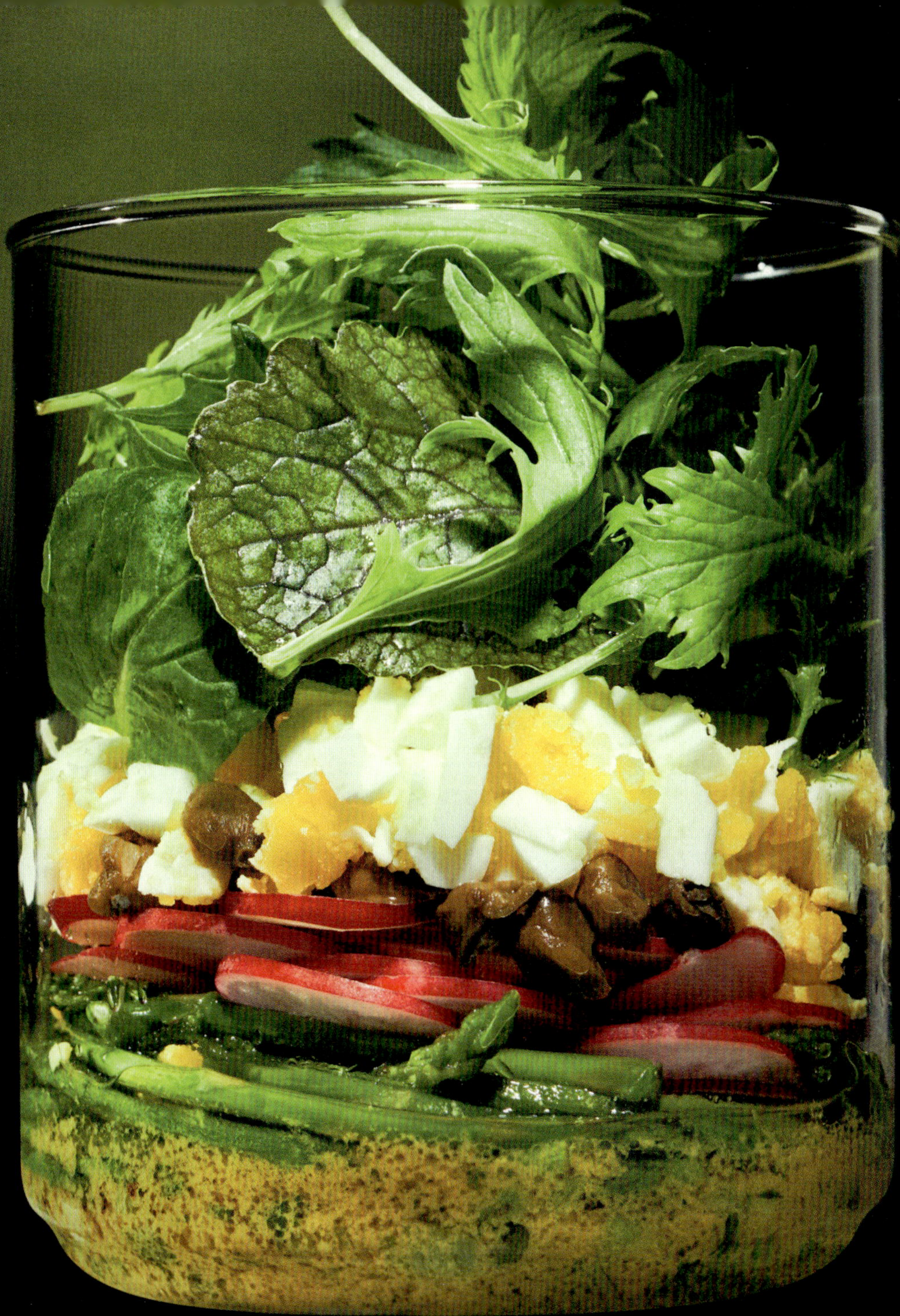

Spargel, Ei & Kapern

Salatzutaten

1 Frühlingszwiebel, fein gehackt • 1 großes Radieschen, in dünne Scheiben geschnitten • 200 g grüner Spargel, gegrillt und klein geschnitten (ergibt etwa 65 g) • 1 EL Kapern, abgetropft • 1 hart gekochtes Ei, gehackt • 20 g Wildkräuter

1–2 EL Dressing in ein 500-ml-Glas geben. Der Reihe nach Frühlingszwiebel, Radieschen, gegrillten Spargel, Kapern, Ei und Wildkräuter darüberschichten. Das Glas luftdicht verschließen.

Dressing

150 ml Olivenöl • 75 ml Rotweinessig • 2 TL Dijon-Senf • 1 Prise Salz (Fleur de sel) • Pfeffer

Olivenöl, Essig und Senf in ein kleines Gefäß mit Schraubverschluss geben und mit Salz und Pfeffer würzen. Das Gefäß verschließen und kräftig schütteln, bis alle Zutaten gründlich vermischt sind. Im Kühlschrank bleibt der Salat mehrere Tage haltbar. •

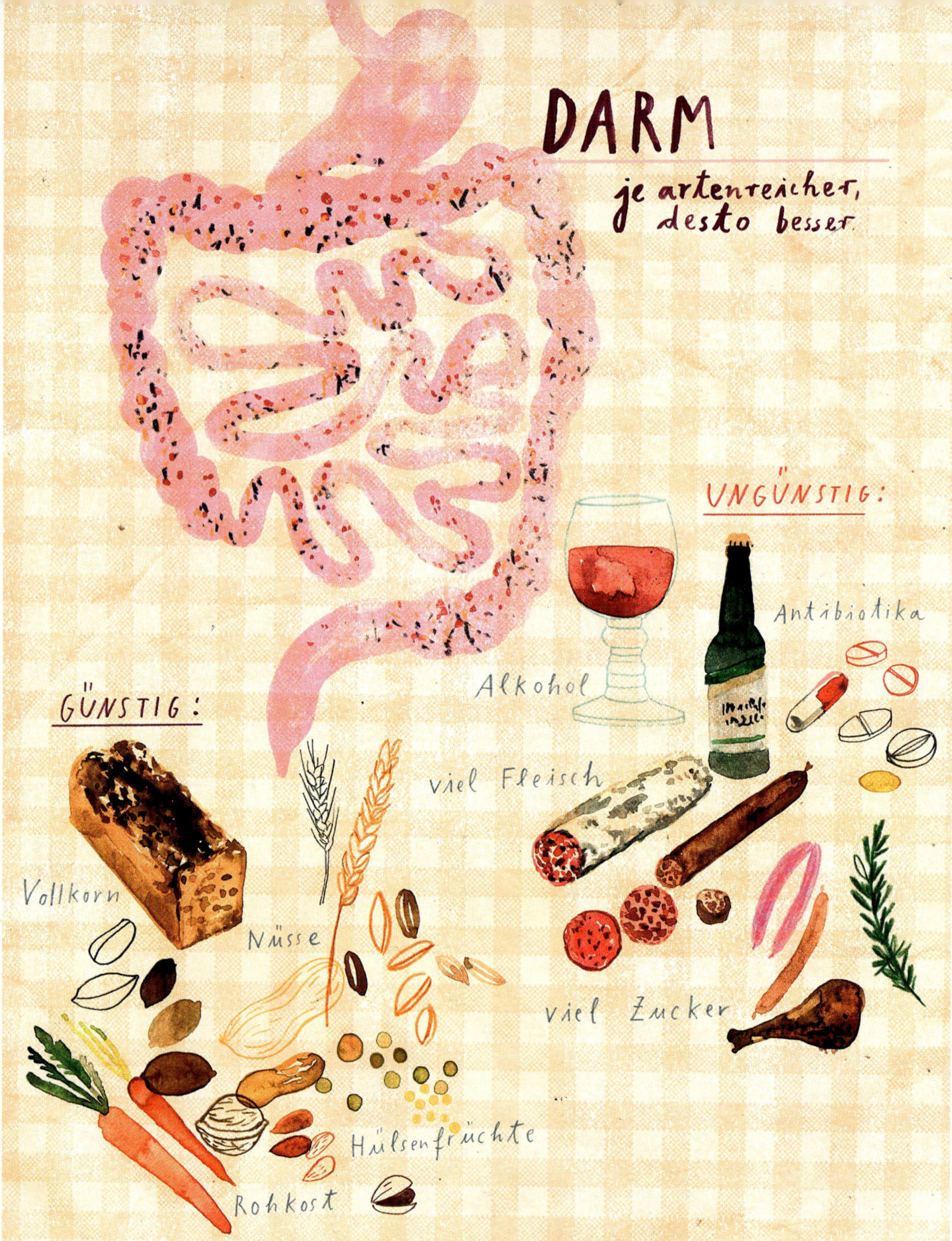
DARM
je artenreicher, desto besser
UNGÜNSTIG:
Antibiotika
Alkohol
viel Fleisch
viel Zucker
GÜNSTIG:
Vollkorn
Nüsse
Hülsenfrüchte
Rohkost

Eine artenreiche Darmflora **hilft beim Abnehmen.** Ballaststoffe in Obst, Gemüse, Nüssen, Hülsenfrüchten und Vollkorn stärken sie. Alkohol, einige Medikamente sowie viel Zucker schaden ihr dagegen

Die unsichtbaren Helfer

Ob wir unser Gewicht halten oder zunehmen, entscheidet sich auch im Darm: Die dort lebenden Mikroorganismen beeinflussen maßgeblich, wie viele Kalorien aus der Nahrung wir aufnehmen und in Fettpolster umwandeln

Text: Christopher Piltz Illustration: Rinah Lang

Für die Frage, ob wir schlank bleiben oder zusätzliche Pfunde ansetzen, ist nicht nur entscheidend, was wir essen und in welcher Menge. Fast genauso wichtig ist, was im Inneren des Körpers mit der Nahrung geschieht.

Genauer: Auf welche Weise Billionen von Mikroben im Darm uns helfen, das Verspeiste zu verdauen.

Die Kleinstlebewesen, darunter Bakterien, Pilze und Viren, haben einen beträchtlichen Einfluss auf unser Körpergewicht. Das konnten Forscher der Washington University in St. Louis mit einem eindrucksvollen Experiment belegen. Sie entnahmen Zwillingsschwestern, von denen jeweils eine stark übergewichtig und die andere normalgewichtig war, Stuhlproben. Die verabreichten sie mitsamt den darin vorhandenen Bakterien Mäusen, die zuvor keimfrei im Labor aufgewachsen waren.

Nach einigen Tagen geschah Seltsames: Jene Tiere, die den Stuhl der übergewichtigen Frauen erhalten hatten, nahmen zu. Die anderen Mäuse aber, die Bakterien von den dünnen Probandinnen bezogen hatten, blieben schlank – obwohl sie nur unerheblich weniger aßen.

Als die Forscher die Mikroben im Darm der Mäuse genauer untersuchten, stellten sie Überraschendes fest: Die Zusammensetzung der Bakterienarten unterschied sich, es waren jeweils andere Spezies besonders präsent.

Die Erklärung der Forscher: Es muss spezielle Mikroben geben, die uns schlank halten – und andere, die uns dick werden lassen.

Zwar steht die Forschung noch am Anfang, doch tatsächlich lassen erste Studien vermuten, dass stark übergewichtige Menschen oft eine sehr hohe Konzentration an Bakterien vom Stamm der „Firmicutes“ aufweisen.

Dessen Vertreter verstehen es besonders gut, noch aus den letzten Nahrungsfetzen Kalorien herauszulösen – was einst in Notzeiten ein Vorteil war. Auch heutzutage noch gewinnen Menschen mit vielen Firmicutes-Bakterien aus ihren Speisen mehr Energie als andere und setzen daher auch schneller Fett an.

Manche **Bakterien** verwerten Nahrung nur schlecht – was gut ist für die Figur

Schlanke Personen besitzen hingegen häufig mehr Bakterien vom Stamm der „Bacteroidetes“. Viele davon sind dafür bekannt, Nahrung weniger gründlich zu verwerten, sodass ein großer Teil der Kalorien ungenutzt ausgeschieden wird. Zudem gibt es Hinweise darauf, dass die Darmflora dünner Menschen artenreicher ist.

Die Zusammensetzung der Mikroorganismen in unserem Darm entscheidet also maßgeblich darüber, wie viele Kalorien wir überhaupt aus der Nahrung aufnehmen – und eventuell in Fettpolster umwandeln. Doch wie lässt sich das ideale Bakteriengleichgewicht im Darm herstellen?

Wissenschaftler haben herausgefunden, dass beispielsweise Ballaststoffe gut sind für die Darmflora. Diese für den Menschen unverdaulichen Nahrungsbestandteile dienen nützlichen Darmbakterien als Energielieferanten. Mangelt es an Ballaststoffen, etwa weil wir uns vorwiegend von hochverarbeiteten Nahrungsmitteln ernähren, kann sich das Gleichgewicht zugunsten der dick machenden Bakterien verschieben.

Ballaststoffe finden sich vor allem in unverarbeiteten Lebensmitteln, in Nüssen, rohem Obst, Gemüse sowie Vollkornprodukten. Ein Beispiel ist der Vielfachzucker Inulin, der in Chicorée vorkommt. Auch Hülsenfrüchte und Wurzeln sind besonders reich an Ballaststoffen.

Sogar eine moderate Diät vermag die nützlichen Bakterien zu fördern. So haben die Wissenschaftler der Washington University übergewichtigen Versuchsteilnehmern ein Jahr lang kalorienreduzierte Kost verordnet; maximal 1500 Kilokalorien für Frauen und 1800 Kilokalorien für Männer.

In gewissen Abständen untersuchten sie Stuhlproben der Probanden. Das Ergebnis: Im Laufe der Studie nahm die Menge der Bacteroidetes-Bakterien zu, während die vom Stamm der Firmicutes sank (bislang können sich die Forscher allerdings nicht erklären, wieso die leichte Kalorienrestriktion den Bacteroidetes nützt).

Nicht gut für die Artenvielfalt im Darm sind hingegen die Einnahme von Antibiotika, viel Zucker oder reichlich Alkohol. All das stört das ideale Bakteriengleichgewicht. Das kann dazu führen, dass die Betroffenen an Gewicht zulegen, selbst wenn die Summe der verzehrten Kalorien nicht größer wird.

Der Schlüssel zu einer gesunden Darmflora liegt also in unserer Ernährung. Doch wie viel pflanzliche Kost ist dafür notwendig? Die Deutsche Gesellschaft für Ernährung empfiehlt, mindestens 30 Gramm Ballaststoffe am Tag zu essen. Dieser Wert lässt sich etwa durch 600 Gramm Erbsen, 300 Gramm Früchtemüsli oder acht Scheiben Vollkornbrot erreichen.

Der amerikanische Mikrobiologe Eric Martens, einer der führenden Experten für die Darmflora, rät sogar zu 80 Gramm täglich; dann allerdings würde unsere Ernährung fast ausschließlich aus Vollkornprodukten, Obst und Gemüse bestehen.

In jedem Fall genügt es nicht, ab und zu ein wenig Obst und Gemüse zu essen. Vielmehr sollten wir unsere Ernährung dauerhaft mit viel Pflanzlichem anreichern.

Das ist auch aus einem anderen Grund ratsam: Eine solche Kost hilft nicht nur den nützlichen Bakterien in unserem Darm – sie ist auch für unseren gesamten Körper höchst gesund. •

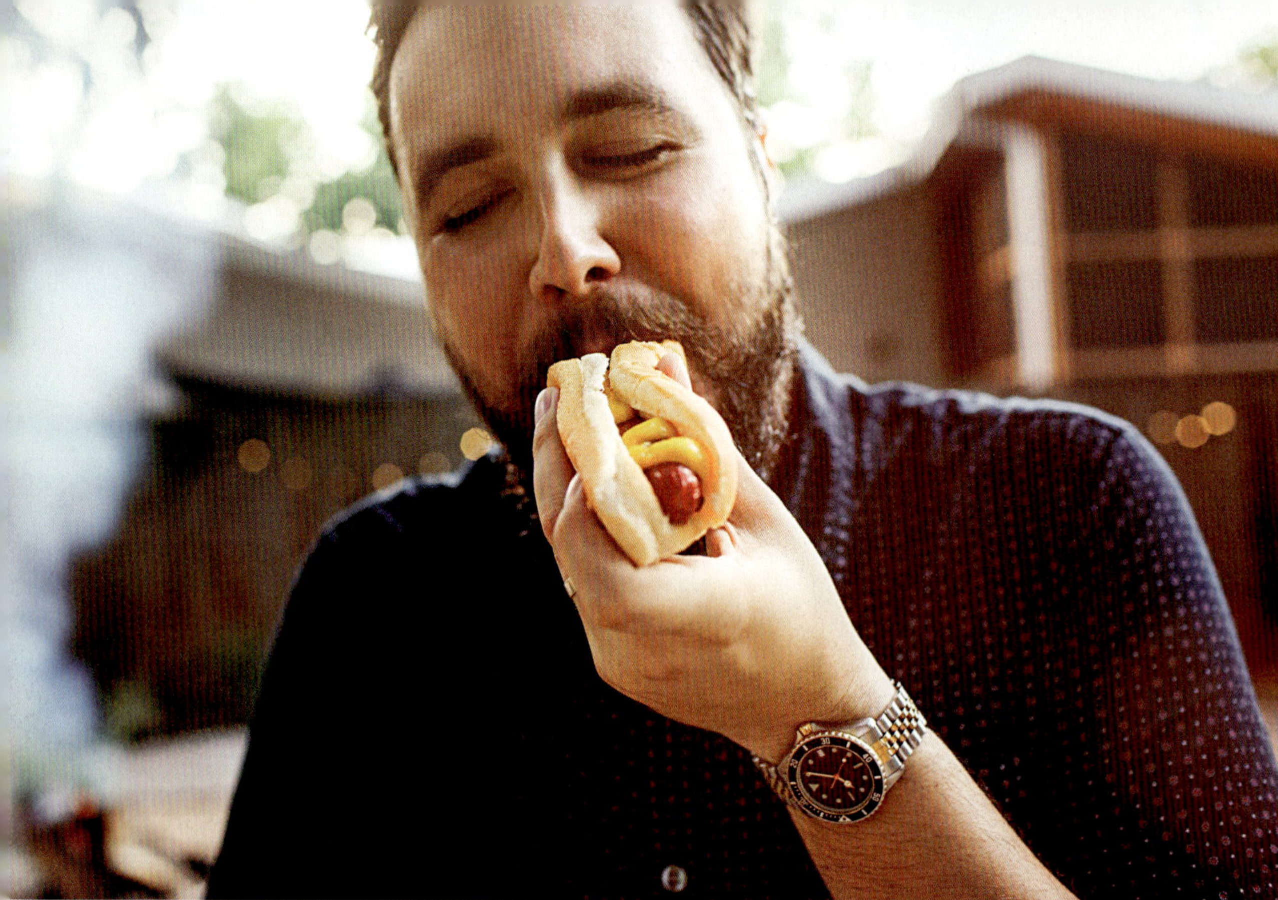

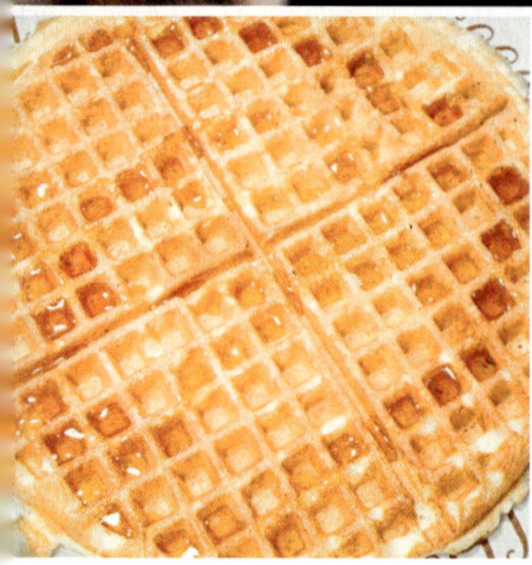

SPEZIFISCHER APPETIT

Vermutlich lösen Botenstoffe im Gehirn mitunter ein ganz besonderes Verlangen aus: etwa nach einer herzhaften Grillwurst oder einer süßen Speise

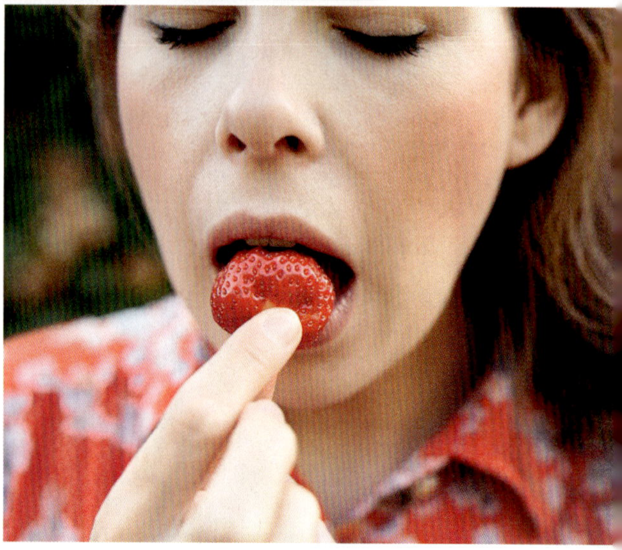

Zunächst fühlt man sich unwohl, leicht reizbar und kann mitunter den Grund dafür nicht ausmachen. Zunehmend lässt die Konzentration nach, allmählich breitet sich ein dumpfes Unbehagen, eine unangenehme Leere im Bauchraum aus. Ganz gleich, worauf wir unsere Gedanken richten wollen, sie kreisen doch mehr und mehr um Nahrung. Bald schon erfüllt uns ein nagendes Gefühl: Hunger.

Dieser Zustand ist etwas zutiefst Vertrautes, mehrmals am Tag erleben wir ihn. Und in der Regel versuchen wir ihm möglichst schnell ein Ende zu bereiten. Denn Hunger ist ein Warnsignal des Körpers: Dessen Kraftreserven drohen zur Neige zu gehen, die Organe brauchen Energie, um weiterhin optimal arbeiten zu können.

Deshalb wird der Hunger binnen kurzer Zeit immer quälender. Machtvoll bäumt sich der Körper dann gegen den Mangel an Nahrung auf. Der Hungernde wird immer unruhiger, reagiert zunehmend aggressiv, um das Verlangen zu stillen.

Dann beginnt sich der Körper gleichsam selbst zu verzehren: Reserven in Fettgeweben werden aufgebraucht, Muskelzellen erschlaffen, Leber, Herz und Nieren schrumpfen. Essen ist daher nicht nur ein Genuss,

Was den HUNGER schürt

Weshalb verspüren wir zuweilen einen unbändigen Appetit auf Süßes oder Fettes? Warum essen wir oft mehr, als uns guttut? Und wie kommt es, dass manche schneller satt sind als andere? Forscher ergründen unser Essverhalten

Text: Rainer Harf und Bertram Weiß

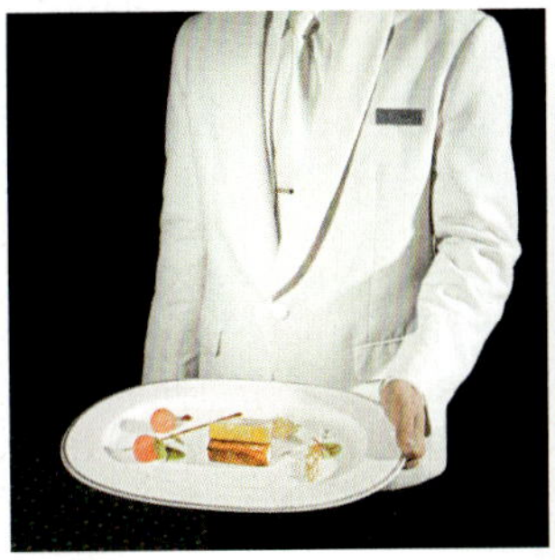

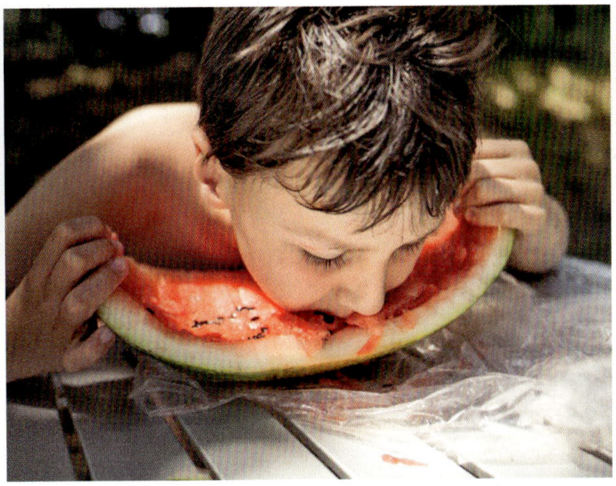

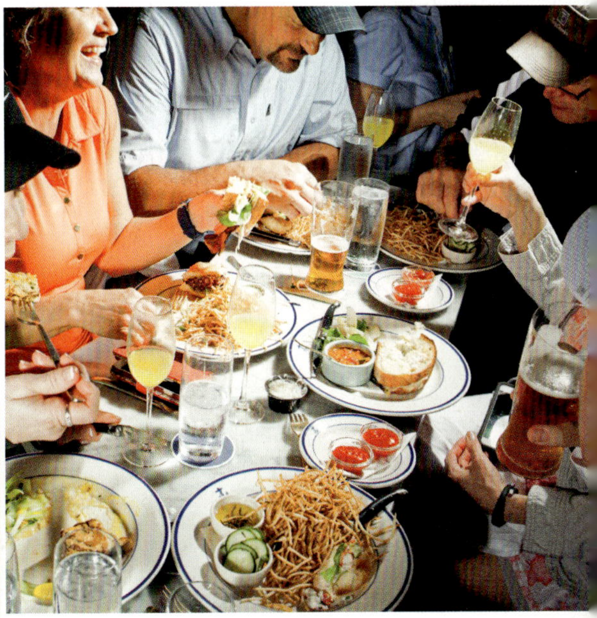

ESSLUST

Mehrere Faktoren steuern den Appetit, unter anderem die besondere Präsentation eines Gerichts, leuchtende Farben – aber auch unsere Gemütslage

sondern ein fundamentales Grundbedürfnis des Menschen. Sobald Hunger aufkommt, erscheinen andere Wünsche weniger wichtig. Wir müssen uns erst ernähren, ehe wir anderen Bedürfnissen nachkommen können.

Doch wenn uns Hunger so zusetzt – wieso essen wir nicht unaufhörlich? Weshalb signalisiert der Körper, wenn er keine Nahrung mehr benötigt? Was führt dazu, dass wir uns satt fühlen?

Eigentlich könnte man meinen, die Antworten darauf seien längst bekannt, Hunger und Sättigung bestens verstanden. Doch nach wie vor geben diese beiden gegensätzlichen Gefühle Wissenschaftlern Rätsel auf.

Noch immer erforschen sie, wie der Hunger überhaupt entsteht. Welche biochemischen Mechanismen uns Sättigung spüren lassen. Sie versuchen zu ergründen, weshalb manche Menschen dem Hunger eine Zeit lang ohne Schwierigkeiten widerstehen können – andere dagegen schon dem zartesten Appetit nachgeben müssen.

Und vermutlich sind längst noch nicht alle Faktoren aufgedeckt, die unsere Lust aufs Essen steuern.

Fest steht: Unser Körper misst ständig die Menge an Nahrung, die in den Magen gelangt. Denn in dessen muskulöser Wand verbergen sich zahl-

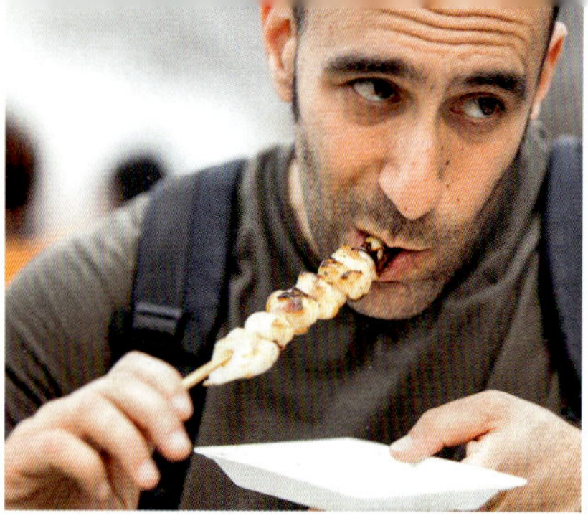

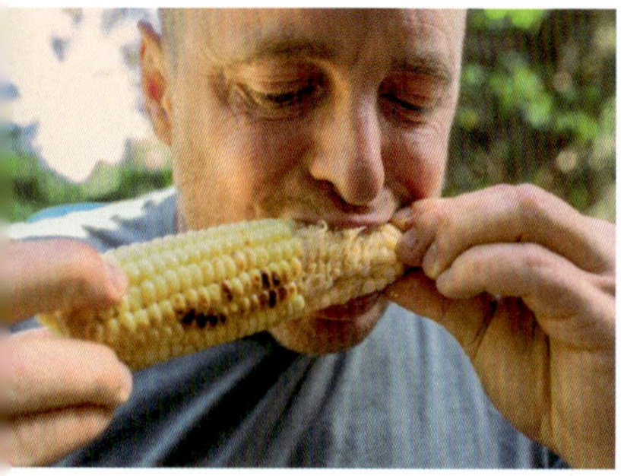

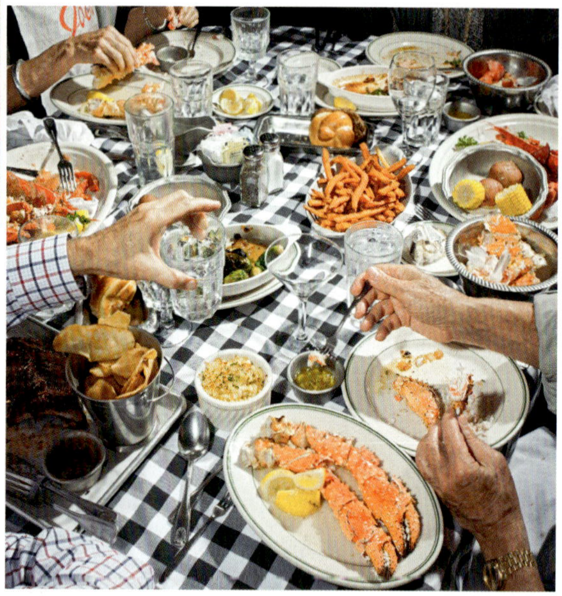

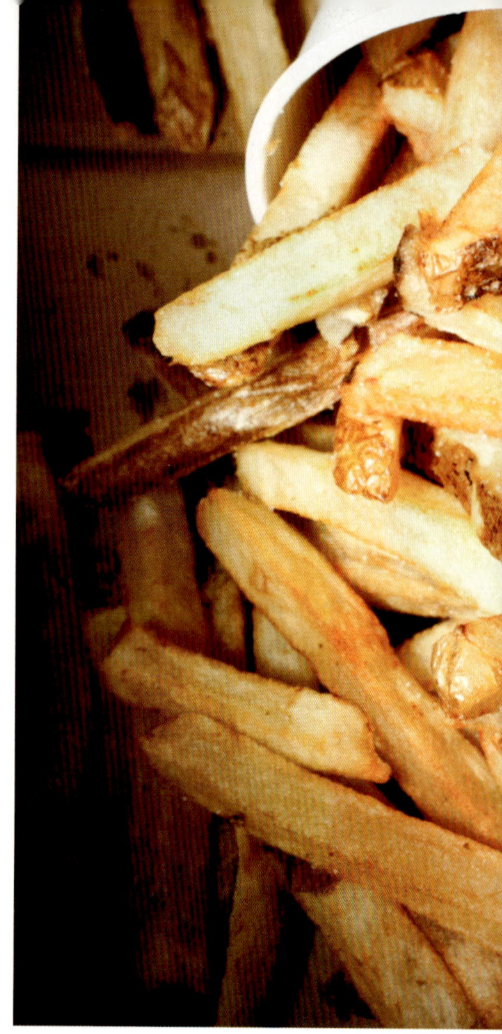

LECKERE VIELFALT

Je abwechslungsreicher die Nahrungsmittel sind, die sich uns auf einer Tafel darbieten, desto stärker wird die Lust aufs Essen

reiche winzige Detektoren, die registrieren, wie stark sich das flexible Organ dehnt, wie gefüllt es also ist.

Die Messfühler senden Signale an eine Region in unserem Gehirn, den Hypothalamus. Dieses etwa daumennagelgroße Areal, das unter anderem den Wasserhaushalt und die Körpertemperatur reguliert, ist gewissermaßen der oberste Wächter über die Empfindungen Hunger und Sättigung.

Empfängt der Hypothalamus Dehnungssignale aus dem Magen – füllt der sich also –, werden im Hirn bestimmte Botenstoffe ausgeschüttet, die das Gefühl der Sättigung hervorrufen.

Forscher haben herausgefunden: Die Sensoren in der Magenwand senden erstmals Sättigungssignale an den Hypothalamus, wenn Speisen mit einem Volumen von 300 bis 400 Kubikzentimetern das Verdauungsorgan füllen – das entspricht einer kleinen bis mittelgroßen Portion Nudeln.

Zwar dehnen auch Getränke den Magen, auch sie können ein Völlegefühl erzeugen, doch meist nur kurzfristig: Flüssigkeit entlässt der Magen rasch in den Darm, binnen zehn Minuten gut 250 Milliliter. Daher tragen flüssige Kalorien aus Säften und Softdrinks kaum zu längerer Sättigung bei.

Wie wichtig die Rolle des Magens bei unserem Verlangen nach Essen ist, zeigt sich bei Menschen, denen das Organ nach einer Krankheit entfernt wurde: Sie empfinden beides nicht mehr, weder Hunger noch Sättigung.

Das liegt vermutlich unter anderem daran, dass bestimmte Zellen in der Magenschleimhaut das Hormon Ghrelin produzieren – einen biochemischen Botenstoff, der appetitsteigernd wirkt (damit wir nicht vergessen, unseren Körper zu stärken) und dessen Produktion über den Tag schwankt.

So fällt rund 60 bis 90 Minuten nach dem Verzehr einer Mahlzeit die Ghrelin-Menge auf ein Minimum; in der Regel haben wir keinen Hunger mehr. Später dann fahren die Schleimhautzellen die Hormonproduktion langsam wieder hoch, allmählich bekommen wir erneut Appetit.

Zwar kann der Magen nicht die spezifische Zusammensetzung einer Speise erkennen, doch die Ingredienzen des Essens bleiben unserem Körper nicht verborgen – ob wir beispielsweise viel Zucker, Eiweiß oder Fett zu uns genommen haben, ob eine Mahlzeit reich oder arm an Energie ist.

Denn sobald die aus einer Speise gewonnenen Nährstoffe die Darmwand passieren und in den Blutstrom gelangen, treffen sie an mehreren Stel-

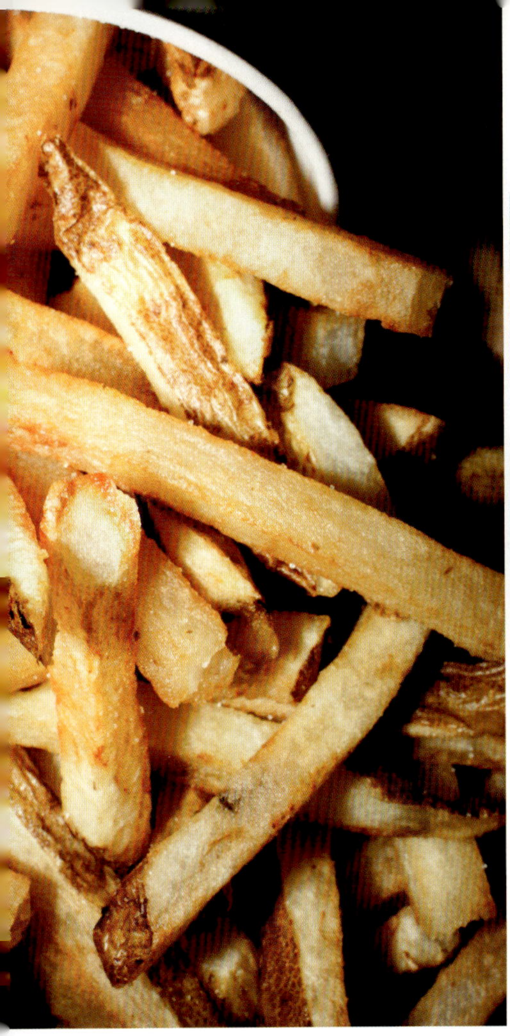

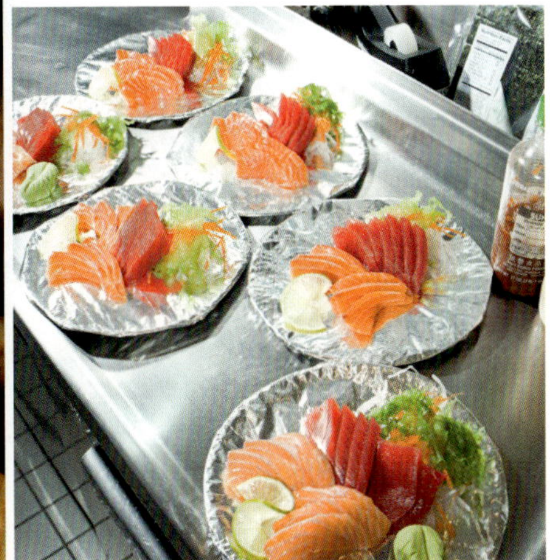

ANREGENDE SIGNALE

Schon bei der Zubereitung von Speisen nehmen wir unbewusst Reize auf – etwa Düfte, die den Appetit auf die bevorstehende Mahlzeit steigern

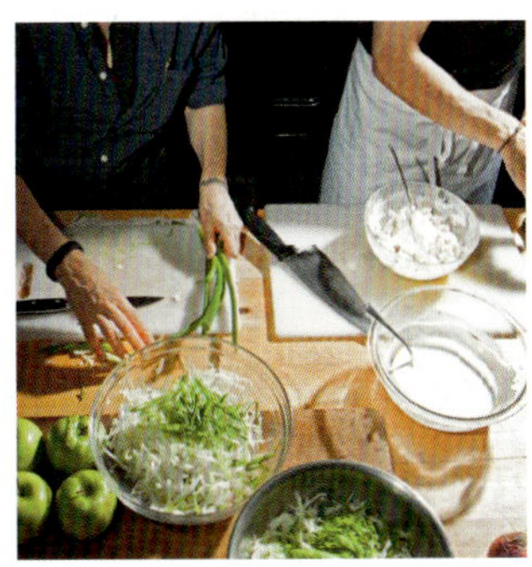

len im Körper – etwa in der Leber – auf weitere Messfühler, die auf komplexe Weise die Menge der im Blut zirkulierenden Substanzen detektieren. Und die geben dem Hirn anschließend wahrscheinlich Auskunft darüber, ob unser Körper einen bestimmten Stoff besonders dringend benötigt.

So erklären sich manche Forscher, weshalb uns gelegentlich der Hunger nach einem ganz spezifischen Lebensmittel überkommt, etwa das Verlangen nach einem herzhaften Steak, einem Glas Milch, einer Banane.

> Unser **soziales Umfeld** beeinflusst erstaunlich stark **Appetit** und Sättigung

Manche Menschen wachen nachts auf, eine Hungerattacke lenkt sie zum Kühlschrank, und fast wie ferngesteuert greifen sie zu einer Schokolade oder anderen Süßigkeiten. Eine mögliche Erklärung für dieses Verhalten: Das Gehirn ist unterversorgt mit der Zuckerart Glukose und schüttet daraufhin das Hormon Orexin aus. Der Botenstoff lässt den Betroffenen hellwach werden, unruhig – und schickt ihn auf die Suche nach Süßem.

Aber auch starke Schwankungen im Blutzuckerspiegel können Hunger auslösen: Gerade wer viel Süßes isst, treibt diesen Spiegel oft schnell in ungesunde Höhen. Um ihn zu regulieren, schüttet der Körper dann vermehrt das Hormon Insulin aus, das den Zucker aus dem Blut in die Körperzellen führt – und den Spiegel so sinken lässt, dass wir bald nach einer süßen Zwischenmahlzeit erneut Hunger verspüren.

Wissenschaftler haben mittlerweile eine Vielzahl von Hormonen entdeckt, die in die Regulation von Hunger und Sättigung eingreifen. Doch noch immer verstehen sie nicht genau, wie die Stoffe zusammenspielen, einander verstärken oder ihre Wirkung gegenseitig aufheben. Denn die betreffenden Regelkreise sind außerordentlich komplex.

Selbst unser Fettgewebe, lange Zeit als passives Energiedepot angesehen, ist ein Hormonproduzent, der aktiv in den Stoffwechsel eingreift und unsere Lust auf Essen beeinflusst.

Eines der bedeutendsten Hormone, die die Fettzellen freisetzen, heißt Leptin (von gr. *leptós*, dünn). Es zeigt den Füllstand der Fettzellen an. Ein hoher Leptinspiegel im Blut signalisiert: Die Reserven sind voll.

Dann stimuliert Leptin den Hypothalamus zur Freisetzung von Stoffen, die den Appetit unterdrücken. Damit trägt das Hormon zum natürlichen Kontrollsystem für das Körpergewicht bei: Sobald der Organismus genügend Fettdepots angelegt hat, wird der Appetit eine Zeit lang abgeschwächt. So bleibt auf Dauer die Körpermasse mehr oder minder konstant.

Doch die in Millionen Jahren gereifte Biologie des Menschen ist nicht vorbereitet auf Zeiten des Überflusses, wie er heutzutage in vielen Ländern herrscht: So scheint die Wirkung von Leptin gerade bei fettleibigen Menschen offenbar völlig zu versagen; überraschenderweise messen Wissenschaftler bei den meisten Adipösen hohe Konzentrationen von Leptin im Blut – eine Hunger stillende Wirkung entfaltet das Hormon aber nicht.

Ohnehin kann ungezügelter Appetit vielfältige Ursachen haben. Denn ob wir mehr essen, als uns guttut, ob wir eine Mahlzeit genießen oder rasch nur eine Kleinigkeit hinunterschlingen, hängt keineswegs allein von Magendehnung, Blutzuckerspiegel, Fettdepots und Hormonen ab.

Mindestens ebenso machtvoll wirken sich unsere psychische Verfassung, Gedanken und Gefühle auf unser Essverhalten aus, ebenso das soziale Umfeld, die Situation, in der wir uns befinden, sowie die Präsentation der Speisen: Unsere Lust auf Essen nimmt in der Gesellschaft von Freunden und Familie zu; Hunger und Sättigung werden manipuliert durch Packungsgrößen, leuchtende Lebensmittelfarben, betörende Aromen – und nicht zuletzt dadurch, wie vielfältig die Speisen auf unserem Teller sind.

Die Auswahl beeinflusst entscheidend, wann wir uns satt fühlen. Je eintöniger eine Mahlzeit, desto rascher schwindet der Appetit. Forscher sprechen von der „sensory specific satiety", der sinnspezifischen Sättigung. Jeder kennt das Phänomen: Der erste Bissen schmeckt am besten, der zweite schon etwas weniger interessant, und nach einiger Zeit empfinden wir ein Gericht – sofern es nicht genügend geschmackliche Raffinesse bietet – zunehmend als fade, langweilig. Unser Appetit verlangt nach Abwechslung, nach Neuem.

Womöglich stellt der Körper damit sicher, dass wir uns besonders vielfältig ernähren. Und so von allen notwendigen Nährstoffen stets genug zu verzehren.

d

Dieser Effekt führt nicht selten dazu, dass Menschen weit über den gesunden Hunger hinaus schlemmen. Nach einer üppigen Hauptmahlzeit zum Beispiel fühlen sich die meisten von uns in der Regel ausreichend gesättigt. Doch wenn ein schmackhaftes Dessert in Aussicht steht, bekommen viele wieder Appetit.

Der simple Grund: Der Nachtisch verspricht meist eine andere geschmackliche Note als der Hauptgang, bietet neuen Genuss.

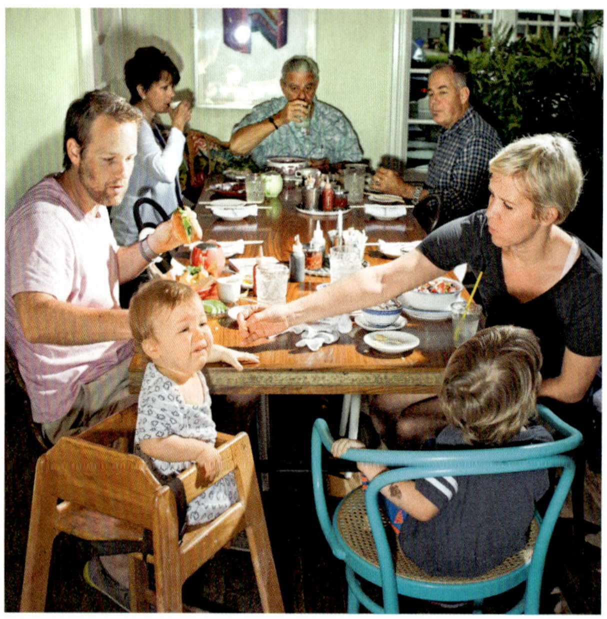

ÜBUNG FÜR SPÄTER

Regelmäßige Mahlzeiten mit der Familie bringen Kindern schon früh bei, auf ihren Appetit zu achten

Auch die Farbenvielfalt kann unsere Esslust anstacheln. So zeigen Untersuchungen, dass Menschen mehr Bonbons essen, wenn die Naschereien unterschiedlich eingefärbt sind.

Offenbar spielt die Optik noch in anderer Hinsicht eine entscheidende Rolle. In einem Experiment konnten Versuchsteilnehmer so viele Hähnchenflügel vertilgen, wie sie wollten – bei einer Gruppe räumten Kellnerinnen stets die anfallenden Knochen vom Tisch, bei der anderen stapelten sich die Reste dagegen auf dem dafür vorgesehenen Teller. Jene Versuchsteilnehmer, die nicht sahen, wie viele Hähnchenteile sie bereits verzehrt hatten, aßen rund ein Drittel mehr als diejenigen, auf deren Tellern sich die Knochen sammelten.

Unser Appetit lässt sich also täuschen. Auch die Packungsgröße hat einen gewaltigen Einfluss. In einem Versuch sollten Probanden einen Videofilm anschauen und anschließend beurteilen. Während der Vorführung wurde ihnen jeweils eine Tüte voller Schokolinsen angeboten. Manche Teilnehmer erhielten 250 Gramm schwere, die anderen 500 Gramm schwere Packungen. Das Ergebnis war frappierend: Die Probanden mit der kleineren Tüte verzehrten durchschnittlich 71 Schokolinsen, die mit der größeren 137, also fast die doppelte Menge.

Forscher führen den Effekt darauf zurück, dass Packungen – ganz gleich, wie groß sie sind – eine Art Norm suggerieren, an der wir uns unbewusst orientieren. Je größer die Portion, desto eher scheint uns angemessen, mehr zu essen, desto später fühlen wir uns gesättigt.

Hinzu kommt, dass wir von früh auf daran gewöhnt sind, möglichst alles aufzuessen. Im Mittel, so zeigen Erhebungen, verzehren Menschen 92 Prozent der Speisen, die sie auf ihren Teller gelegt haben.

Einen überaus wichtigen Einfluss auf Hunger und Sättigung hat zudem unsere Gemütslage. Die Wirkung psychischer Faktoren kann sich individuell ganz unterschiedlich bemerkbar machen. Wer zum Beispiel euphorisch oder hochkonzentriert ist, den plagt meist kein Hunger. Langeweile führt bei vielen Menschen dagegen dazu, dass sie mehr essen. Angst schlägt dem einen auf den Magen, sein Appetit schwindet, ein anderer beruhigt sich, indem er gegen die Furcht anisst.

Ähnliches zeigt sich bei Menschen, die an einer Depression erkranken. Viele von ihnen haben deutlich weniger Appetit als zuvor, sie nehmen ab. Andere Betroffene verspüren dagegen geradezu übermäßigen Hunger und setzen mit der Zeit „Kummerspeck" an.

Der Lübecker Hirnforscher Achim Peters sieht im Dauerstress, unter dem viele Menschen leiden, sogar eine Hauptursache für die wachsende Zahl adipöser Menschen.

Die Erklärung des Wissenschaftlers: Bei Stress steigt der Energiebedarf des Gehirns mitunter stark an. Um den

Hunger zu stillen, schüttet das Denkorgan Stresshormone aus. Die Botenstoffe veranlassen den Organismus, schnell die körpereigenen Energiereserven zu mobilisieren, die über die Blutbahn rasch ins Gehirn gelangen.

Das ist ein im Grunde genommen höchst sinnvoller Mechanismus, der dafür sorgt, dass unserem Denkorgan im Notfall reichlich Energie zur Verfügung steht – sodass wir in einer gefährlichen Situation die nötige geistige Kapazität besitzen, ad hoc die richtige Entscheidung zu treffen.

Heutzutage aber leiden viele Menschen unter Dauerstress, der über Wochen, Monate, mitunter über Jahre anhält. Der stetige Druck verändert das hormonelle Gefüge nachhaltig und lässt die Betroffenen fortwährend Hunger spüren. Die Übergewichtsepidemie ist demnach, so Peters, gleichsam eine Stressepidemie.

Welchen Einfluss psychosoziale Faktoren auf unser Essverhalten haben, zeigte sich in einer Langzeitstudie, die Forscher in Chicago mit Müttern aus Problemvierteln durchführten. Nach dem Zufallsprinzip teilten die Forscher die Frauen in zwei Gruppen ein. Einer Gruppe ermöglichten sie einen Umzug in ein gehobeneres Wohnviertel, die Probandinnen hatten damit gute Chancen, eine bessere Arbeit zu finden. Die anderen Frauen blieben weiterhin in ärmlichen Verhältnissen wohnen. 15 Jahre später ging es jenen Frauen, die aufgestiegen waren, nicht nur psychisch besser – sie waren auch deutlich schlanker als diejenigen, bei denen sich die Verhältnisse nicht geändert hatten.

Aber so vielfältig die Einflussgrößen auch sind, die unsere Lust aufs Speisen prägen, die manche rascher, andere erst nach üppigem Mahl satt werden lassen: Bleibt das Essen gänzlich aus, verändert der Hunger den Menschen grundlegend.

Schon nach einer einzigen ausgelassenen Mahlzeit werden viele Menschen nervös und unruhig. Wissenschaftler nennen das Phänomen „hungerinduzierte Überaktivität".

Und mit jeder weiteren fehlenden Mahlzeit trachten wir immer energischer danach, endlich etwas zu essen.

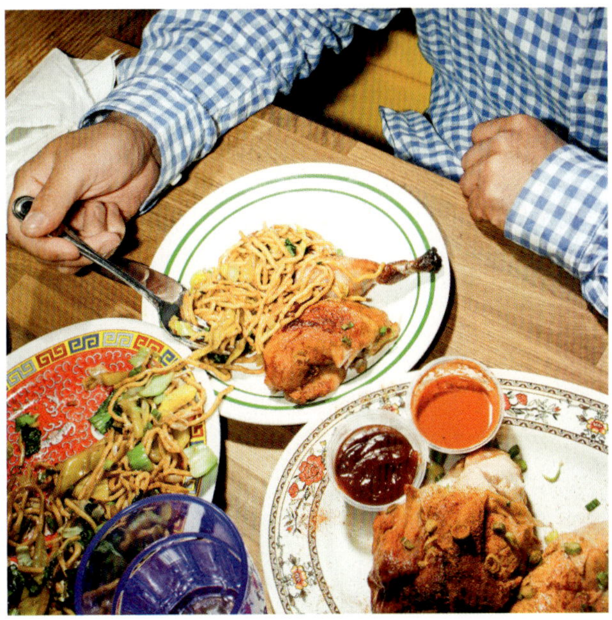

ÜBER DEN HUNGER HINAUS

Oft essen wir weiter, obwohl wir schon satt sind. Das rührt teils daher, dass wir gelernt haben, den Teller zu leeren

Langfristig kann kaum ein Mensch einem derart drängenden Hungergefühl widerstehen.

Doch ganz gleich, ob derjenige gerade Diät hält oder nicht: Ernährungsexperten raten davon ab, jeden aufkommenden Hunger sofort mit Snacks oder Zwischenmahlzeiten zu stillen. Über kürzere Zeiträume ist ein knurrender Magen meist leicht zu ertragen. Wer aber ständig Hunger und Entbehrung verspürt, wird das auf Dauer nicht durchhalten.

Umso wichtiger ist es daher, die eigene Ernährung so zu gestalten, dass die verzehrten Speisen möglichst gut und lange sättigen.

Wie dies gelingt, ist bekannt: Der Speiseplan sollte möglichst keine ungesunden Kalorien enthalten – also wenig nahrhafte Lebensmittel wie Süßwaren, Limonaden und unverdünnte Fruchtsäfte, die den Hunger allenfalls kurz stillen.

Ungeeignet sind auch hochverarbeitete Nahrungsmittel mit großer Energiedichte, die viele Kalorien haben, den Magen aber nur wenig füllen.

Eine bessere Wahl sind ballaststoffreiche Speisen wie Vollkornprodukte oder Hülsenfrüchte, die unser Körper nur langsam verdaut und die das Hungergefühl daher länger stillen (siehe Seite 26).

Auch proteinreiche Speisen wie Eier oder mageres Fleisch sättigen gut. Pflanzliche Lebensmittel wie Gemüse können aufgrund ihres hohen Wassergehalts auch in großen Mengen verzehrt werden, ohne das Kalorienkonto zu sehr zu belasten: Durch ihr Volumen tragen sie ebenfalls zu einer langfristigen Sättigung bei (siehe Seite 148).

Wer sich möglichst vielfältig ernährt und keine Lebensmittelgruppe ganz aus der Nahrung verbannt, beugt zudem Heißhunger auf einzelne Speisen vor.

Auf diese Weise garantiert eine kluge Auswahl der Speisen und Getränke, dass der Körper auch in Phasen geringerer Nahrungsaufnahme nicht allzu sehr nach mehr Energie verlangt.

Und die Motivation im Kampf gegen ein drängendes Hungergefühl nicht immer wieder verloren geht. •

RAINER HARF, Jg. 1976, ist der Stellvertretende Chefredakteur, **BERTRAM WEISS,** Jg. 1983, Textredakteur im Team von GEO WISSEN.

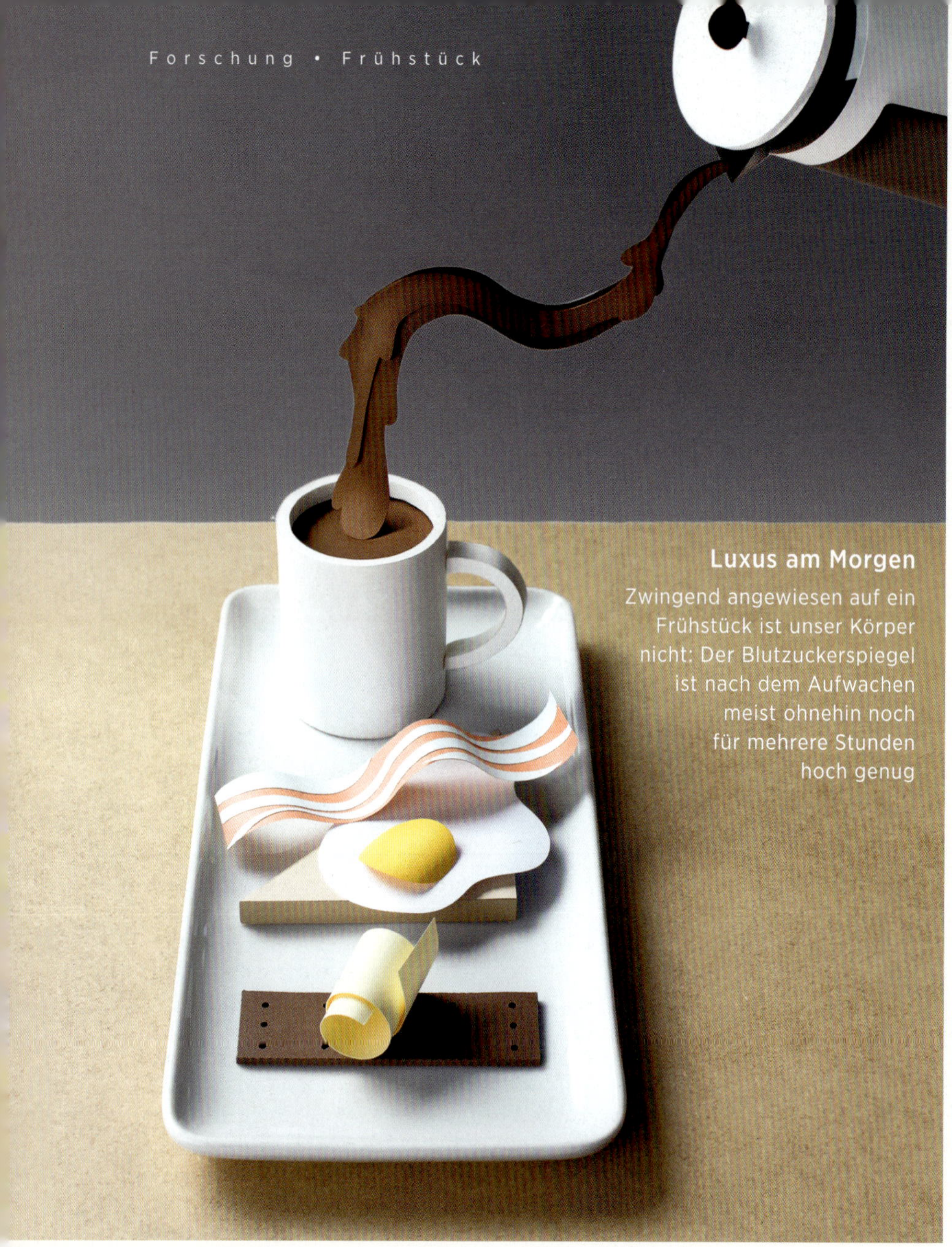

Luxus am Morgen
Zwingend angewiesen auf ein Frühstück ist unser Körper nicht: Der Blutzuckerspiegel ist nach dem Aufwachen meist ohnehin noch für mehrere Stunden hoch genug

Wie gelingt **ein guter Start** in den Tag?

Das Frühstück erscheint vielen Menschen als geradezu unverzichtbar. Doch ist eine frühe Mahlzeit tatsächlich gesund?

Text: Christopher Piltz
Paper Art: Fideli Sundqvist

Der Streit tobt bereits seit Jahrzehnten: Ist ein Frühstück gut für den Körper oder nicht?

Viele Forscher sehen diese erste Mahlzeit des Tages kritisch: Oft würden überflüssige Kalorien aufgenommen, da sich die beim Mittagessen und Abendbrot verzehrte Essensmenge durch ein Frühstück nicht reduziere.

Der britische Biochemiker Professor Terence Kealey behauptet in seinem 352-Seiten-Werk „Breakfast is a Dangerous Meal", die frühe Mahlzeit führe oft zu Übergewicht, sie schade unserem Körper, da sie den Blutzuckerspiegel übermäßig in die Höhe treibe. Geschehe das regelmäßig, könnten Körperzellen resistent gegenüber Insulin werden – ein möglicher Auslöser für Diabetes Typ 2.

Dem widersprechen andere Wissenschaftler: Nach ihrer Einschätzung leben frühstückende Menschen gesünder, leiden seltener an Übergewicht, ihre Arterien verstopfen weniger – und sie erkranken seltener an Diabetes.

Wie ist dieser (auf Laien geradezu absurd wirkende) Streit zu bewerten? Was bedeutet er für unseren Alltag?

Tausende Studien sind zu dem Thema erschienen, doch sie ergeben ein derart widersprüchliches Bild, dass sie bei dieser Frage nicht weiterhelfen.

Weitgehender Konsens herrscht nur bei der Erkenntnis, dass zumindest für Kinder und Jugendliche offenbar ein Frühstück wichtig ist. So zeigt eine Langzeitstudie schwedischer Wissenschaftler: Menschen, die in ihrer Jugend nicht oder kaum gefrühstückt haben, litten als Erwachsene stärker an Übergewicht und erhöhtem Blutzuckerspiegel als Probanden, die regelmäßig morgens etwas gegessen hatten.

Zu einem ähnlichen Ergebnis kommt eine Studie aus den USA. Dort befragten die Forscher über fünf Jahre hinweg nahezu 2200 Schülerinnen und Schüler. Auch hier zeigte sich:

Wer regelmäßiger gefrühstückt hatte, blieb im Durchschnitt schlanker.

Weshalb das aber so ist, welche biochemischen Vorgänge im Körper womöglich dafür verantwortlich sind – dazu konnten die Wissenschaftler allerdings nichts Eindeutiges sagen.

Möglich wäre, dass ein Teil des Effekts darauf zurückzuführen ist, dass Kinder, die frühstücken, besonders häufig in intakten Familien aufwachsen, in denen die Eltern auf eine gesunde Ernährung ihrer Töchter und Söhne achten, sie zum Sport animieren. Und dass umgekehrt jene Kinder, die auf Frühstück verzichten, weniger behütet aufwachsen, häufiger als andere Fast Food und Süßigkeiten essen.

Ein Blick in die Evolutionsgeschichte des Menschen zeigt: Unser Körper ist nicht grundsätzlich auf eine Nahrungsaufnahme am Morgen angewiesen. Der Urmensch hatte in der Früh genügend Energie, um sich nach dem Aufwachen zunächst auf die Jagd zu machen. Erst anschließend wurde gegessen. Noch heute ist unser Blutzuckerspiegel nach dem Aufwachen in der Regel für mehrere Stunden hoch.

Erste Belege dafür, dass Menschen gefrühstückt haben, fanden Forscher am Nil: Vor rund 2500 Jahren aßen Ägypter bereits drei Mahlzeiten am Tag. Morgens gab es offenbar Gebäck, Obst oder Mandeln, zudem wurde Bier oder Wein ausgeschenkt. Auch in der einige Jahrhunderte vor Christus entstandenen „Odyssee" von Homer ist von „Frühstück machen" die Rede, und römische Soldaten aßen zum Sonnenaufgang Brei aus Dinkel oder Gerste.

Seither haben sich weltweit äußerst unterschiedliche Frühstückskulturen entwickelt. Japaner essen am Morgen meist Miso-Suppe, oft auch frischen Fisch. Kanadier greifen zu Pfannkuchen oder Waffeln mit Ahornsirup. Türken servieren Schafskäse, Oliven, Tomaten, Paprika, Gurke, Rührei, Sesamkringel. In Frankreich ist das Frühstück eher spartanisch, ebenso in Italien und Spanien: Meist bleibt es bei einem Kaffee und einem Stück Gebäck, einem Croissant oder einem Keks.

Früher Sattmacher

Käse, Wurst und Croissant sind nicht optimal am Morgen. Ein klassisches Birchermüsli und ein Ei sind die gesündere Alternative: Das Eiweiß und die Kohlenhydrate sättigen über Stunden

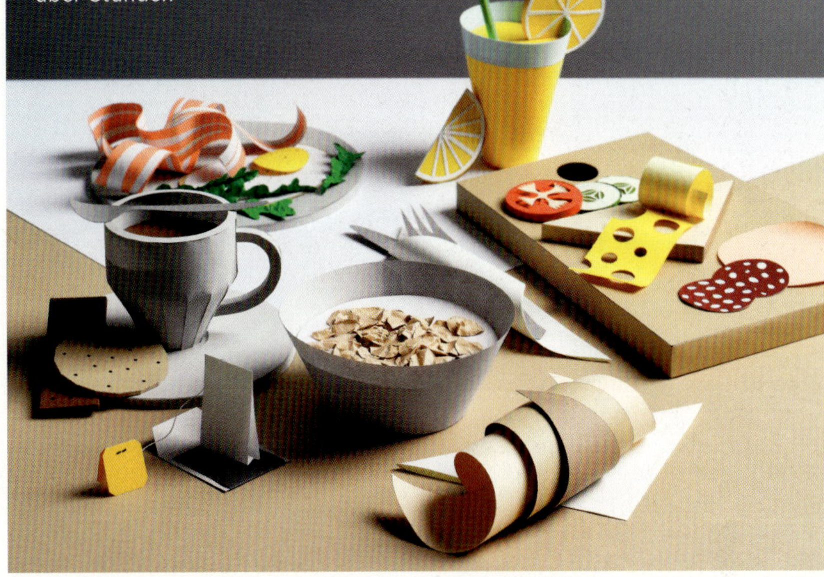

Für viele Menschen ist das Frühstück inzwischen Teil eines Lebensgefühls – und die Frühstücksindustrie boomt. Insbesondere bei Cerealien locken die Hersteller mit immer neuen Versprechen, werben mit „Power-Müsli", mit „Low-Carb-Müsli" und „Wellness-Flakes".

Tatsächlich aber sind viele Fertigmüslis wahre Zuckerbomben. Gerade Cerealien für Kinder enthalten zu einem Großteil Zucker, mitunter macht er fast 50 Prozent der Zutaten aus. Auch Früchtemüslis ohne künstlichen Zuckerzusatz enthalten oft mehr als 20 Gramm Zucker auf 100 Gramm.

Wenn schon Frühstück – welches ist dann das ideale? Der Schweizer Ernährungswissenschaftler David Fäh hat präzise erforscht, wie viele Kalorien und Fett verschiedene Frühstücke haben, und untersucht, wie lange sie satt halten. Vom schnellen Frühstück mit Croissant, Muffin oder Donut rät er ab – es enthalte zu viel Fett, zu wenig Eiweiße, zu viel Zucker. Das sättige nur kurz, höchstens für zwei Stunden.

Der Ernährungswissenschaftler empfiehlt ein selbst gemachtes Birchermüsli. Die klassische Rezeptur besteht aus über Nacht in Wasser eingeweichten Haferflocken, die am Morgen mit Zitronensaft, Milch und einem frisch geriebenen Apfel vermengt werden; dazu noch ein gekochtes Ei. Durch das Eiweiß und die Kohlenhydrate in den Haferflocken, die der Körper nur langsam aufschlüsseln könne, halte diese Kombination bis zu fünf Stunden satt. Zudem sei sie ausgesprochen gesund.

Am Ende bleibt die Erkenntnis: Wenn schon Frühstück, dann ein gesundes. Aber zwingen sollte sich niemand dazu. Wem Birchermüsli und Ei zu üppig sind, der kann es auch wie der Urmensch halten – und erst einmal seinem Tagwerk nachgehen. •

Zumindest für Kinder und Jugendliche ist die Mahlzeit am Morgen **wichtig**

CHRISTOPHER PILTZ, Jg. 1988, ist Journalist in Hamburg. Die schwedische Künstlerin **FIDELI SUNDQVIST**, Jg. 1987, arrangiert viele ihrer aufwendigen Werke aus Papier.

Das **richtige** Maß

Wie viel Körperfülle ist normal? Ab wann sollte man abnehmen? Die Antwort ist nicht so eindeutig, wie es auf den ersten Blick scheint

Text: Nadja Katzenberger

Wer sich Gedanken macht über das Abnehmen, zieht meist erst einmal den Body-Mass-Index (BMI) zurate. Dessen Wert basiert auf der Formel „Gewicht in Kilogramm geteilt durch das Quadrat der Körpergröße in Metern". Ermitteln lässt er sich mithilfe des Taschenrechners oder mit BMI-Rechnern im Internet.

Beträgt der Wert zwischen 18,5 und 24,9, gilt eine Person laut den Richtlinien der Weltgesundheitsorganisation WHO als normalgewichtig. Übergewicht beginnt bei 25, Fettleibigkeit (Adipositas) bei 30.

So einfach die Kategorisierung ist, so einflussreich ist sie, denn der BMI hat auch gesellschaftlich Gewicht, etwa bei der Verbeamtung: In einigen Bundesländern gilt ein Wert von über 27,5 für Polizisten oder von über 30 bei Lehrern häufig als Ausschlusskriterium.

Der BMI, da sind sich Experten heute einig, sortiert Menschen jedoch vorschnell in ein Raster. Denn der jeweilige Wert sagt nichts aus über die individuelle Zusammensetzung des Körpers, ob etwa der Fettanteil größer ist oder die Muskelmasse.

„Sehr muskulöse Polizisten oder Sportler können einen BMI von über 30 haben", sagt etwa der Münchner Diabetologe Harald Schneider. „Arnold Schwarzeneggers BMI lag in seinen besten Zeiten bei 32."

Zudem ist unstrittig, dass Menschen im höheren Alter durchaus etwas mehr wiegen dürfen, um Reserven in Krankheitsphasen zu haben. Daher gibt es den sogenannten wünschenswerten BMI, der etwa im Alter zwischen 55 und 64 immerhin bei 23 bis 28 liegen darf.

Der BMI ist dennoch allenfalls nützlich als ungefährer Anhaltspunkt. Besser wäre ein Wert, der berücksichtigt, wie hoch der Fettanteil im Körper ist und wo sich dieses Fett befindet. Denn besonders gefährlich ist das Bauchfett (oder „viszerale Fett").

Es produziert verschiedene Hormone, die das Risiko für Herz-Kreislauf-Erkrankungen wie Herzinfarkt oder Schlaganfall erhöhen.

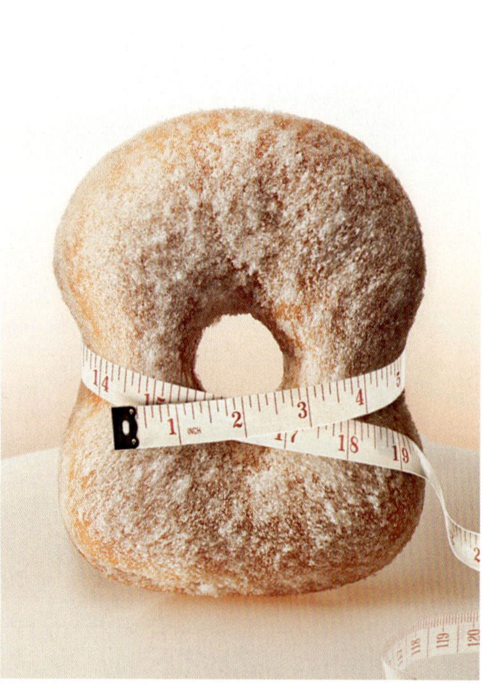

Ob eine Diät angebracht ist oder nicht, hängt nicht nur vom Gewicht ab – sondern auch vom Bauchumfang

Mediziner halten daher den Bauchumfang für aussagekräftiger als den BMI. Er sollte bei Frauen unter 88 Zentimetern, bei Männern unter 102 Zentimetern liegen (am besten mit einem normalen Maßband am Morgen und auf Nabelhöhe im ausgeatmeten Zustand messen). Der Bauchumfang lässt sich zudem mit dem Hüftumfang und auch der Körpergröße in Relation setzen: Experten sprechen von Waist-to-Hip-Ratio (WHR) oder Waist-to-Height-Ratio (WHtR).

Die WHtR lässt sich in der Regel exakter bestimmen, da es beim Messen des Hüftumfangs eher zu Messfehlern kommt als bei der Bestimmung der Körpergröße. Bei der Waist-to-Height-Ratio (Bauchumfang geteilt durch Körpergröße) beginnt für unter 40-Jährige das Übergewicht bei einem Wert von 0,51. Ältere dürfen pro Lebensjahr 0,01 Punkte mehr aufweisen, bis zu einem Maximalwert von 0,61.

Wer einen Bauch vor sich herschiebt, dabei aber groß und eher hager ist, kann eine deutlich erhöhte WHtR aufweisen, während sein BMI unter 25 liegt – was den Betreffenden in falscher Sicherheit wiegen würde.

Die Frage „Muss ich abnehmen?" sollte sich also nicht allein am BMI orientieren. Auch auf die Verteilung des Fetts kommt es an – und darauf, andere Risikofaktoren für die Gesundheit zu minimieren, wie den Bluthochdruck, einen erhöhten Cholesterin- und Blutzuckerspiegel sowie das Rauchen.

Gibt es da keine Probleme, muss selbst ein erhöhter BMI nicht unbedingt ein Grund zur Sorge sein. •

Klare Regeln, **schneller Effekt**

Texte: Christina Schneider, Sebastian Kretz
Wissenschaftliche Beratung: Dr. Thomas Ellrott, Dr. Christina Holzapfel, Christine Blohme
Fotos: Filipa Peixeiro; Neumann und Rodtmann (Porträts)

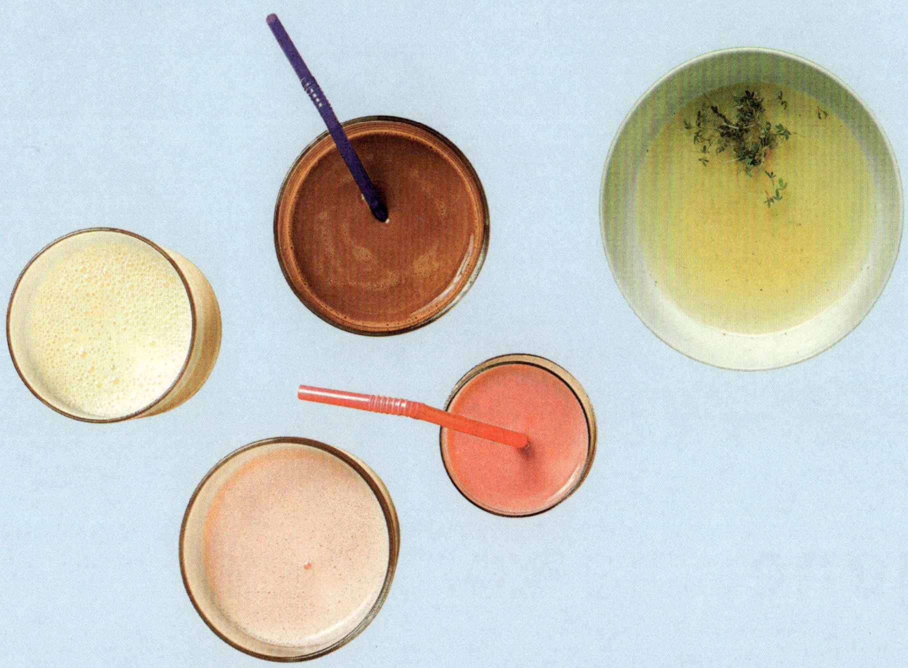

Die hier vorgestellten Konzepte lassen sich mit **wenig Aufwand** umsetzen und versprechen meist **rasche Anfangserfolge**. Um die halten zu können, muss der Diät jedoch eine langfristige Ernährungsumstellung folgen

Formula-/Mono-Diäten

Fasten / Intervallfasten

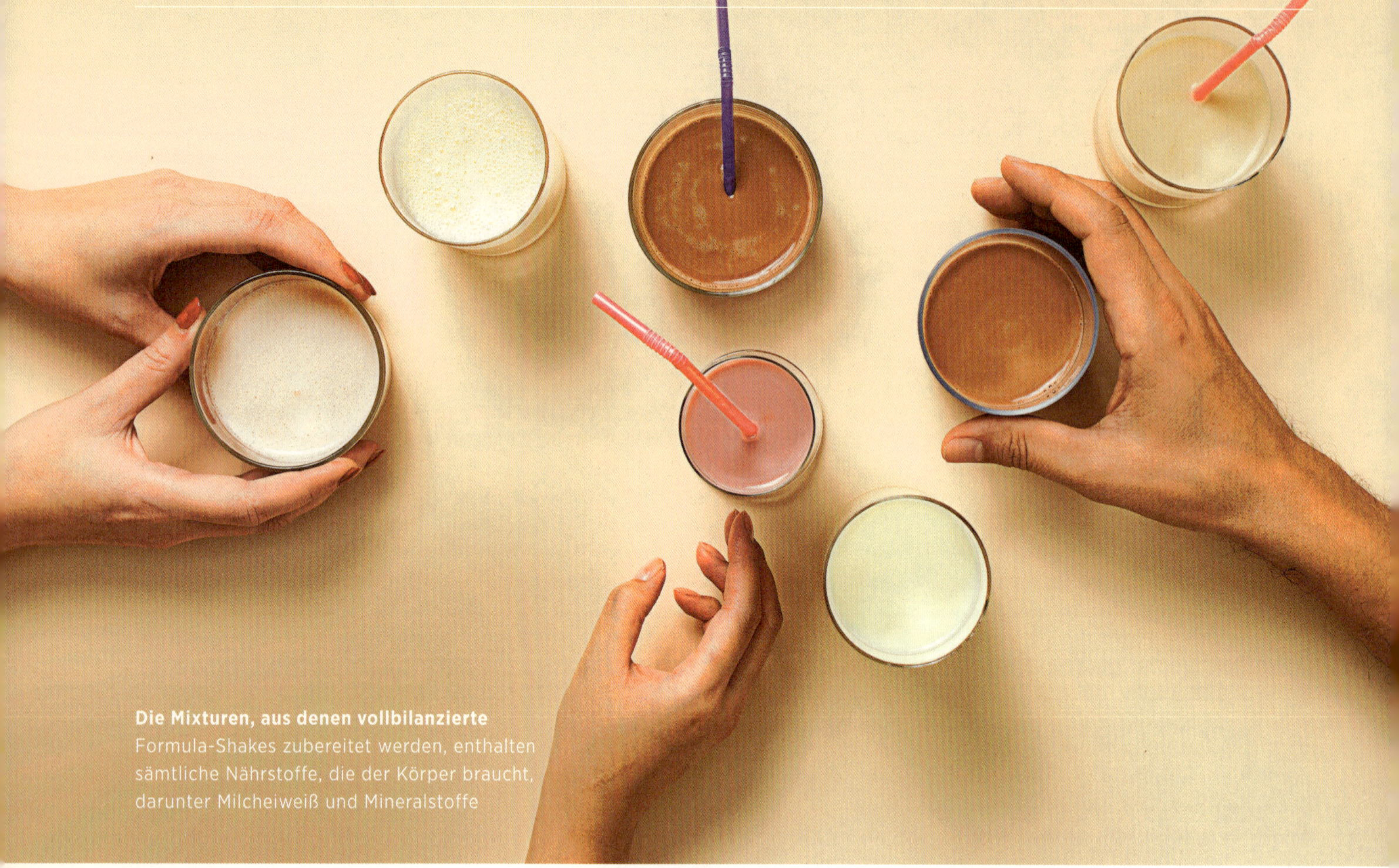

Die Mixturen, aus denen vollbilanzierte Formula-Shakes zubereitet werden, enthalten sämtliche Nährstoffe, die der Körper braucht, darunter Milcheiweiß und Mineralstoffe

Für jene, die vor allem schnell abnehmen wollen

Formula-Shakes helfen schnell und können insbesondere für stark Übergewichtige ein guter Einstieg sein. Mono-Diäten sehen Fachleute dagegen kritisch

Wenige Konzepte verheißen eine so einfache Gewichtsabnahme wie die Formula-Diäten, deren Eiweißpulver mit Wasser oder Milch angerührt werden und ganze Mahlzeiten ersetzen. Wer diese Diät anwendet, muss weder Kalorien zählen noch Lebensmittel auf Nährstoffe prüfen oder komplizierte Rezepte nachkochen. Etwa 130 Millionen Euro im Jahr geben die Deutschen für solche Diäten aus. Almased, Optifast Home, SlimFast, Herbalife, Modifast oder Yokebe heißen die Mixturen, die es in Apotheken und zunehmend auch in Drogerien zu kaufen gibt.

Ähnlich einfach und schnell sollen Mono-Diäten wirken. Bei ihnen beschränkt sich der Speiseplan für mehrere Tage auf wenige oder gar nur ein einziges Lebensmittel – etwa Ananas oder Reis. Versprochen wird eine rapide Gewichtsabnahme. Doch was halten Fachleute von den Konzepten?

Formula-Shakes

Das Prinzip ist denkbar simpel: Das Körpergewicht sinkt aufgrund der stark reduzierten Kalorienmenge, die sich dank der einfach zu dosierenden Shakes leicht kontrollieren lässt. Eine Mahlzeit enthält 200 bis 400 Kilokalorien, mehr als 800 bis 1200 Kilokalorien am Tag sollten es nicht sein. Zum Vergleich: Frauen benötigen durchschnittlich (bei mittlerem Lebensalter und normaler körperlicher Aktivität) täglich etwa 2100 Kilokalorien, Männer etwa 2800 Kilokalorien.

Eine EU-Richtlinie schreibt vor, was in die Shakes gehört: So muss eine Tagesration mindestens 25 Prozent hochwertiges Protein enthalten – etwa Milcheiweiß statt des qualitativ minderwertigeren Weizenproteins. In die Mixtur gehören zudem bestimmte Mengen an Kohlenhydraten, essenziellen Fettsäuren, Mineralstoffen, Spurenelementen und Vitaminen. Auch müssen die Rezepturen mindestens zehn Gramm Ballaststoffe beinhalten.

Die Ernährungspläne variieren je nach Hersteller. Zu Beginn einer Abnehmkur empfehlen etwa Yokebe oder Almased, in der ersten Woche die drei Hauptmahlzeiten gänzlich durch die Pulvernahrung zu ersetzen. Nach der ersten Woche kann dann täglich ein Shake durch eine ausgewogene Hauptmahlzeit ersetzt werden. SlimFast gestattet hingegen von Beginn an eine tägliche Hauptmahlzeit und zwischendurch drei kalorienarme Snacks.

Die Anwender sollten sich unbedingt an die Dosierungsvorgaben halten und die Drinks nicht nach Gutdünken mixen: Bei Unterdosierung kann es unter anderem zu deutlichem Muskelabbau und der Bildung von Gallensteinen kommen. Aber auch bei korrekter Einnahme treten mitunter Nebenwirkungen wie Frösteln, Verdauungsbeschwerden oder Konzentrationsschwäche auf.

Dafür werden Anwender mit einer verlässlichen und schnellen Gewichtsabnahme entschädigt: Durchschnittlich 1,5 bis 2,5 Kilogramm verlieren sie pro Woche, wenn sie ausschließlich Formula-Mahlzeiten zu sich nehmen. Viele Menschen befürchten zwar, dass eine so schnelle Gewichtsabnahme das Risiko erhöht, nach der Diät auch rasch wieder alles zuzunehmen, doch Studien belegen das Gegenteil – nämlich dass sich eine Gewichtsreduktion in den Folgejahren besser halten lässt, je höher die Gewichtsabnahme in der Anfangsphase der Diät war.

Die Shakes führen zu schnelleren Erfolgserlebnissen als etliche andere Diäten, was viele Anwender offenbar besonders stark motiviert und sie auch später länger durchhalten lässt.

Untersuchungen zeigen allerdings: Soll die Gewichtsabnahme dauerhaft Bestand haben, reichen Formula-Drinks allein nicht aus. Denn wer seine Kost allein mit Shakes bestreitet, lernt nichts über gesunde, ausgewogene Ernährung – und fällt nach der Diät leicht wieder in alte Muster zurück.

Um das Gewicht langfristig zu halten, ist daher zusätzlich eine Ernährungsberatung empfehlenswert, zudem mehr Bewegung – und eventuell eine Verhaltenstherapie. Eine solche Kombination bieten professionell betreute Abnehmprogramme wie Optifast-52 oder Bodymed, die von Ärzten in ambulanten Zentren für die Adipositas-Therapie eingesetzt werden.

Gegen eine Formula-Diät zur kurzfristigen Gewichtsabnahme, um etwa nach Weihnachten etwas abzuspecken, haben die meisten Ernährungsmediziner nichts einzuwenden. Ungeeignet dagegen sind die Shakes für Schwangere, Stillende, Kinder und Jugendliche. Auch wer unter Diabetes vom Typ 1, Herzkrankheiten, bestimmten Nieren- oder Leberkrankheiten sowie akuten oder chronischen Infekten leidet, sollte auf die Pulver-Ernährung verzichten.

> Das Wichtigste nach einer **Formula-Diät:** nicht in alte Ernährungsmuster zurückfallen

In der medizinischen Praxis verordnen Ärzte eine Formula-Diät vor allem stark Übergewichtigen mit einem BMI von mehr als 30, die schnell abnehmen sollen, etwa weil eine Operation bevorsteht oder sie ein sehr hohes Gewicht haben. Auch bei Fettleber können Shakes hilfreich sein. Die Mixturen dienen dann über maximal zwölf Wochen als ausschließliche Kost.

Untersuchungen zeigen, dass derartige Intensivkuren ähnlich erfolgreich sind wie eine Magenverkleinerung. So nehmen stark übergewichtige Frauen im Optifast-52-Programm durchschnittlich etwa 20 Kilo im Jahr ab, Männer sogar 26 Kilo. Allerdings benötigen die Anwender medizinische Betreuung; Blutdruck, Blutwerte und Muskelmasse müssen regelmäßig kontrolliert werden, um etwaige Mangelerscheinungen frühzeitig zu erkennen.

Die Shakes können also der Auftakt zu einer längerfristigen kalorienreduzierten Ernährung sein – und stark Übergewichtigen im Rahmen eines umfassenden Therapiekonzepts helfen.

Mono-Diäten

Dieses Konzept sehen Fachleute kritisch. Zwar gelingt mit Mono-Diäten kurzfristig oft eine Gewichtsreduktion, doch dieser Effekt beruht meist nur auf dem Wasserverlust in der Anfangsphase. Dauerhaft angewendet, können die reduzierten Speisepläne zu Nährstoffmangel führen, vor allem von Proteinen, Vitaminen, Mineralstoffen und Spurenelementen. Lange durchhalten lassen sie sich meist ohnehin nicht: Die eintönige Ernährung führt häufig zu Heißhungerattacken und dem Abbruch der Diät.

In der Folge lagert der Körper das verlorene Wasser rasch wieder ein. Für den Anwender ist dies ein frustrierendes Erlebnis. Er ist nicht schlanker als zuvor – und auch nicht klüger: Denn er hat im Zuge der Diät keinerlei Erfahrung mit einer ausgewogenen, zum Abnehmen und Gewichthalten geeigneten Ernährung gemacht.

»Wer **Formula-Shakes** richtig anwendet, nimmt mit **Sicherheit ab«**

Besser als mit jeder anderen Diät kann der Abnehmwillige bei Formula-Drinks exakt kontrollieren, wie viel Energie er täglich zu sich nimmt. Eine langfristige Gewichtsabnahme gelingt jedoch nur mit zusätzlicher Ernährungsberatung, so der Medizinpädagoge Lars Selig

GEO WISSEN: ***Herr Selig, in Ihre Sprechstunde kommen stark Übergewichtige, die schon lange versuchen, abzunehmen. Woran scheitert es bei den meisten?***

LARS SELIG: Viele Patienten klagen, dass ihr Leiden von anderen nicht immer richtig wahrgenommen wird. So zeigen Untersuchungen, dass Hausärzte mit ihnen im Schnitt weniger ausführlich als mit anderen Patienten sprechen, unter anderem auch deshalb, weil Mediziner mit Medikamenten letztlich nichts gegen Übergewicht ausrichten können. Viele Übergewichtige versuchen dann, in Eigeninitiative Gewicht zu verlieren – und wechseln von einer Diät zur nächsten. Das aber bringt nur den Stoffwechsel durcheinander und hilft meist beim langfristigen Abnehmen nicht.

Sind Formula-Diäten ein guter Weg, um Gewicht zu verlieren?

Wir empfehlen diese Produkte extrem übergewichtigen Patienten, die sich beispielsweise den Magen verkleinern lassen wollen; bei ihnen lässt sich so im Vorwege das Fett in der Leber reduzieren. Einen grundsätzlichen Vorteil haben die Formula-Diäten aber für alle Abnehmwilligen: Wer sie richtig anwendet, wird ganz sicher Gewicht verlieren. Denn der Diäthaltende kann exakt kontrollieren, welche Energiemenge er am Tag aufnimmt – das funktioniert mit normalen Lebensmitteln nie so präzise. Die Rezepturen helfen daher auch jenen Menschen, die binnen wenigen Wochen ein paar Kilo abnehmen wollen. Dagegen ist aus medizinischer Sicht nichts einzuwenden.

Wie nimmt man die Shakes am besten ein?

Wir empfehlen, eine Woche lang alle üblichen Mahlzeiten wegzulassen und sie durch Formula-Drinks zu ersetzen. Danach kann wieder eine Mahlzeit am Tag normal eingenommen werden – ausgewogen und gesund, am besten mit Hilfe eines Ernährungsberaters. Von der dritten Woche an ersetzt das Formula-Produkt nur noch eine Mahlzeit am Tag. Nach einigen Wochen Anwendung hat sich der Stoffwechsel dann so verlangsamt, dass vom Körper fortan deutlich weniger Fett abgebaut wird und das Gewicht nur noch langsam zurückgeht. Von diesem Zeitpunkt an sollte man dann wieder normal essen – also nach den Vorgaben einer gesunden Ernährung.

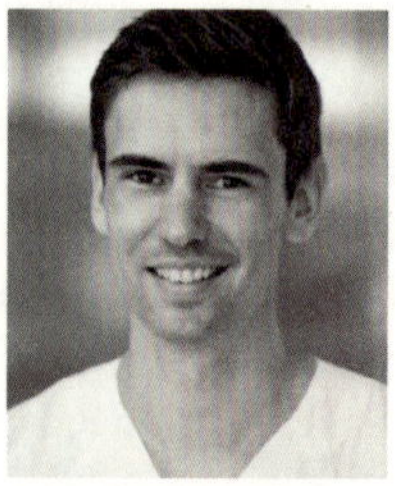

Lars Selig ist Teamleiter in der Ernährungs-Ambulanz am Universitätsklinikum Leipzig

Woran erkennen Diäthaltende diesen Zeitpunkt?

Daran, dass sie über einen längeren Zeitraum nicht mehr deutlich abnehmen. Sie sollten aber nicht zu früh mit der Diät aufhören: Ein Verlust von 500 Gramm Körpergewicht pro Woche ist völlig ausreichend. Vielen erscheint das zu wenig, weil sie anfangs stärker abgenommen haben. Zudem muss man bedenken: Wer sich viel bewegt, baut meist auch dann noch Körperfett ab, wenn sich dies auf der Waage kaum noch bemerkbar macht – denn nun baut sich Muskelmasse auf. Bei uns in der Klinik lässt sich das durch eine Bestimmung des Körperfettanteils im Rahmen einer bioelektrischen Impedanzanalyse nachweisen. Körperfettwaagen für zu Hause sind dagegen meist zu ungenau.

Wenn es bei üblichen Diäten mit der Gewichtsabnahme nicht so recht weitergeht, greifen manche Menschen zu Formula-Drinks. Gute Idee?

Das kann einen Versuch wert sein. Wir setzen das bei unseren Patienten gezielt als Motivationsschub ein. Aber man muss auch die Grenzen der Formula-Diäten kennen.

Welche sind das?

Der wichtigste Einwand: Der Erkenntnisgewinn über gesunde Ernährung sowie das eigene Verhalten ist bei Formula-Diäten gleich null. Viele Übergewichtige haben beispielsweise kein gesundes Sättigungsgefühl – und daran ändern die Drinks

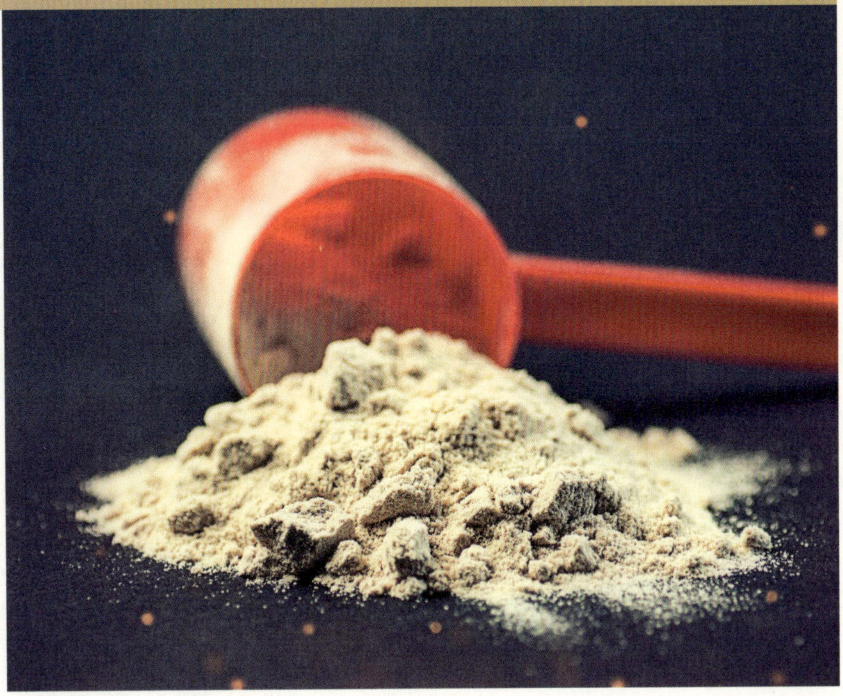

Beim Kauf von Formula-Pulver gilt es vor allem darauf zu achten, dass die Nährstoffzusammensetzung ausgewogen ist

mit den vorgeschriebenen Portionsgrößen nichts – denn der Patient gibt seine Verantwortung ja komplett ab. Um aber nach einer Diät das niedrigere Gewicht halten zu können, muss er die Ursachen für sein Übergewicht erkennen – und sein Verhalten entsprechend ändern. So sollte er etwa wissen, wo überall in hochverarbeiteten Nahrungsmitteln Kalorien versteckt sind. Daher funktioniert eine Formula-Diät langfristig nur mit einem Ernährungsberater.

Wo finde ich den?

Der Begriff ist gesetzlich nicht geschützt – jeder kann sich nach einem Wochenendkurs so nennen, für sich allein garantiert er keine kompetente Beratung. Gut geschulte Fachkräfte haben eine Ausbildung als staatlich anerkannter Diätassistent, als Ernährungswissenschaftler oder Ökotrophologe.

Welche Formula-Diäten sind zu empfehlen?

Abnehmen können Sie mit allen. Sogenannte vollbilanzierte Rezepturen – also Pulver, die alle Nährstoffe enthalten, die der Körper braucht – schmecken aber meist nicht so gut. Die Industrie versucht, das mit Beigaben von Zucker oder Fett etwas schmackhafter zu machen. Doch das geschieht leider auf Kosten der Nährstoffe.

Diäthaltende sollten sich daher fragen, weshalb ein Drink gut schmeckt – und die Zusammensetzung des Shakes auf dem Etikett prüfen.

Worauf sollten Anwender einer Formula-Diät noch achten?

Sie sollten die Pulver nicht nach Lust und Laune heute einsetzen und morgen nicht, sondern sich schon ganz genau an die Diätpläne der Hersteller halten. Sonst bleibt der Erfolg mit Sicherheit aus.

Nicht wenige glauben zudem, es handele sich bei den Produkten um Abnehmmittel – und nehmen die Drinks einfach zusätzlich zum Essen ein; das ist natürlich kontraproduktiv.

Die Produkte sollten auch nicht abrupt abgesetzt werden, sondern allmählich, damit sich der Stoffwechsel schrittweise wieder auf normale Nahrung und höhere Energiemengen einstellen kann. Sonst kommt es schnell zur erneuten Gewichtszunahme.

Was kennzeichnet für Sie den Erfolg des Marktführers Almased?

Dem Hersteller gelingt es, die Kunden durch Werbung gut anzusprechen.

»Die Drinks sollten **nicht abrupt abgesetzt** werden, sondern allmählich«

Rund um das Produkt gibt es auch noch Planungshilfen, Rezepte und Magazinbeiträge – so suggeriert das Unternehmen, dass es sich mit der gesamten Lebenslage des Kunden beschäftigt.

Manche Menschen berichten von Heißhungerattacken, die sich nach etwa drei Wochen Formula-Diät einstellen und gegen die sie sich geradezu machtlos fühlen. Was ist die Ursache dafür?

Vermutlich handelt es sich dabei nicht um tatsächlichen Heißhunger, sondern um das Verlangen, wieder einmal etwas mit Genuss zu verspeisen. Denn zum Essen gehört nun einmal auch das Kauen und Schmecken sowie die Wahrnehmung der unterschiedlichen Texturen von Lebensmitteln, der Duft von frischem Obst oder geschmortem Gemüse. Und all das können die Formula-Drinks nun einmal nicht leisten. Nur bei den wenigsten Menschen sind es Blutzuckerschwankungen, die diesen Heißhunger auslösen.

Lässt sich etwas gegen diese Heißhungerattacken tun?

Gerade für sehr übergewichtige Menschen, die ihr Abnehmprogramm mit einer Formula-Diät starten, ist es sehr wichtig, herauszufinden, in welchen Situationen sie dieses Hungergefühl jeweils überkommt. Die gilt es möglichst zu meiden – etwa indem sie bei Werbung für Süßigkeiten im TV konsequent umschalten.

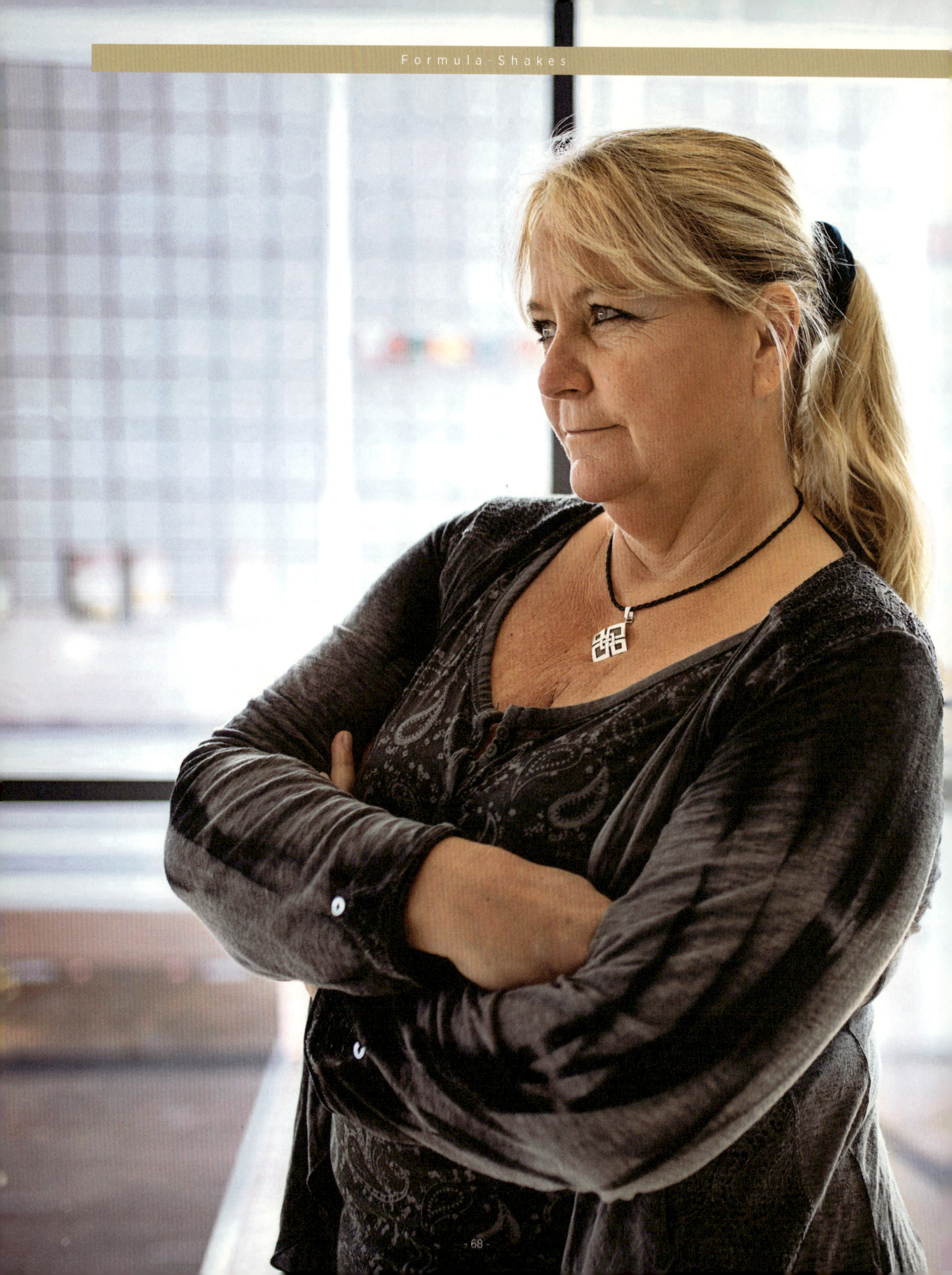

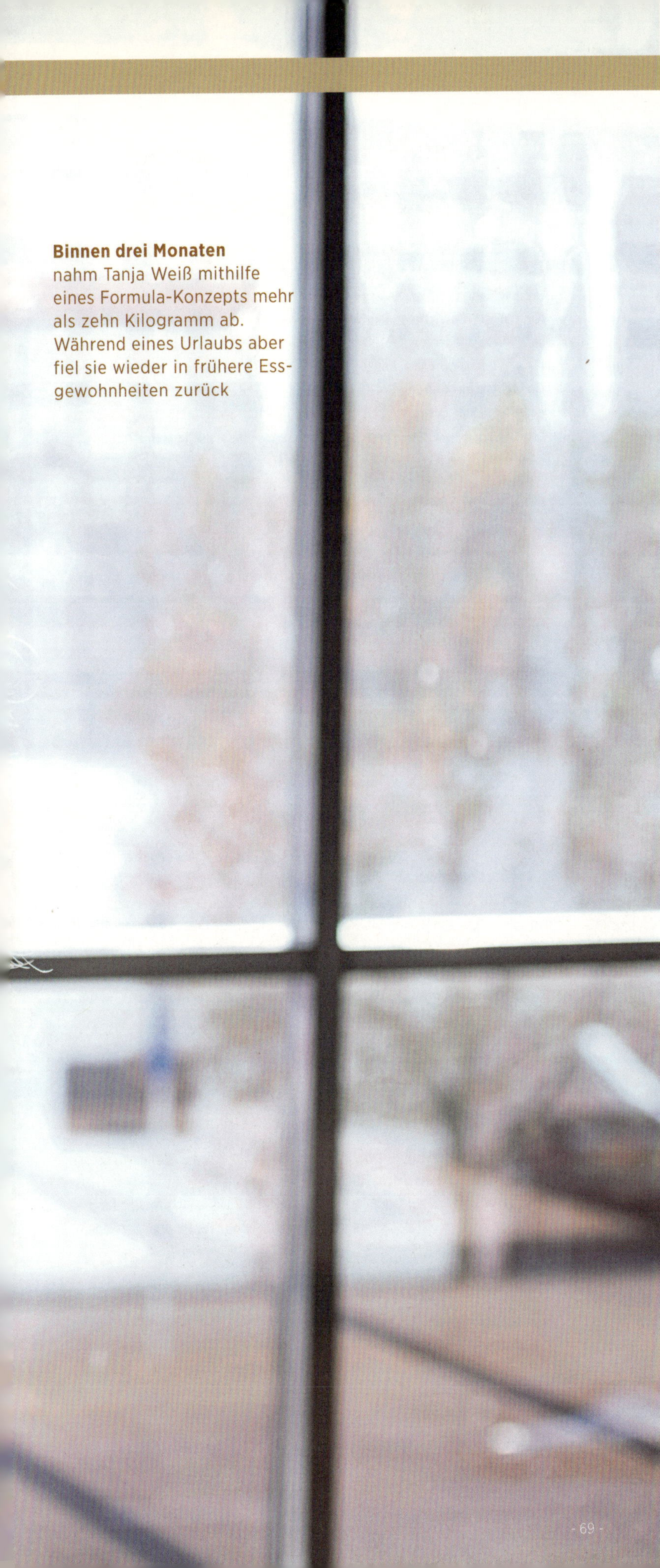

Binnen drei Monaten nahm Tanja Weiß mithilfe eines Formula-Konzepts mehr als zehn Kilogramm ab. Während eines Urlaubs aber fiel sie wieder in frühere Essgewohnheiten zurück

Meine Diät-Erfahrung

Keine **Lust,** **Kalorien** zu zählen

Tanja Weiß, 50, Verkäuferin

Mein Leben lang habe ich immer wieder versucht, abzunehmen. Als ich jünger war, habe ich sehr viel Sport getrieben, mich aber kaum um meine Ernährung gekümmert. Später habe ich es mit „Friss die Hälfte“ versucht – mich dabei aber immer selbst ausgetrickst: Ich habe mir eingeredet, weniger zu essen, aber genauso weitergemacht wie bisher.

Danach wusste ich: Ich brauche eine Diät mit klaren Regeln, die leicht umzusetzen ist. Ich wog 90 Kilo, als mir eine Formula-Diät auffiel, und ich beschloss, sie auszuprobieren.

Der Anfang ist am härtesten: eine Woche lang nur drei Drinks am Tag. Ich bekam Kopfschmerzen von dem Zuckerentzug. Aber nach ein paar Tagen war ich richtig euphorisch und hatte keinen Hunger mehr. Allein in dieser kurzen Zeit habe ich 3,5 Kilo abgenommen.

In der zweiten Phase darf man eine feste Mahlzeit am Tag zu sich nehmen. Diese Phase hält man so lange durch, bis man sein Wunschgewicht erreicht hat. In drei Monaten habe ich so noch einmal gut zehn Kilo abgenommen. Ein Supergefühl: Kleinigkeiten fielen mir plötzlich viel leichter, etwa das Zubinden der Schuhe.

In der dritten Phase trinkt man dann für mehrere Wochen einen Shake am Tag und isst zwei Mahlzeiten. Damit kein Jo-Jo-Effekt einsetzt, sollten die eiweißreich sein und möglichst wenige Kohlenhydrate enthalten. Doch das hat leider nicht funktioniert: Wenn ich zu einer Grillfeier eingeladen war, wollte ich irgendwann wieder Bier trinken und Bratwurst essen, statt mir einen Salat zu machen.

Als mein Mann und ich im Urlaub waren, bin ich dann endgültig in meine alten Gewohnheiten zurückgefallen. Binnen drei Jahren habe ich das zuvor verlorene Gewicht wieder zugenommen. Damit bin ich ziemlich unzufrieden.

Aber ich kann mich gerade einfach nicht dazu aufraffen, eine Diät diszipliniert durchzuziehen – obwohl ich weiß, dass es funktioniert.

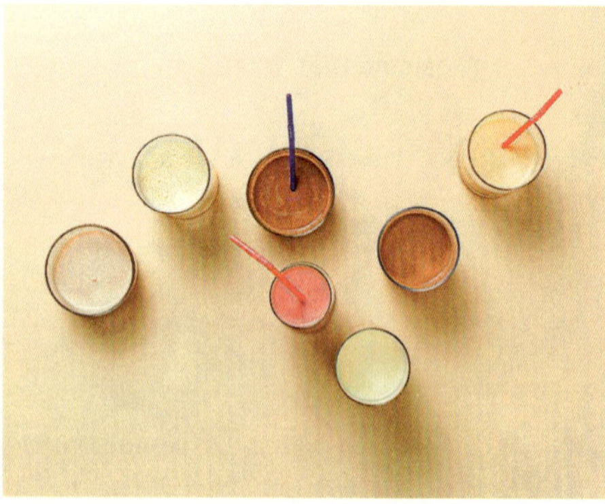

Eine Portion eines Formula-Drinks enthält zwischen 200 und 400 Kilokalorien; so nimmt man maximal 1200 Kilokalorien am Tag auf

Keine **Vielfalt** mehr

Sehr schnell möglichst viele Pfunde verlieren: Das ist das Versprechen von Formula- sowie Mono-Diäten. Während sich die Eiweiß-Shakes von Formula-Diäten durchaus für viele Abnehmwillige eignen, ist von Mono-Diäten generell abzuraten. Denn dabei kommt, wie der Name »Mono« sagt, nur eine einzige Speise auf den Tisch – zum Beispiel Eier, Ananas oder Reis. Dadurch aber steigt auf Dauer die Gefahr ernstzunehmender Mangelerscheinungen

	Optifast	Almased
Was wird gegessen?	Die Mahlzeiten gibt es als Drinks, Creme, Suppen oder Riegel in unterschiedlichen Geschmacksrichtungen. Zur **Gewichtsabnahme** Ersatz von zwei oder mehr Mahlzeiten täglich durch Formula-Produkte, zur **Gewichtsstabilisierung** Ersatz von einer Mahlzeit. Zusätzlich soll man pro Tag 2,5 bis 3 Liter kalorienfreie Flüssigkeit zu sich nehmen.	Eiweiß-Shake aus **Soja**, Joghurt und Honig; schmeckt neutral und kann individuell nach Geschmack zubereitet werden. Almased ist glutenfrei und für Diabetiker und Vegetarier geeignet. Das Almased-Pulver wird mit Wasser oder Milch angerührt. Zusätzlich kommen zwei Teelöffel **Pflanzenöl** dazu.
Was wird versprochen?	Die Optifast-Produkte werden in verschiedenen Programmen von **unterschiedlicher Dauer** eingesetzt. Es wird eine schnelle, sichere und dauerhafte Gewichtsreduktion versprochen, die mit einer deutlichen **Verbesserung** medizinischer Risikofaktoren bei Übergewicht einhergeht.	Der Stoffwechsel wird durch die Kombination von pflanzlichem und tierischem **Eiweiß** effektiv unterstützt – im Rahmen von kurzfristigen und längerfristigen Diät-Programmen. Durch den Protein-Shake soll **Muskelmasse** erhalten bleiben und vermehrt Fett zur Energiegewinnung genutzt werden.
Was kann sie wirklich?	Das Optifast-52-Programm ist ein **umfassendes Abnehmprogramm**, das von der Deutschen Adipositas-Gesellschaft empfohlen wird. Es geht über 52 Wochen und beinhaltet neben der anfänglichen zwölfwöchigen Formula-Diät eine anschließende **Lebensstiländerung**. Wer das Programm befolgt, nimmt deutlich an Gewicht ab.	Werden die **Vorgaben** eingehalten, hilft das in vier Phasen angelegte Planfigur-Programm dabei, Gewicht abzunehmen. Ohne **ergänzende Maßnahmen** zur Lebensstil-Änderung eignet sich das Produkt aber nicht zur dauerhaften Gewichtsreduktion.
Fazit	+ Optifast-52 inklusive Lebensstiländerung ist **wissenschaftlich gut belegt**; andere Programme von Optifast sind auch als alleinige Formula-Diät für anfängliche Gewichtsreduktion hilfreich. – Nur als Formula-Diät angewendet, führt Optifast zu einem **Anfangserfolg**, nicht aber zur dauerhaften Gewichtsreduktion; ohne Optifast-52-Programm kein Lerneffekt zur gesunden Ernährung. *empfehlenswert*	+ Als alleinige Formula-Diät für anfängliche Gewichtsreduktion hilfreich. Homepage mit **Anwendungsbeispielen** in Form von Diätplänen mit unterschiedlicher Dauer. – Ohne begleitende Ernährungsumstellung nicht für eine dauerhafte Gewichtsreduktion geeignet; **kein Lerneffekt** zum Thema gesunde Ernährung. *kurzfristig empfehlenswert*

BCM	dm Vitalkostdrink	Dr.-Markert-Diät	SlimFast
Zwei Tage lang fünfmal täglich ein Formula-Drink mit Eiweiß, **Vitaminen** und Mineralstoffen. Danach Umstellung auf zwei Formula- und eine frei wählbare **Mischkost-Mahlzeit**. Bei der Variante mit persönlicher Beratung wird regelmäßig gemessen, ob Fettgewebe und nicht etwa Muskelmasse abgebaut wird.	Ein Eiweiß-Shake zum **Mahlzeitenersatz.** Weitere Mahlzeiten sollen kalorienarm gestaltet werden. Dazu soll ausreichend **Flüssigkeit** in Form von zwei bis drei Litern Mineralwasser und ungesüßtem Früchte- oder Kräutertee getrunken werden.	Zwei Wochen lang gibt es täglich drei **Eiweißdrinks**, dann einen Monat lang zwei Drinks und eine feste Mahlzeit, schließlich über sechs Wochen zwei Speisen und einen Drink täglich. Die Mahlzeiten bestehen aus **Vollkornprodukten**, Obst, Gemüse sowie fettarmen Milchprodukten, Fisch, Fleisch; zudem gibt es Pillen für die Darmflora.	Milchshakes in Form von **Fertiggetränken** oder Pulvern zum Anrühren mit unterschiedlichem Geschmack. Im 3-2-1-Plan ersetzen die Shakes täglich zwei Mahlzeiten, dazu werden drei kleine **Snacks** (zu 100 Kilokalorien) und eine Mahlzeit (für Frauen bis 600, für Männer bis 800 Kilokalorien) sowie mindestens zwei Liter Wasser empfohlen.
Wie alle Formula-Diäten verspricht auch diese anfangs einen **großen Gewichtsverlust**. Die industriell hergestellten Drinks decken im Wesentlichen den Grundbedarf an Nährstoffen inklusive Vitaminen und Mineralstoffen.	Das Ersetzen von zwei der täglichen Mahlzeiten durch das **Formula-Produkt** soll zur Gewichtsabnahme im Rahmen einer kalorienarmen Ernährung beitragen. Auf die unterstützende Wirkung **körperlicher Aktivität** wird hingewiesen.	Je mehr Eiweiß man zu sich nehme, umso wahrscheinlicher sei ein Gewichtsverlust ohne Jo-Jo-Effekt, heißt es. Das sei nur durch **Proteindrinks** möglich, da sie Magen und Darm nicht überlasteten. Das Eiweiß soll die **Schilddrüsenaktivität** erhöhen, den Gehalt des Hormons Insulin senken und so die Fettverbrennung verbessern.	Der beschriebene **3-2-1-Plan** soll eine Gewichtsreduktion und ein dauerhaftes Halten des Wunschgewichts ermöglichen, indem der Körper aufgrund der niedrigen Kalorienzufuhr die gespeicherten Fettreserven nutzt. Auf die unterstützende Bedeutung von mehr **Bewegung** wird hingewiesen.
Die beträchtliche Einschränkung – an den zwei ersten Tagen sind nur gut **900 Kilokalorien** gestattet, weniger als die Hälfte des Normalbedarfs – senkt das Gewicht schnell. Die Pausen zwischen den drei Mahlzeiten tragen auf komplexe Weise zu **höherer Fettverbrennung** bei. Ob dadurch zusätzlich Gewicht verloren geht, ist aber nicht belegt.	Das Produkt erfüllt im Rahmen einer kalorienarmen Ernährung das **angestrebte Ziel**. Keine Produkt-Homepage mit Info zu Diätplänen oder Rezepten.	Das **Eiweiß**, das bei dieser Diät in den ersten zwei Wochen über Drinks (täglich rund 65 g) eingenommen wird, kann man auch mit **normalen Lebensmitteln** zu sich nehmen. Die für die zehn Wochen danach empfohlene Kombination der Mahlzeiten wirkt dem Jo-Jo-Effekt nachweislich entgegen.	Der 3-2-1-Plan erlaubt Diätwilligen, **sechsmal am Tag** zu essen. Wer sich an die Angaben hält, nimmt in etwa 1300 bis 1500 Kilokalorien am Tag zu sich – eine Menge, mit der ein **Gewichtsverlust** erzielt werden kann.
+ Besonders für stark Übergewichtige und Fettleibige kann der anfängliche Erfolg **anspornend** und sinnvoll sein. Mit ärztlicher Begleitung kann die Diät auch länger erfolgreich angewendet werden. Wer die Vorgaben beachtet, muss keinen Nährstoffmangel befürchten. – Die strikte Beschränkung auf nur **drei Mahlzeiten** kann zwischenzeitlich den Hunger verstärken. Damit steigt die Abbruchgefahr. *bedingt empfehlenswert*	+ Keine unrealistischen Versprechungen; auf die Bedeutung einer kalorienarmen Ernährung wird hingewiesen, bei Langzeitanwendung wird **ärztliche Begleitung** empfohlen. – Ohne anschließende Ernährungsumstellung ist allenfalls eine **kurzzeitige** Gewichtsreduktion zu erwarten. Kein Lerneffekt zum Thema gesunde Ernährung. *kurzfristig empfehlenswert*	+ Zwei Wochen lang fällt jedes Kochen weg – das Pulver ist rasch eingerührt. Bei starkem **Übergewicht** kann auch diese Formula-Diät anfangs sinnvoll sein. – Der **Flüssignahrung** wird man schnell überdrüssig, über zwölf Wochen entstehen hohe **Kosten**. Die gleiche Eiweißqualität und -menge lässt sich auch über Fisch, Quark oder Soja aufnehmen. *bedingt empfehlenswert*	+ Als alleinige Formula-Diät nur für eine anfängliche Gewichtsreduktion gut. Homepage mit Hinweisen zum Diätplan und Rezepten. – Ohne begleitende **Ernährungsumstellung** nicht hilfreich für eine dauerhafte Gewichtsreduktion; wenig Lerneffekt zum Thema gesunde Ernährung. *kurzfristig empfehlenswert*

WellMix-Vitalkost

Was wird **gegessen?**

Eiweiß-Shake mit unterschiedlichen **Geschmacksrichtungen**, der täglich ein bis zwei Mahlzeiten ersetzt. Weitere Mahlzeiten sollen aus fett- und kalorienarmen Lebensmitteln bestehen. Zusätzlich sollen zwei bis drei Liter **Mineralwasser** oder ungesüßter Früchte- oder Kräutertee getrunken werden.

Was wird **versprochen?**

Das Produkt soll einer ernährungsphysiologisch **ausgewogenen Mahlzeit** entsprechen und sich für eine gewichtskontrollierende Ernährung eignen. Es enthält Vitamine sowie **Mineralstoffe**, die zu einer normalen Funktion des Stoffwechsels beitragen sollen.

Was kann sie **wirklich?**

Eine anfängliche Gewichtsreduktion wird erreicht, jedoch nur im Rahmen einer begleitenden, ausgewogenen und kalorienarmen Ernährung. Weitere **Angaben** zur Ausgestaltung dieser Ernährung werden nicht gemacht.

Fazit

+ Keine unrealistischen Versprechungen; auf die Bedeutung **kalorienarmer Ernährung** wird hingewiesen. Bei Langzeitanwendung wird ärztliche Begleitung empfohlen.

– Ohne Ernährungsumstellung ist allenfalls eine kurzzeitige Gewichtsreduktion zu erwarten; weitergehende **Informationen** zum Produkt gibt es nur wenige. Kein Lerneffekt zum Thema gesunde Ernährung.

kurzfristig empfehlenswert

Yokebe

Was wird **gegessen?**

Eiweiß-Shakes mit verschiedenen Geschmacksrichtungen, die je nach Diätplan eine bis drei Mahlzeiten ersetzen sollen. Zusätzlich gibt es ein Yokebe-Rezeptbuch sowie YokebePlus-Produkte (Säure-Basen-Präparat, Vitamin-Präparat), die den **Körper** bei einer Diät zusätzlich unterstützen sollen.

Was wird **versprochen?**

Ein dreifaches Wirkprinzip wird der Yokebe-Nährstoffkombination zugesprochen: ein stoffwechselaktivierender Effekt, ein Anti-Fett-Effekt und ein Effekt durch die **Kalorienreduktion** (hypokalorischer Effekt). Die Diätpläne sind auf eine erfolgreiche, schnelle und nachhaltige Gewichtskontrolle abgestimmt.

Was kann sie **wirklich?**

Die **drei Pläne** (Fünf-Wochen-Schlank-&-Fit-Plan, Zwei-Wochen-Turbo-Diät-Plan, Fasten-Diät-Plan) ermöglichen einen anfänglichen **Gewichtsverlust**, wenn sie durch die empfohlene ausgewogene Ernährung und Bewegung begleitet werden. Die Diätpläne sind jedoch nur für kurze Zeit angelegt.

Fazit

+ Hilft als alleinige Formula-Diät bei einer anfänglichen Gewichtsreduktion. **Homepage** mit Anwendungsbeispielen in Form von verschiedenen Diätplänen und mit Rezeptvorschlägen.

– Die Programme dauern maximal fünf Wochen. Als **alleinige Diät** nicht für eine dauerhafte Gewichtsreduktion geeignet; kaum Lerneffekt zum Thema gesunde Ernährung.

kurzfristig empfehlenswert

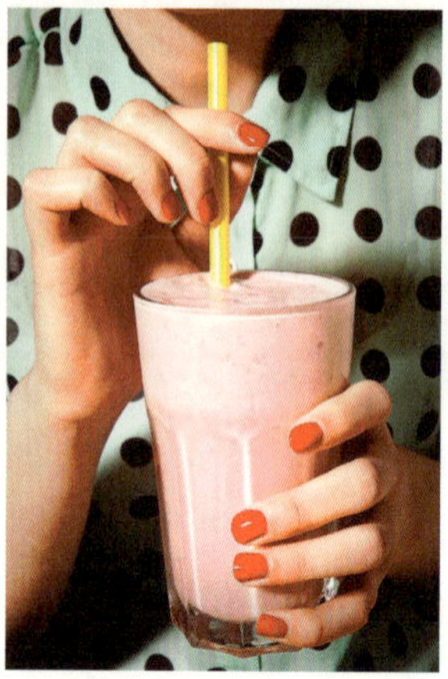

Die simplen Regeln vieler Formula-Diäten sind leicht einzuhalten – entscheidend für den Erfolg ist aber die Ernährung danach

Die **eintönige Kost** führt bei **Mono-Diäten** häufig zu **Heißhunger** auf Kalorienreiches

Ananas-Diät

Was wird **gegessen?**

Als typische **Ein-Lebensmittel-Diät** besteht die Ernährung ausschließlich aus dem Verzehr von Ananas und deren Saft. Pro Tag sollen etwa zwei große frische Früchte gegessen werden. **Ananas** aus der Dose ist nicht empfehlenswert, da sie in der Regel gezuckert ist.

Was wird **versprochen?**

In der Ananas enthaltene **Enzyme** (sogenannte Bromelaine) sollen den Abbau von Körperfett fördern und einen besonders starken Gewichtsverlust verursachen.

Was kann sie **wirklich?**

Die vermeintlichen Fettverbrennungs-Enzyme dienen der Eiweiß-Spaltung und werden zum größten Teil bereits durch den Magensaft **deaktiviert**. Die Behauptung, es komme zu einer gesteigerten Fettverbrennung durch Stoffe in der Ananas, ist daher **Unsinn**.

Fazit

+ Eine leicht umsetzbare Mono-Diät – und der Zeitaufwand ist sehr gering.

– Diese **extrem einseitige Diät** ist nicht zum dauerhaften Gewichtsmanagement geeignet.

nicht empfehlenswert

Eier-Diät	Kohlsuppen-Diät	Reis-Diät	7-Tage-Körner-Kur
Pro Woche muss man rund **25 Eier** vertilgen, die – je nach Variante – durch mageres Fleisch, Fisch, Milchprodukte, Gemüse und Obst ergänzt werden. Daraus ergibt sich ein Speiseplan, der auf **viel Eiweiß**, aber wenig Kohlenhydrate und Kalorien setzt.	**Weißkohlsuppe**, auch in Variationen, Genuss in beliebiger Menge. Die unbegrenzte Aufnahme soll Hungergefühle überwinden helfen. Dazu ist **Beikost** erlaubt, darunter Obst, Geflügel oder eiweißreiche Milchprodukte – beispielsweise 250 Gramm Joghurt pro Tag.	Bei der radikalen Auslegung dieser Diät gibt es vier Wochen lang **ausschließlich Reis**, dazu ein wenig Obst. Bei gemäßigteren Formen dürfen Diäthaltende den Reis und das Obst noch mit fettarmen Zutaten wie Gemüse und magerem Fleisch ergänzen.	Eine Woche lang pro Tag eine **Getreidesorte:** Hafer, Hirse, Gerste, Dinkel, Weizen, Reis; am letzten Tag eine **Getreidemischung**. Das Korn wird durch Obst, Gemüse und eine geringe Menge an Milchprodukten ergänzt, dazu müssen täglich mindestens zwei bis drei Liter Wasser oder Kräutertee getrunken werden.
Ein rasches Abspecken von bis zu sieben Kilogramm in zwei Wochen ist das Ziel. Durch den hohen Eiweiß-Anteil soll zudem eine **gute Sättigung** erreicht und der Abbau von Muskeleiweiß vermieden werden.	Die geringe Kalorienzahl und der hohe Ballaststoffanteil des Weißkohls sollen die **Fettverbrennung** auf komplexe Weise erhöhen. Das Konzept sieht zudem vor, dass der Körper bei der Verdauung der Suppe **negative Kalorien** erzeugt – also mehr Energie benötigt, als er durch den Kohl aufnimmt.	Aufgrund der **entwässernden Wirkung** des Getreides soll es zu einer schnellen Gewichtsreduktion kommen.	Der hohe **Ballaststoffanteil** soll die Darmtätigkeit anregen und gleichzeitig sättigen. Da pro Tag im Schnitt nur **900 Kilokalorien** aufgenommen werden, soll eine massive Gewichtsabnahme erreicht werden.
Zumindest eine kurzfristige **Gewichtsreduktion** ist möglich. Die Sättigungswirkung von Eiweiß ist hoch, mit einem Verlust von Muskelmasse aufgrund von Proteinmangel ist nicht zu rechnen. Obwohl Eier sehr nährstoffreiche Lebensmittel sind, wird der **Bedarf an Vitaminen** und Mineralstoffen nicht vollständig gedeckt.	Eine Steigerung der Fettverbrennung ist **wissenschaftlich nicht belegt**. Auch für die Vorstellung der „negativen Kalorien" gibt es keinerlei Nachweis. Die eiweißreiche Beikost ist auf jeden Fall sinnvoll, um Muskelabbau vorzubeugen.	Es kommt tatsächlich oft zu einem **Gewichtsverlust**, was motivierend wirken kann. Allerdings beruht die schnelle Abnahme vor allem auch auf der entwässernden Wirkung des Reises. Dessen hoher Kaliumgehalt sowie seine niedrige Natriumkonzentration verursachen eine **erhöhte Wasserausscheidung**.	Wird die Diät konsequent nach Vorgaben umgesetzt, ist eine kurzfristige **Gewichtsreduktion** möglich. Ein weiterer Vorteil: Die **Körnermahlzeiten** sättigen die meisten Menschen ausreichend. Wichtig ist eine Flüssigkeitszufuhr von mehr als zwei Litern täglich, da der Getreideanteil sonst zu Verstopfung führen kann.
+ Wie bei allen Mono-Diäten funktioniert die Gewichtsreduktion. Trotz des immensen Cholesteringehalts der Eier steigt der **Cholesterinwert** des Blutes kaum an. – Längerfristig zu einseitig und daher dauerhaft ungeeignet. Wird mit viel Fleisch, Fisch oder Milchprodukten kombiniert, kann dies die **Nieren** stark fordern, sie müssen mehr Harnstoff ausscheiden – reichlich Trinken ist daher wichtig. *nicht empfehlenswert*	+ Das Konzept lässt sich **leicht** verwirklichen – die Suppe kann vorgekocht werden. Drei, vier Tage lang angewendet, ist die Diät für Gesunde unbedenklich. – Nach wenigen Tagen tritt meist starker **Widerwille** gegen den Kohl auf, dann steigt die Abbruchquote. Der hohe Ballaststoffanteil führt zudem oft zu Bauchschmerzen und Blähungen. Zur nachhaltigen Gewichtsreduktion nicht zu empfehlen. *nicht empfehlenswert*	+ Besonders anfangs rapider **Gewichtsverlust**. Nutzt man den Reis als Zutat innerhalb einer abwechslungsreichen und ausgewogenen Diät, kann er eine langfristige Ernährungsumstellung unterstützen. – Wie die meisten Mono-Diäten **zu nährstoffarm**. Von der Extremform des Konzepts ist abzuraten. Viel Flüssigkeitsaufnahme ist bei der Reis-Diät in jedem Fall unerlässlich, um einer Verstopfung vorzubeugen. *nicht empfehlenswert*	+ **Unkomplizierte Umsetzung**; fertige Mischungen inklusive Anleitung sind in Biokost-Läden und Reformhäusern erhältlich. – Besonders bei Menschen, die sonst selten Vollkornprodukte essen, kann die Kur Darmbeschwerden auslösen. Zudem enthält der Speiseplan **zu wenig Nährstoffe** und ist für eine dauerhafte Gewichtsabnahme ungeeignet. *nicht empfehlenswert*

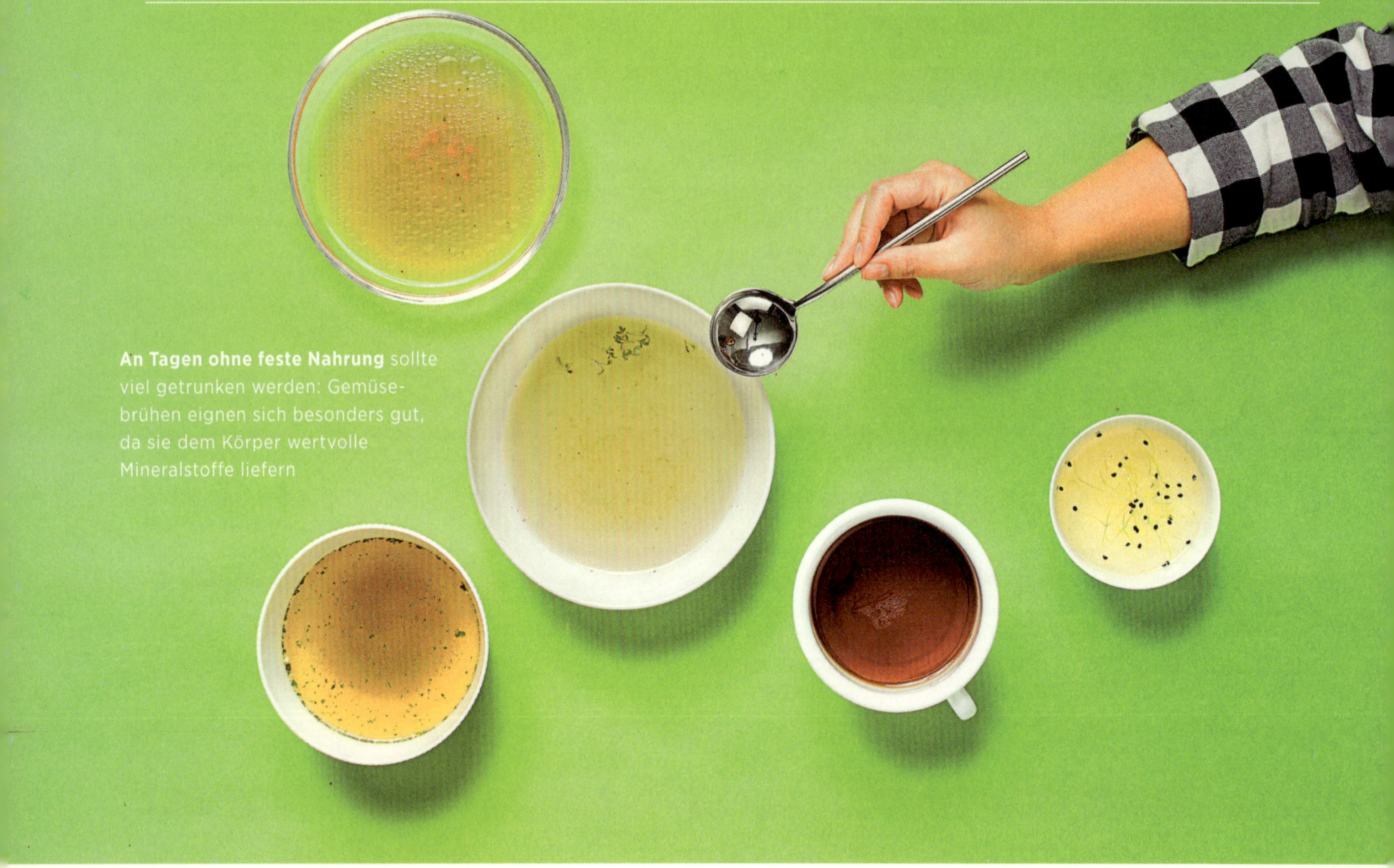

An Tagen ohne feste Nahrung sollte viel getrunken werden: Gemüsebrühen eignen sich besonders gut, da sie dem Körper wertvolle Mineralstoffe liefern

Für alle, die – fast genau – so weitermachen wollen wie zuvor

Über Stunden oder Tage auf Nahrung verzichten, aber in der restlichen Zeit praktisch alles essen dürfen: Das verspricht Intervallfasten. Doch nicht jeder hält dies dauerhaft durch

Manche Wissenschaftler sehen im vorübergehenden Fasten eine Ernährungsform, die am ehesten unserer natürlichen Lebensweise entspricht. Denn schon unsere steinzeitlichen Vorfahren mussten mit schwankenden Nahrungsangeboten und unsicheren Jagderfolgen zurechtkommen, hatten immer wieder längere Perioden der Nahrungsknappheit zu überbrücken.

Ihre Körper passten sich daher evolutionär an längere Essenspausen an, in denen sie wochenlang von ihren Energiereserven in Muskel- und Fettgewebe zehrten. Sobald wieder Nahrung vorhanden war, wurden die Reserven aufgefüllt. Dieses Erbe, so die Forscher, trügen wir bis heute in uns.

Darauf setzt das Intervallfasten, ein Konzept, bei dem die Kalorienaufnahme tageweise stark reduziert wird – und das über mehrere Wochen und Monate hinweg (oder sogar ohne jede zeitliche Begrenzung). Außerhalb der jeweiligen Fastenzeit dürfen Abnehmwillige speisen, so viel sie mögen. Es gibt drei Varianten:

- Bei der 16/8-Regel verzichtet der Fastende an 16 zusammenhängenden Stunden eines Tages auf das Essen. In der verbleibenden Zeit darf gegessen werden wie immer. Am leichtesten fällt es offenbar vielen, das Frühstück auszulassen: Wer beispielsweise um zwölf Uhr das Mittagessen und bis 20 Uhr die letzte Mahlzeit des Tages zu sich nimmt, kann die Regel gut einhalten. Nach rund zwei Wochen gewöhnt sich der Körper meist an das ausbleibende Frühstück und signalisiert morgens keinen Hunger mehr.
- Beim 5/2-Rhythmus wird an fünf Tagen pro Woche normal gegessen und an zwei Tagen – die möglichst nicht aufeinander folgen – gefastet. An den beiden Fastentagen sollten Frauen nicht mehr als 500 Kilokalorien und Männer nicht mehr als 600 Kilokalorien zu sich nehmen, was einer leichten Mahlzeit entspricht. Die sollte möglichst keine Kohlenhydrate und nur wenig tierische Fette enthalten, dafür viel Eiweiß, Vitamine und Ballaststoffe. Empfehlenswert sind etwa mageres Fleisch, Fisch und Gemüse. Dazu wird reichlich kalorienarme oder -freie Flüssigkeit getrunken, etwa ungesüßter Tee, Wasser oder Gemüsebrühe.
- Bei der 1/1-Variante wechseln Fastentage (mit jeweils 500/600 Kilokalorien) und Tage mit gewohnter Kost ab. Ernährungsexperten empfehlen sie für stark Übergewichtige, während sich der 16/8-Rhythmus eher an Menschen richtet, die ihr Wunschgewicht dauerhaft halten wollen. Die 5/2-Regel ist quasi ein Mittelweg.

Dass insbesondere das tageweise Fasten erfolgreich Gewicht zu reduzieren vermag, ist auf ein einfaches Prinzip zurückzuführen: Das Kaloriendefizit beim Fasten wird an den anderen Tagen nicht vollständig ausgeglichen, denn unser Körper kann pro Tag nur maximal 15 Prozent mehr Nahrung als üblich aufnehmen. Zudem zapft der Organismus in den Fastenzeiten seine Reserven an: Werden ihm mindestens zehn oder zwölf Stunden keine Kalorien zugeführt, braucht er zunächst die Kohlenhydratreserven in Leber sowie Muskeln auf und beginnt anschließend vermehrt auch mit dem Abbau von Körperfett-Depots.

Das wirkt sich auf die Gesundheit aus. Studien zufolge nimmt vor allem bei der 1/1- und der 5/2-Methode schon nach kurzer Zeit der Blutwert des als problematisch eingestuften LDL-Cholesterins ab. Auch der Blutdruck sowie Blutzucker- und Insulinspiegel sinken.

Aber für welche Abnehmziele eignet sich der Nahrungsverzicht am besten, und wer sollte lieber davon lassen? Sicher ist: Intervallfasten bewirkt keine Wunder. Kurzfristig viel Gewicht loswerden lässt sich mit der Methode nicht. Sie verspricht vielmehr eine langsame, aber stetige Pfundreduktion.

Mithilfe des 1/1-Fastens nahmen 32 normal- oder wenig übergewichtige Teilnehmer einer Studie über einen Zeitraum von zwölf Wochen im Durchschnitt rund fünf Kilogramm ab.

In einer Langzeitstudie über ein Jahr verloren 100 stark übergewichtige Probanden mit der gleichen Methode im Schnitt sechs Prozent ihres Körpergewichts – obwohl sie das Diktat von rund 500 Kilokalorien an den Fastentagen regelmäßig um mehrere Hundert Kilokalorien überschritten (aber auch während der Essenszeit weniger zu sich nahmen als eigentlich erlaubt).

Sobald der Körper zehn bis zwölf Stunden lang keine Kalorien aufnimmt, **baut er verstärkt Fettreserven ab**

Die durchschnittliche Gewichtsabnahme dieser Probanden unterschied sich allerdings nicht deutlich von der einer Vergleichsgruppe, bei der sich die Testpersonen nach einer herkömmlichen, kalorienreduzierten Diät mit rund 1500 Kilokalorien täglich ernährten. Von jenen, die tageweise fasteten, gaben sogar mehr Teilnehmer während des Untersuchungszeitraums auf und kehrten zu ihrem alten Essverhalten zurück.

Es scheint also vor allem eine Frage der persönlichen Vorliebe und des eigenen Lebensstils zu sein, ob sich das Intervallfasten für einen eignet. Bei Vorerkrankungen allerdings tut man gut daran, vor Beginn des Fastens einen Arzt zu fragen.

Diabetiker etwa sollten wegen der langen Essenspausen nie ohne Rücksprache mit einem Mediziner intermittierend fasten – und Menschen mit Essstörungen sowie vielen chronisch Kranken, aber auch Schwangeren und stillenden Müttern raten Ernährungsmediziner generell davon ab.

Um das Intervallfasten dauerhaft durchzuhalten, muss man es vor allem gut in den eigenen Alltag integrieren können. Wer etwa gern abends ins Restaurant essen geht, wird eher Schwierigkeiten haben, die 16/8-Methode umzusetzen. Und Menschen, die es gewohnt sind, tagsüber häufig kleine Snacks zu sich zu nehmen, geraten an den Fastentagen der 1/1- oder 5/2-Methode rasch an ihre Grenzen.

Diejenigen aber, die dabei bleiben, können neben einer meist eher moderaten Gewichtsabnahme zusätzlich von den positiven Effekten auf die Gesundheit profitieren.

Mitunter lässt sich – unter ärztlicher Begleitung – sogar die Dosis bestimmter Medikamente reduzieren: Denn durch das Hungern stellt sich der Stoffwechsel um, sodass fortan womöglich schon eine geringere Menge an Insulin bei Diabetikern oder eines Blutdrucksenkers bei Hypertonikern ausreicht, um die gewünschte Wirkung zu erzielen.

Auf die eigenen Lieblingsgerichte braucht bei dieser Methode hingegen niemand zu verzichten. Tabu sind sie nur während der Fastenzeiten.

»Vielen fällt es **recht leicht,** das **Frühstück** ausfallen zu lassen«

Fasten ist eine Herausforderung für den Organismus. Die Biologin und Pharmakologin Annette Schürmann verrät, was gegen Hungerattacken hilft, weshalb die Angst vor Unterzuckerung unbegründet ist und wie sich der Körper durch den Nahrungsentzug verändert

GEO WISSEN: ***Frau Professor Schürmann, weshalb ist das Intervallfasten so beliebt?***

PROF. DR. ANNETTE SCHÜRMANN: Es fällt vielen Menschen leichter als andere Diäten. Sie müssen keine Kalorien zählen und können ihren Speiseplan beibehalten, wenn dessen Zusammensetzung nicht allzu ungesund ist. Das ist einfach und praktikabel.

Darf grundsätzlich jeder fasten?

Gesunde Übergewichtige können auf eigene Faust mit dem Fasten beginnen. Wer an einer Stoffwechselerkrankung leidet, zum Beispiel Typ-2-Diabetes, sollte sich allerdings erst ärztlich beraten lassen. Gleiches gilt bei regelmäßiger Einnahme von Medikamenten, denn manche Arzneien müssen mit Nahrung eingenommen werden.

Es gibt mehrere Varianten des Intervallfastens. Für wen ist welche Methode am besten geeignet?

Das hängt davon ab, was der Einzelne erreichen will. Mit der 1/1-Methode – also im Wechsel einen Tag fasten, einen Tag essen – lässt sich am schnellsten Gewicht verlieren. Wer extrem übergewichtig ist, sollte es daher zunächst damit versuchen. Wen das im Alltag zu sehr beeinträchtigt oder wer nicht ganz so schnell und viel abnehmen möchte, der versucht die 5/2-Methode: zwei Fastentage pro Woche. Oder die 16/8-Methode, bei der am Tag 16 Stunden auf Essen verzichtet und acht Stunden normal gegessen wird.

Im Prinzip führt jede Essenspause, die länger anhält als einige Stunden, zum Abbau von Reserven. Würden nicht bereits etwas längere Pausen zwischen den drei Mahlzeiten genügen, um Gewicht zu verlieren? Also eine Art „Fasten light“?

Das ist tatsächlich so. Wer lediglich wenig Gewicht verlieren will, dem würde ich raten, erst einmal nur die Snacks zwischendurch wegzulassen.

Beim 16/8-Fasten wird häufig empfohlen, auf das Frühstück zu verzichten. Ist das sinnvoll?

Tatsächlich ist der Verzicht auf das Abendessen effektiver. Das liegt daran, dass die Mahlzeit in den Abendstunden den Blutzucker und die Insulinausschüttung stärker erhöht als das Frühstück oder Mittagessen.

Darüber hinaus ist die Portion abends bei den meisten Menschen größer als morgens. Aber vielen fällt es leichter, das Frühstück auszulassen, und da sie damit ebenfalls eine längere Fastenperiode erreichen, wird auch ihr Fettstoffwechsel gefordert. Grundsätzlich können Fastende den Zeitpunkt ihrer Mahlzeiten so legen, wie es ihnen am besten passt. Allerdings sollten sie während der acht Stunden, in denen sie essen dürfen, Pausen zwischen den Mahlzeiten einhalten, also nicht ständig essen.

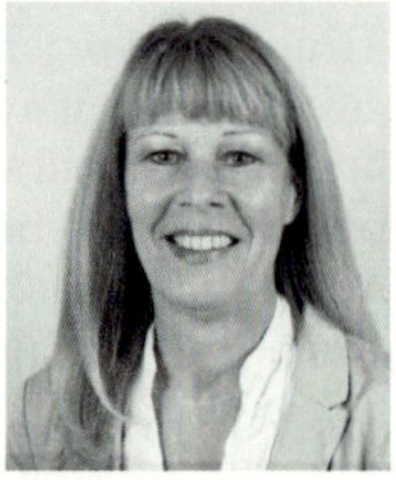

Prof. Dr. Annette Schürmann ist Abteilungsleiterin am Deutschen Institut für Ernährungsforschung in Potsdam

Wie lassen sich lange Essenspausen am besten durchhalten?

Bewährte Mittel sind ungesüßte Getränke. An Fastentagen können Tee oder Brühe den Magen etwas beruhigen. Zudem benötigt der Körper für viele Stoffwechselvorgänge Wasser – etwa für den Fettabbau. Auch Ablenkung hilft oft gegen das Hungergefühl. Also ein Buch zu lesen, Freunde zu treffen, spazieren zu gehen – alles, was einen auf andere Gedanken bringt.

Intervallfastende berichten von zittrigen Händen, wenn sie über Stunden nicht essen. Sie fühlen sich unterzuckert. Sollten sie trotzdem weiterfasten?

Es ist ein verbreiteter Irrglaube, solche körperlichen Signale als Unterzuckerung zu deuten. Die tritt nur bei Typ-1-Diabetikern auf, die sich zu viel Insulin gespritzt haben. Wenn bei Gesunden der Blutzuckerspiegel fällt, sorgen körpereigene Hormone wie etwa Adrenalin von selbst dafür, dass

Glukose freigesetzt wird, ehe eine Unterzuckerung eintritt. Das Adrenalin ist für die Symptome verantwortlich, die oft fälschlich als Unterzuckerung empfunden werden. Das Zittern geht meistens schnell vorüber, wenn der Betreffende etwas trinkt. Niemand wird während des Intervallfastens aus Energiemangel in Ohnmacht fallen.

Welche Nahrungsmittel helfen besonders gut, lange satt zu bleiben?

Ballaststoffreiches Essen und Proteine sind extrem wichtig für die Sättigung, also etwa Vollkornbrot oder ein Putensteak. Das macht bei der gleichen Kalorienmenge länger satt als Pommes frites und Burger. Intervallfastende sollten zudem auf eine hohe Proteinzufuhr und körperliche Aktivität achten, um einem Muskelabbau vorzubeugen.

Darf bei der 1/1- oder 5/2-Variante an den Essenstagen nach Lust und Laune geschlemmt werden?

Es gibt dazu kaum Studien. Vermutlich spielt es für die Gewichtsabnahme keine Rolle, was an diesen Tagen gegessen wird, aber ich würde dennoch von Fast Food abraten. Einmal pro Woche ist das okay, aber auf Dauer sollte damit nicht der Hunger gestillt werden.

Wirkt sich Fasten auf die Fettverteilung aus? Lässt sich Bauchfett auf diese Weise besser bekämpfen als durch andere Diäten?

Die Fettverteilung ist genetisch festgelegt: Ob der Körper eine „Apfel-" oder „Birnenform" ausbildet, lässt sich durch Diäten nicht beeinflussen. Intervallfasten eignet sich aber gut dafür, Fettpolster in der Nähe von Organen wie Nieren, Herz oder Leber zu reduzieren, die vor allem bei der Apfelform auftreten. Diese Fettspeicherung ist besonders gefährlich für die Gesundheit.

Woran lässt sich erkennen, ob dies auf einen zutrifft?

Ärzte können am Blutbild sehen, etwa an erhöhten Blutfettwerten oder mithilfe des Ultraschalls, ob bereits eine Fettleber vorliegt.

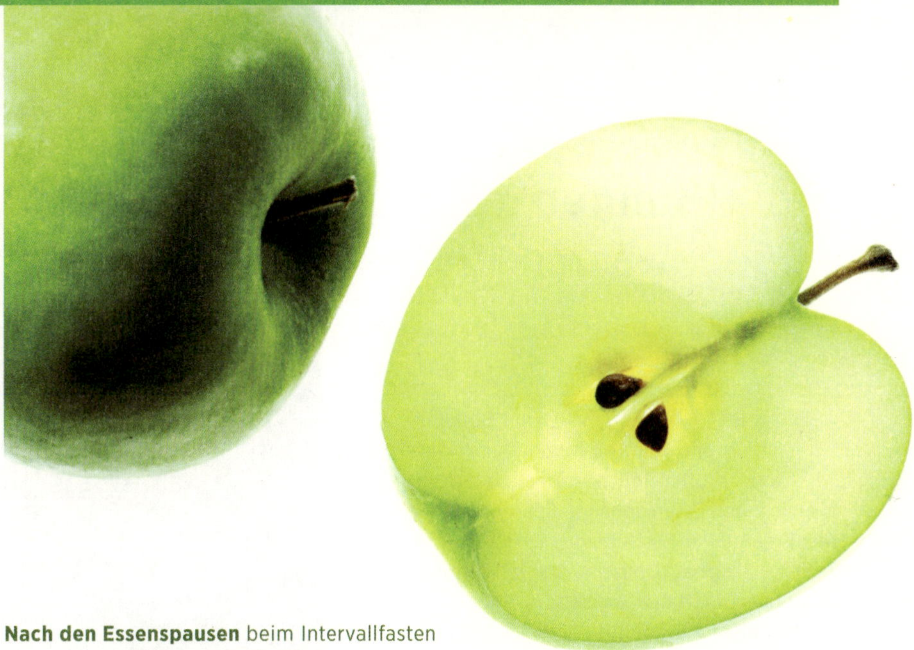

Nach den Essenspausen beim Intervallfasten sollte gesund gegessen werden: Vollkornbrot, mageres Fleisch, Gemüse – und auch Obst

Sollte ich mich an Fastentagen körperlich schonen?

Nein, dafür gibt es keinen Grund. Viele Menschen legen ihren Sport auf die Fastentage, um sich auf andere Gedanken zu bringen. Und körperliche Aktivität stärkt die Muskulatur.

Ist es überhaupt realistisch, ohne Hungern abzunehmen?

Jeder hofft, dass es ohne Magenknurren funktioniert. Aber nein, das ist unrealistisch.

Viele Fastende sagen, es falle ihnen nach einiger Zeit leichter, die Essenspausen durchzustehen. Wie kommt es zu dieser Gewöhnung?

Darüber lässt sich nur spekulieren. Womöglich spielt das körpereigene Hormon Leptin, das unser Sättigungsempfinden steuert, eine entscheidende Rolle: In Versuchen fühlten sich schlanke Mäuse, denen Leptin zugeführt wurde, schlagartig satt und hörten auf zu fressen. Übergewichtige Mäuse dagegen fraßen trotz der Leptingabe weiter – ihre Rezeptoren reagieren nicht mehr auf das Hormon. Ich vermute, dass es diese Leptinresistenz auch beim Menschen gibt, denn Adipöse verlieren ebenfalls ihr Sättigungsgefühl. Vermutlich wird durch das Fasten die Empfindlichkeit für Leptin wiederhergestellt.

Das bedeutet, durch längere Essenspausen werden Fastende mittelfristig wieder leichter satt?

Sie spüren jedenfalls wieder besser, dass sie satt sind. Und dadurch essen sie wahrscheinlich auch insgesamt weniger.

Wirkt sich das auch auf die Zeit nach dem Fasten aus?

Studien gibt es dazu nicht, aber eine Person, die über längere Zeit Intervallfasten betrieben hat, wird feststellen, dass sie auch danach erst einmal nicht mehr so viel isst wie vorher.

Sollten Fastende den neuen Rhythmus für immer beibehalten, um nicht wieder zuzunehmen?

Angenommen, jemand wiegt 90 Kilogramm und verliert binnen eines Jahres mit Intervallfasten zehn Kilo. Wenn dies sein Wunschgewicht ist, braucht er nicht ein Leben lang weiterzufasten. Er sollte jedoch nicht in das alte Essensmuster zurückfallen, wohl aber sein Gewicht kontrollieren. Stellt er fest, dass er ein Kilo zugenommen hat, kann er erneut eine Zeit lang fasten – dafür genügen dann vielleicht ein Fastentag pro Woche oder auch nur längere Essensabstände. Wichtig ist es, schnell auf eine Gewichtszunahme zu reagieren, ehe sich all die verlorenen Pfunde wieder angesammelt haben.

Meine Diät-Erfahrung

Der **Hunger** ließ irgendwann nach

Philip Kupka, 28, Student

Als ich 19 war, begann ich mit Bodybuilding und fand es faszinierend, dass ein großer Teil des Trainingserfolgs vom richtigen Essen abhängt. Später hatte ich eine Freundin, die sich hauptsächlich vegetarisch ernährt hat. Damals habe ich ein Jahr lang ohne Tierprodukte gelebt.

Vor etwa zwei Jahren habe ich aus Neugier mit dem Intervallfasten angefangen, um zu sehen, wie sich das auf meinen Körper auswirkt. Ich frühstücke nichts und nehme auch tagsüber keine feste Nahrung zu mir. Ich habe dann das Gefühl, dass mein Körper sich selbst reinigt, ohne dass ich tage- oder wochenlang ganz aufs Essen verzichten muss. Abends esse ich dafür umso mehr. Allerdings achte ich auch dann darauf, mich gesund zu ernähren, zum Beispiel mit einem Hähnchencurry und Brokkoli oder einem großen Salat.

In der ersten Zeit war ich morgens extrem hungrig, besonders wenn ich am Abend noch Sport gemacht hatte. Aber das ließ innerhalb weniger Wochen nach.

Eine Weile habe ich das Intervallfasten streng durchgezogen. Irgendwann besuchte ich dann meine Oma, sie hatte einen Kuchen gebacken. Als ich ihr sagte, ich könne leider nichts davon essen, hatte ich das Gefühl, ihr bricht das Herz: Ihr Enkel verschmäht den selbst gebackenen Kuchen! Ich habe also ein Stück verspeist, und seither gehe ich entspannter mit meinen Essregeln um: Ich faste nicht durchgängig tagsüber. Wenn ich das Gefühl habe, mir fehlt Energie, oder ich zu gestresst bin, esse ich ein paar Tage lang, wann ich will. Dann wieder streiche ich das Mittagessen, erlaube mir aber morgens einen sehr kalorienreichen Kaffee.

Und wenn es passt, gehe ich für einige Wochen oder Monate wieder zum Intervallfasten über. Wie lange die Phasen dauern, entscheide ich nach Gefühl.

Gerade in den Zeiten, in denen ich tagsüber konsequent faste, nehme ich schon nach ein paar Tagen deutlich ab. Das fällt mir vor allem am Bauch auf, weil dann die Muskeln sichtbar hervortreten.

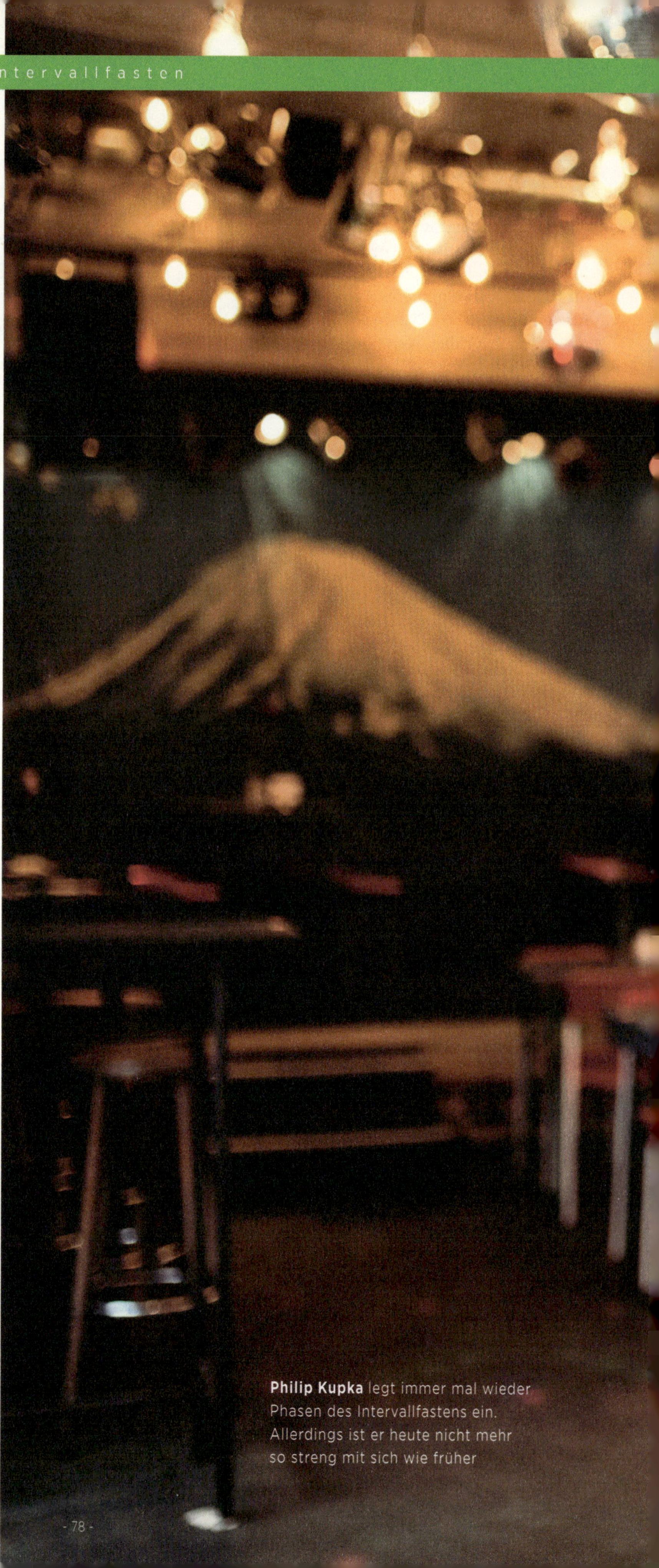

Philip Kupka legt immer mal wieder Phasen des Intervallfastens ein. Allerdings ist er heute nicht mehr so streng mit sich wie früher

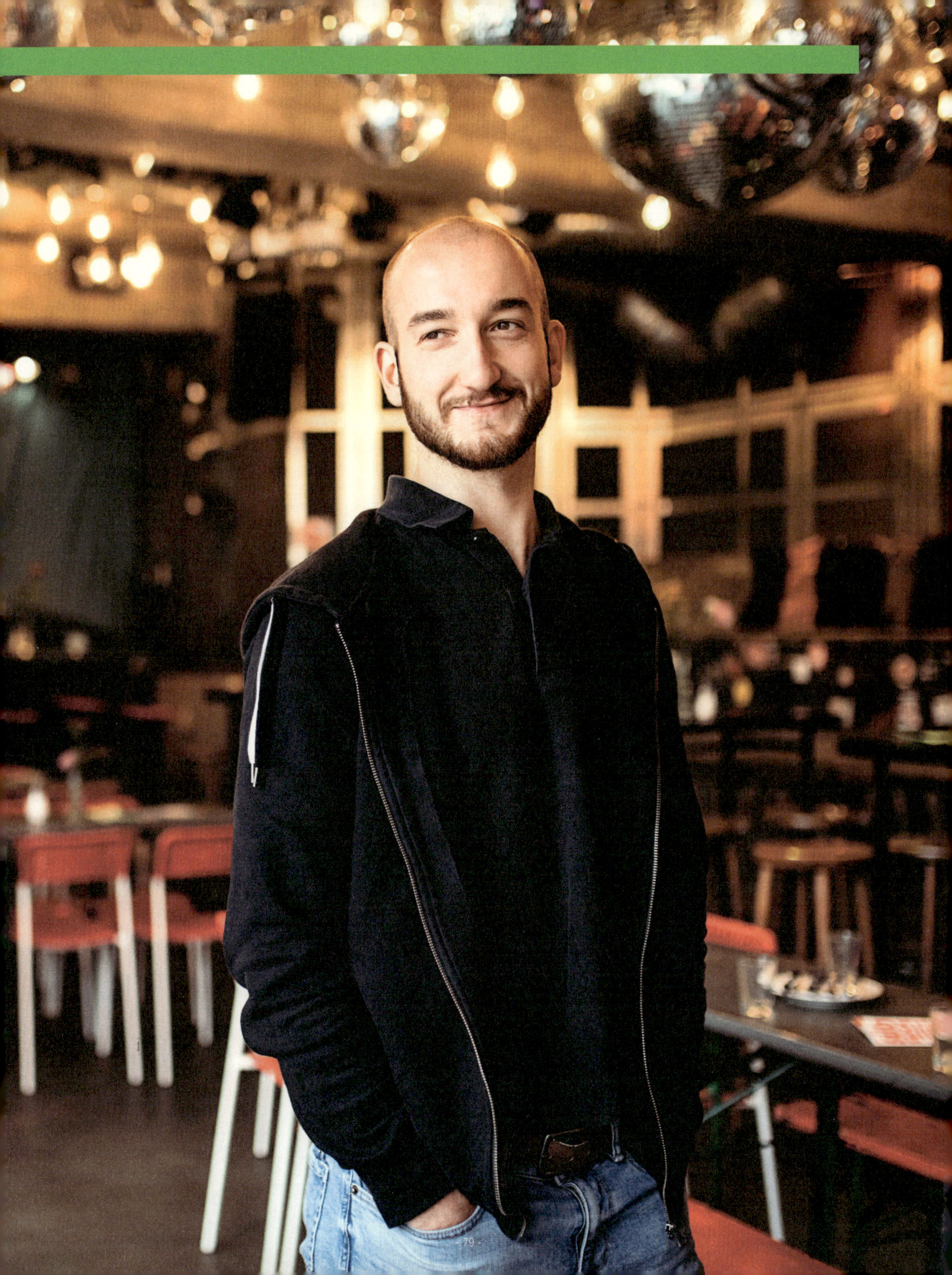

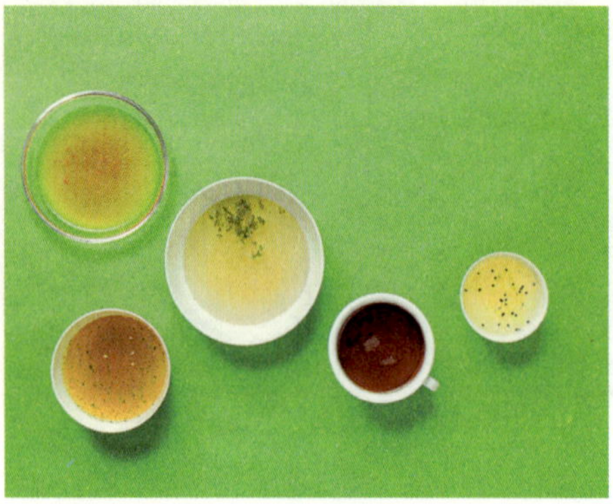

Tee und Brühe beruhigen während des Fastens den Magen. Zudem ist die Flüssigkeit auch für viele Stoffwechselvorgänge wichtig, etwa für den Fettabbau

Das Prinzip **Nichts**

Wer fastet, muss nicht unbedingt über Wochen auf Nahrung verzichten – auch regelmäßige Essenspausen zwischendurch, etwa für einige Stunden oder einzelne Tage, können schon viel bewirken. Denn langfristig entsteht ein Kaloriendefizit, das für eine Gewichtsreduktion sorgt, ohne dass der Speiseplan dafür komplett umgestellt werden muss. Doch welche Art des Fastens ist für wen geeignet?

	5/2-Fasten	Modifiziertes Fasten
Was wird gegessen?	An fünf Tagen in der Woche darf **normal gegessen** werden. Die zwei anderen Tage sind Fastentage mit jeweils 500 (Frauen) oder 600 (Männer) Kilokalorien, für die sättigende Rezeptideen vorgeschlagen werden. **Fastentage** sollten nicht direkt aufeinander folgen; zwischen den Mahlzeiten sollten an diesen Tagen 24 Stunden liegen.	Der Abnehmwilllige konsumiert täglich zwei bis drei Liter kalorienfreie Fastengetränke sowie 50 bis 100 Gramm **Protein**, meist als Konzentrat (in Apotheken oder Reformhäusern). Das enthält auch geringe Mengen Kohlenhydrate, Vitamine, Mineralstoffe. Alternativ können **eiweißreiche Milchprodukte** wie etwa Quark gegessen werden.
Was wird versprochen?	In acht Wochen können Anwender bis zu **drei Kilogramm** abnehmen; die Höhe der Gewichtsabnahme soll dabei vom individuellen Stoffwechsel abhängen. Der Muskelanteil nimmt zu, die **Blutwerte** verbessern sich. Anders als viele andere Diäten kann diese Ernährungsweise auf Dauer beibehalten werden.	Die extrem geringe Energiezufuhr von nur etwa 500 Kilokalorien pro Tag gewährleistet eine starke Gewichtsreduktion – und damit den **Abbau von Fett**. Den (nicht erwünschten) Abbau von körpereigenem Eiweiß, der hauptsächlich zulasten der Muskelmasse geht, sollen hingegen die Proteingaben reduzieren.
Was kann sie wirklich?	Das Konzept trifft den **Zeitgeist**, Intervallfasten wird auch unter Forschern viel diskutiert. Diese Variante lässt sich am einfachsten umsetzen. Oftmals wird aber an Nicht-Fastentagen unausgewogen gegessen. Wird das Konzept jedoch strikt verfolgt, kann Gewicht abgenommen werden.	Wer diese Fastenkur durchhält, erlebt in **kurzer Zeit** einen **massiven Gewichtsverlust** – bei Fettleibigen kommt es häufig zu einer Reduktion von zwölf Kilogramm in nur vier Wochen.
Fazit	+ Intervallfasten kann sich positiv auf den **Stoffwechsel** und das Gewicht auswirken. – Im Alltag nicht immer leicht umzusetzen, Fastentage müssen geplant werden . *empfehlenswert*	+ Hohe Gewichtsreduktion, besonders für stark Übergewichtige ein sehr motivierender **Einstieg**. – Länger als drei Monate darf die Diät nicht befolgt werden – und nur mit ärztlicher Begleitung, weil unter anderem Gichtanfälle und Gallenkoliken drohen. Bei dieser Diät wird kein Umgang mit gesunder, ausgewogener Kost trainiert. Schulung und **Nachbetreuung** sind nötig. *empfehlenswert*

Saftfasten	10-in-2-Fasten	16/8-Fasten	Nulldiät
Das Fasten kann ein bis acht Tage dauern; in dieser Zeit nimmt der Diätwilllige **ausschließlich flüssige Nahrung** zu sich. Er trinkt täglich etwa drei Liter - vor allem Wasser und Kräutertees sowie Obstsaft und Gemüsebrühe. Ein oder mehrere Entlastungstage mit Reis oder **Rohkost** gehen der eigentlichen Fastenphase voraus.	Hinter dem 10-in-2-Konzept verbirgt sich folgende Idee: An **einem Tag** isst man so viel und was man möchte (1), am Tag darauf fastet man (0) - und das stets im Wechsel. An den Fastentagen werden Wasser, ungesüßter Kaffee /Tee und **Gemüsebrühe** getrunken. Zum Ausprobieren liegt ein 21-Tage-Programm mit Rezeptideen vor.	Freie Auswahl der Lebensmittel nach der Regel: jeden Tag 16 Stunden fasten, **acht Stunden** essen. Während der Fastenzeit sind kalorienfreie oder -arme Getränke erlaubt. Die Essenszeiten können **flexibel** gestaltet werden. Das Konzept ist durchführbar etwa als siebenwöchiges Online-Abnehm- und Gesundheitsprogramm.	Die Nahrungsaufnahme wird über einen Zeitraum von mehreren Tagen, manchmal sogar über Wochen komplett eingestellt. Da dann auch die in den Speisen enthaltene Flüssigkeit wegfällt, ist der **Trinkbedarf deutlich erhöht** und liegt bei etwa drei Litern täglich. Erlaubt sind kalorienfreie Getränke wie Wasser oder ungesüßter Tee.
Saftfasten gilt unter seinen Anhängern als ganzheitliches Selbsterfahrungskonzept mit körperlichen und seelischen Auswirkungen. Es soll helfen, **Gewohnheiten zu verändern** und den Körper zu „entgiften", zu „entschlacken". Zumeist aber wird das Saftfasten nur zum Abspecken angewendet.	Eine **lebensverlängernde** Ernährungsweise, die zeitlich unbegrenzt angewendet werden kann. Am Fastentag bedient sich der Körper an den **Fettreserven**. 10 in 2 sei aber nicht primär eine Diät, sondern verbessere alle Körper- und Immunschutzfunktionen und wirke wie eine Anti-Aging-Kur.	Eine nachhaltige und alltagstauglich dauerhaft umsetzbare **Ernährungsweise**, die im Gegensatz zu Crash-Diäten schlank macht, ohne dass ein Jo-Jo-Effekt droht. Die Intervallfastenmethode soll die Fettverbrennung im Körper aktivieren und eine **Gewichtsabnahme** bis zu zehn Kilogramm in sieben Wochen ermöglichen.	Es kommt zu einer rapiden und starken **Gewichtsreduktion** - ohne dass sich der Fastende während der Nulldiät um komplexe Ernährungspläne kümmern muss.
Säfte und Brühe liefern kaum Energie. Daher kommt es zu einer Reduktion von drei bis sechs Kilo pro Woche. Wie bei allen radikalen Ansätzen geht viel **Wasser** verloren. Nach der Fastenzeit wird es rasch aufgefüllt; das Gewicht steigt dann oft sogar über den Ausgangswert. Eine Entschlackung ist wissenschaftlich nicht belegt.	Mit dieser Methode des Intervallfastens lässt sich bei strikter Umsetzung vergleichsweise am schnellsten Gewicht verlieren. Sie ist aber auch die **am schwersten umsetzbare** Variante und auf Dauer wenig alltagstauglich. Es besteht die Gefahr, dass an den Nicht-Fasten-Tagen unausgewogen gegessen wird.	Das Konzept ist vergleichsweise einfach, aber auf **Dauer** dennoch oft schwer umzusetzen. Auch bei dieser Variante müssen Anwender darauf achten, sich in der Essensphase gesund und **ausgewogen** zu ernähren. Dann kann mit der Methode durchaus Gewicht reduziert werden.	Anfangs verliert der Körper hauptsächlich Wasser. Etwa vom zweiten Tag an schmelzen Eiweiß- und Fettreserven; das Fett wird zum Hauptbrennstoff im Organismus. Dieser sogenannte **Hungerstoffwechsel** hat viele Nebenwirkungen: So wird weniger Harnsäure ausgeschieden - Gicht und Nierensteinbildung können die Folgen sein.
+ Bei guter Beratung oder in professionell angeleiteter Gruppe kann Fasten zur positiven **ganzheitlichen Erfahrung** werden. Gesunde können eigenverantwortlich bis zu acht Tage ohne Bedenken fasten. – Fasten macht nicht **dauerhaft** schlank: Die eigentliche Umstellung muss danach erst noch bewältigt werden. Außerdem droht durch den **Eiweißmangel** Muskelabbau - und der Jo-Jo-Effekt.	+ Diese Form des Fastens kann sich positiv auf den Stoffwechsel und das **Gewicht** auswirken. – Schwer umzusetzen und durchzuhalten; nicht auf Dauer geeignet.	+ Auch 16:8-Fasten kann sich **positiv** auf den Stoffwechsel und das Gewicht auswirken. – Schränkt die freie zeitliche Gestaltung der Mahlzeiten ein. Auf Dauer wenig geeignet.	+ Keinerlei Vorteil. – Der **Eiweißbedarf** wird nicht gedeckt. Nach 14 Tagen sind bis zu zwei Kilo Muskelmasse abgebaut, Mineralstoffe gehen ebenfalls verloren. Die Gefahr bedrohlicher **Komplikationen**, etwa von Herzrhythmusstörungen, nimmt zu. Zudem übt man keine langfristige Verbesserung der Essgewohnheiten ein. •
bedingt empfehlenswert	*bedingt empfehlenswert*	*bedingt empfehlenswert*	*nicht empfehlenswert*

Die Diät-**Assistenten**

Zahlreiche Geräte sollen **die Gewichtsreduktion unterstützen.** Aber was bringen Körperfettwaage, Fitnessarmband und Smartphone-Programme?

Text: Nadja Katzenberger

Körperfettwaage

Eine solche Waage misst – mittels „bioelektrischer Impedanzanalyse" – neben dem Gewicht auch den Anteil des Fetts im Körper sowie des Wassers und der fettfreien Masse (etwa Muskeln und Organe). Beim Aktivieren der Waage fließt ein schwacher Wechselstrom durch den Körper. Da die Gewebe den Strom unterschiedlich gut leiten, ergeben sich je nach Gewebetyp verschiedene elektrische Widerstände.

Auf diese Weise lässt sich etwa herausfinden, ob es womöglich am Aufbau zusätzlicher Muskelmasse liegt, wenn trotz Diät das Gewicht kaum sinkt. Oder wenn sich durch eine Ernährungsumstellung eher die Muskel- als die Fettmasse verringert.

Preisgünstige Modelle messen nur an den Füßen und sind daher weniger genau. Je mehr Elektroden ein Gerät hat und an je mehr Körperstellen – etwa an beiden Händen – die angebracht werden, desto besser die Ergebnisse.

Dennoch haben auch diese Geräte ihre Grenzen. Zum einen erkennen sie nicht, wie groß der Anteil des gesundheitlich besonders bedenklichen Bauchfetts am gesamten Körperfett ist. Zum anderen können eine volle Blase, ein unverdautes Mittagessen und selbst der Zeitpunkt der Messung das Ergebnis beeinflussen.

Daher ist es wichtig, sich möglichst zur gleichen Tageszeit in ähnlichem Zustand auf die Waage zu stellen: Nur dann lassen sich Veränderungen der Werte über Wochen hinweg sinnvoll vergleichen.

Ärzte verfügen oft über Körperfettwaagen mit mehr Elektroden – und sie haben natürlich Erfahrung in der Einschätzung der Messwerte.

Fitnessarmband

Armbänder und Smartwatches überwachen jeden Schritt, sie messen den Puls, die Art der Fortbewegung, zeichnen Herzfrequenz und Sauerstoffsättigung auf, kontrollieren den Schlaf.

Bislang aber sind, je nach Fabrikat und Art der Messung, manche ermittelten Werte häufig noch ungenau. Die Geräte eignen sich daher vorerst oft lediglich dafür, sich ein ungefähres Bild der eigenen Aktivität, des Energieverbrauchs und eventueller Gesundheitsprobleme wie Schlafmangel zu verschaffen.

Gute Dienste leisten sie eher als motivierende Trainer, die einen regelmäßig daran erinnern, aufzustehen und einige Schritte zu gehen. Oder die einem beim Joggen einen Hinweis geben können, dass die Herzfrequenz dauerhaft zu hoch ist.

Fitnessarmbänder können helfen, sich realistische Ziele zu setzen und Erfolge zu dokumentieren. Erste Studien zeigen allerdings auch, dass die Anwender solcher Geräte im Durchschnitt nicht mehr Gewicht abnehmen als Personen ohne Fitnesstracker.

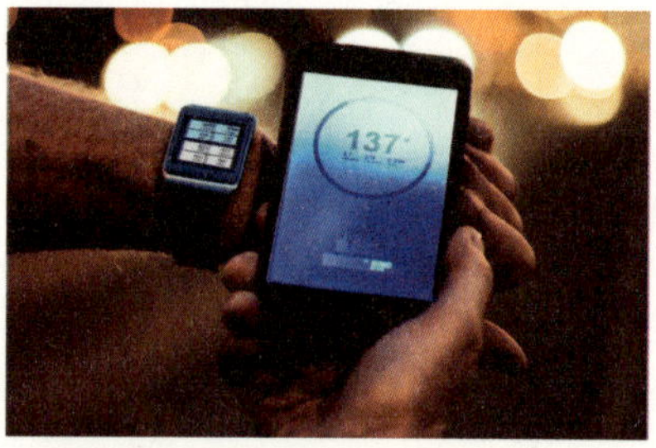

Fitnesstracker berechnen meist auch den Kalorienverbrauch – doch ist das Ergebnis selten verlässlich

Smartphone-Programme

Das Angebot an Fitness- und Ernährungs-Apps ist unüberschaubar. Dazu zählen Joggingtracker (etwa „Runtastic"), Kalorienzähler („MyFitnessPal", „Lose It!"), Ernährungstagebücher, Lebensmittelscanner und Internet-Gemeinschaften, die beim Abnehmen helfen sollen. Neben Start-ups bieten auch Krankenkassen und Universitäten solche Programme an.

Doch wie gut eine App ist, hängt auch vom Nutzer ab: Viele Anwendungen müssen regelmäßig mit Informationen versorgt werden – ein Kalorienzähler etwa hilft nur, wenn der Abnehmwillige dauerhaft jedes gegessene Lebensmittel notiert.

Daher ist die Motivation der Nutzer bei vielen Angeboten zwar anfangs groß, nimmt dann aber oft rasch wieder ab. Außerdem legen die Anbieter nicht immer hinreichend offen, wie sie mit den Gesundheitsdaten umgehen, zumal diese oft nicht in Deutschland gespeichert und verarbeitet werden.

Das ist anders bei einfachen Apps, die nur wenige Daten benötigen, darunter Schrittzähler wie „Moves" oder „Noom Walk", die durch definierte Ziele und einstellbare Erinnerungen helfen sollen, mehr Bewegung in den Alltag zu integrieren.

Oder man nutzt die App „MyTherapy", die zusammen mit Forschern der Berliner Charité entwickelt wurde, ohne Registrierung verwendbar ist und keine persönlichen Daten an Dritte weitergibt. „MyTherapy" erinnert an die Einnahme von Medikamenten und motiviert zu mehr Bewegung. Zudem dient die App als Gesundheitstagebuch, das etwa bei bevorstehenden Arztbesuchen helfen kann. •

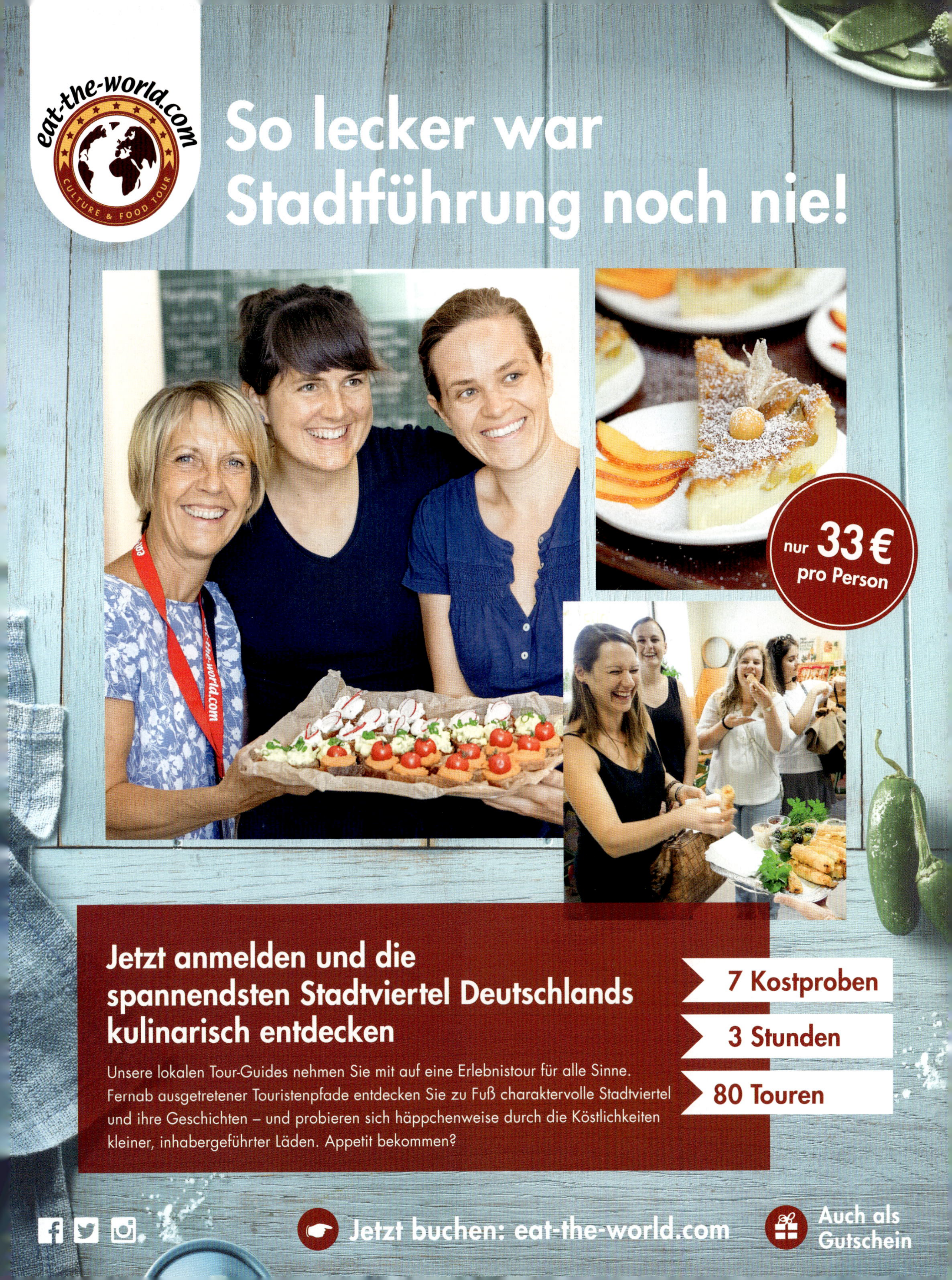
eat-the-world.com
CULTURE & FOOD TOUR
So lecker war Stadtführung noch nie!
nur 33 € pro Person
Jetzt anmelden und die spannendsten Stadtviertel Deutschlands kulinarisch entdecken
Unsere lokalen Tour-Guides nehmen Sie mit auf eine Erlebnistour für alle Sinne. Fernab ausgetretener Touristenpfade entdecken Sie zu Fuß charaktervolle Stadtviertel und ihre Geschichten – und probieren sich häppchenweise durch die Köstlichkeiten kleiner, inhabergeführter Läden. Appetit bekommen?
7 Kostproben
3 Stunden
80 Touren
Jetzt buchen: eat-the-world.com
Auch als Gutschein

An der Sonne gereift

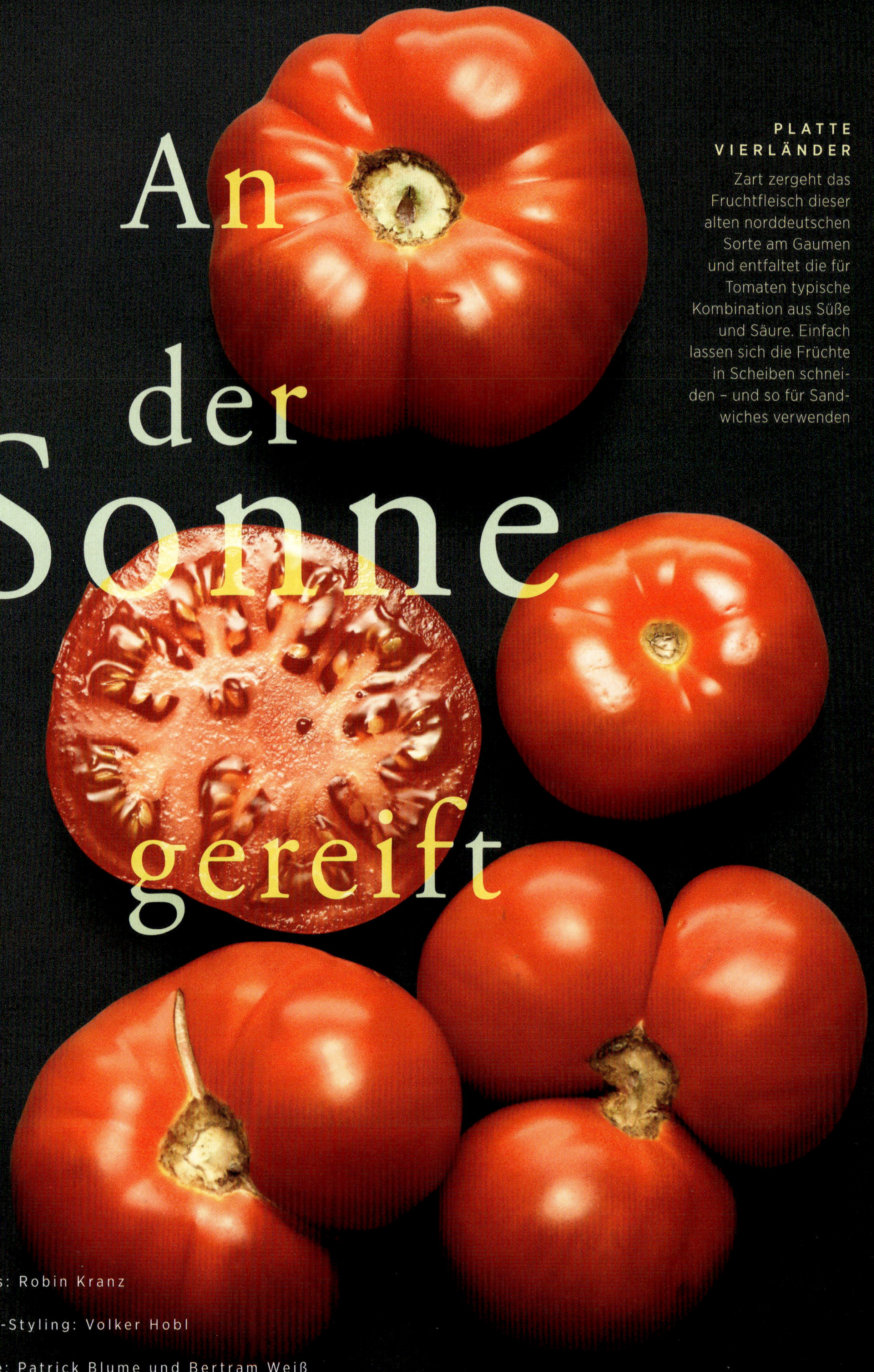

PLATTE VIERLÄNDER

Zart zergeht das Fruchtfleisch dieser alten norddeutschen Sorte am Gaumen und entfaltet die für Tomaten typische Kombination aus Süße und Säure. Einfach lassen sich die Früchte in Scheiben schneiden – und so für Sandwiches verwenden

Fotos: Robin Kranz

Food-Styling: Volker Hobl

Texte: Patrick Blume und Bertram Weiß

Tomaten eignen sich hervorragend für eine Ernährung, die zugleich energiearm und gesund, genussvoll und niemals langweilig ist. Denn die Früchte bieten viel Geschmack, wenig Kalorien – und eine enorme Fülle an Formen, Farben und Aromen

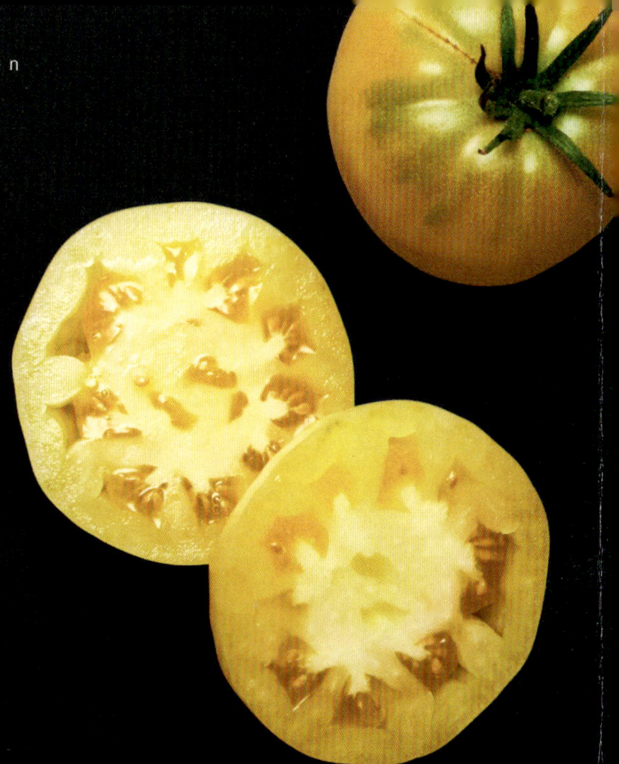

SNOWBALL

In ihren großen Kammern sammelt sich reichlich milder, nur schwach säuerlicher Saft, der die hellgelben kleinen Früchte zu einer erfrischenden, aber kalorienarmen Nascherei für zwischendurch macht

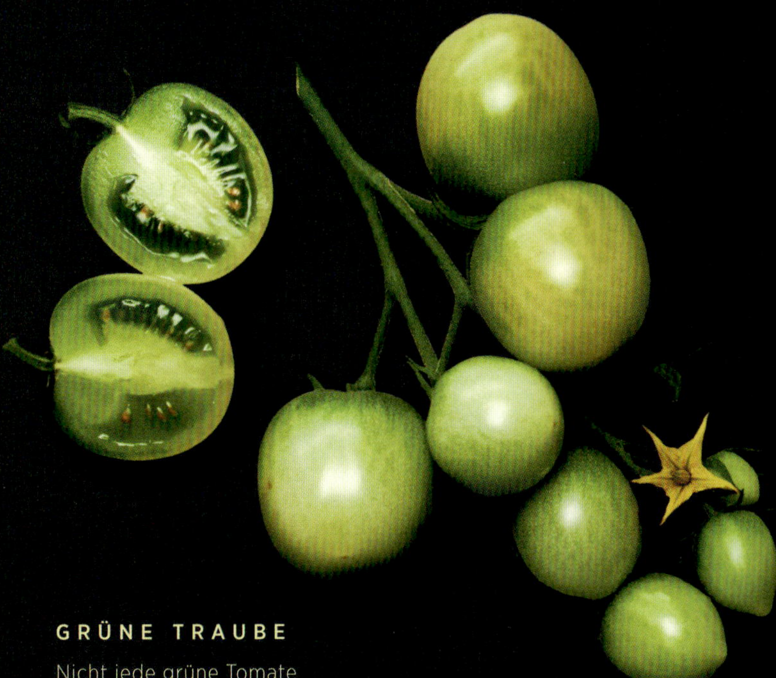

GRÜNE TRAUBE

Nicht jede grüne Tomate ist unreif: Diese Sorte mit zwei bis vier Zentimeter großen Früchten ist auch in der Reife noch grün oder zuweilen gelblich. Ihr Geschmack ist intensiv, fast würzig

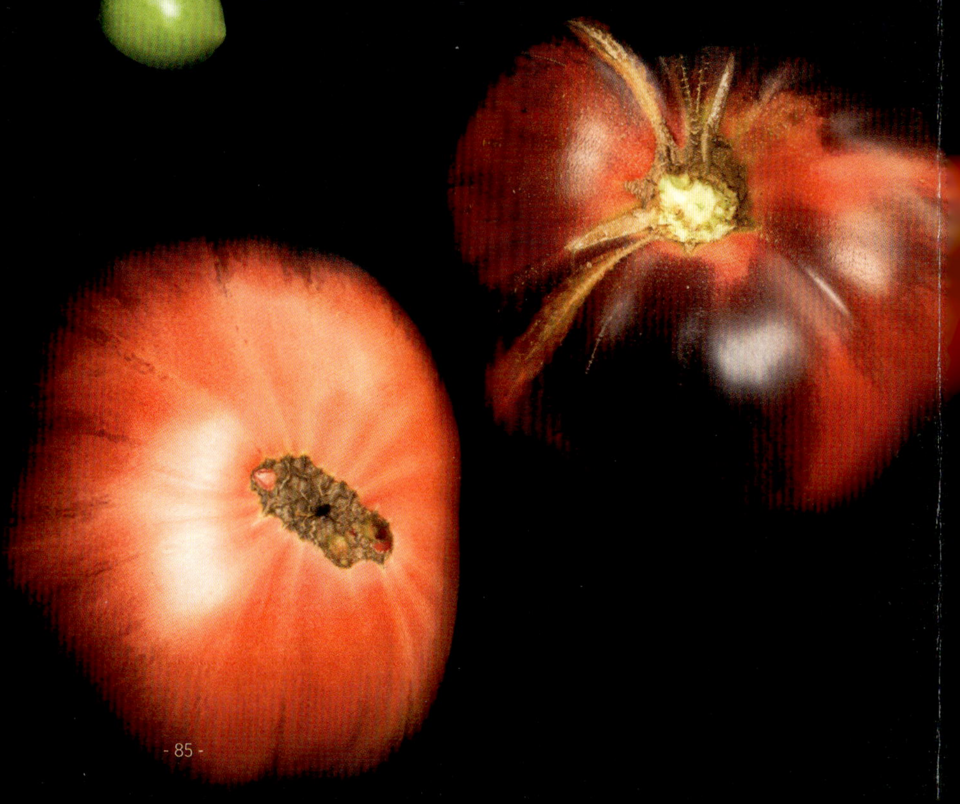

SIBERIAN TIGER

Je kräftiger die Sonne auf die Oberseite der aromatisch-süßlichen, festen Früchte scheint, desto dunklere Färbungen entstehen, die mitunter wie die Streifen einer Großkatze anmuten

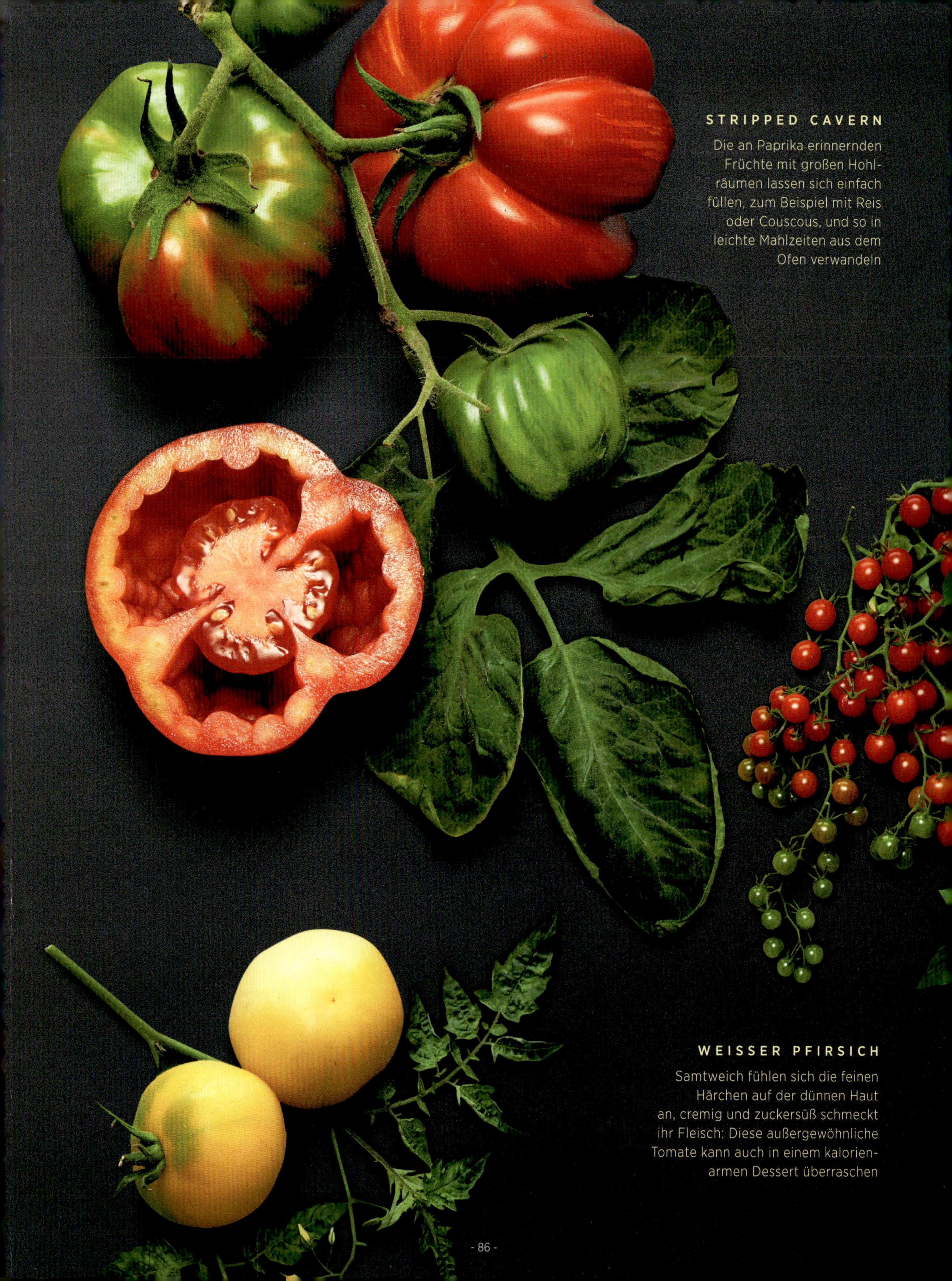

STRIPPED CAVERN

Die an Paprika erinnernden Früchte mit großen Hohlräumen lassen sich einfach füllen, zum Beispiel mit Reis oder Couscous, und so in leichte Mahlzeiten aus dem Ofen verwandeln

WEISSER PFIRSICH

Samtweich fühlen sich die feinen Härchen auf der dünnen Haut an, cremig und zuckersüß schmeckt ihr Fleisch: Diese außergewöhnliche Tomate kann auch in einem kalorienarmen Dessert überraschen

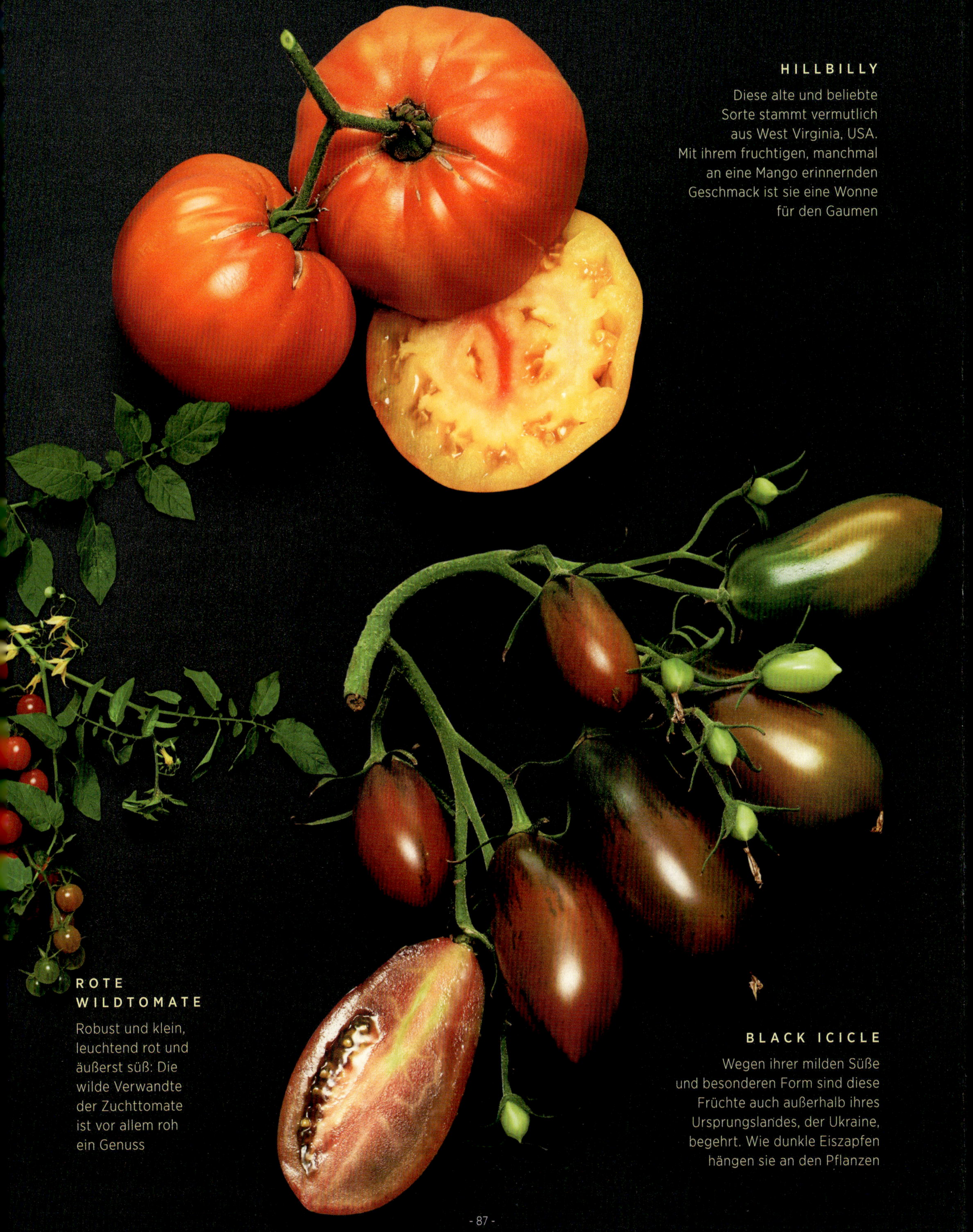

HILLBILLY

Diese alte und beliebte Sorte stammt vermutlich aus West Virginia, USA. Mit ihrem fruchtigen, manchmal an eine Mango erinnernden Geschmack ist sie eine Wonne für den Gaumen

ROTE WILDTOMATE

Robust und klein, leuchtend rot und äußerst süß: Die wilde Verwandte der Zuchttomate ist vor allem roh ein Genuss

BLACK ICICLE

Wegen ihrer milden Süße und besonderen Form sind diese Früchte auch außerhalb ihres Ursprungslandes, der Ukraine, begehrt. Wie dunkle Eiszapfen hängen sie an den Pflanzen

FREMBGENS RHEINLANDS RUHM

Eine alte deutsche, bissfeste Sorte mit kräftigem, leicht herbem Aroma, die sich gut für Diät-Salate eignet

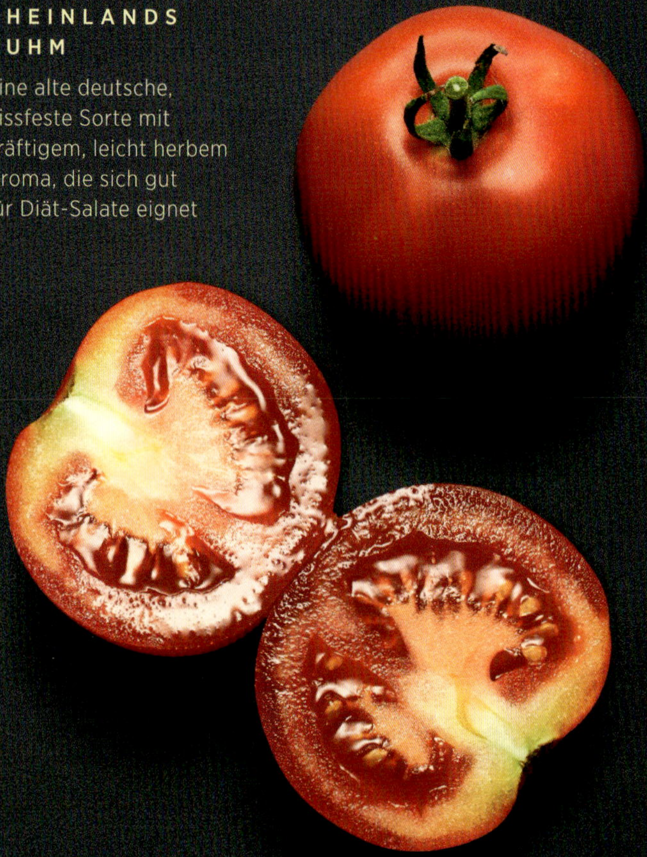

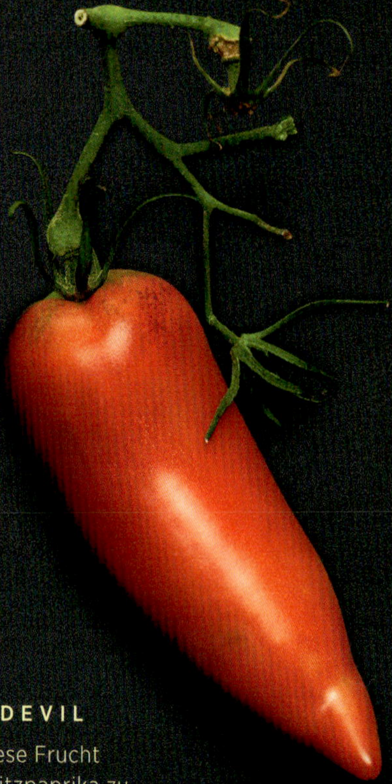

JERSEY DEVIL

Leicht ist diese Frucht mit einer Spitzpaprika zu verwechseln. Doch sie gehört zur Gruppe der »Roma-Tomaten« und zeichnet sich durch eine fleischige, sehr cremige Konsistenz aus

BLAUE ANANAS

Auf der Oberseite fast schwarz, auf der Unterseite gelb: Diese deutsche Variante schmückt eine Mahlzeit als süßliche, exotisch anmutende Garnitur

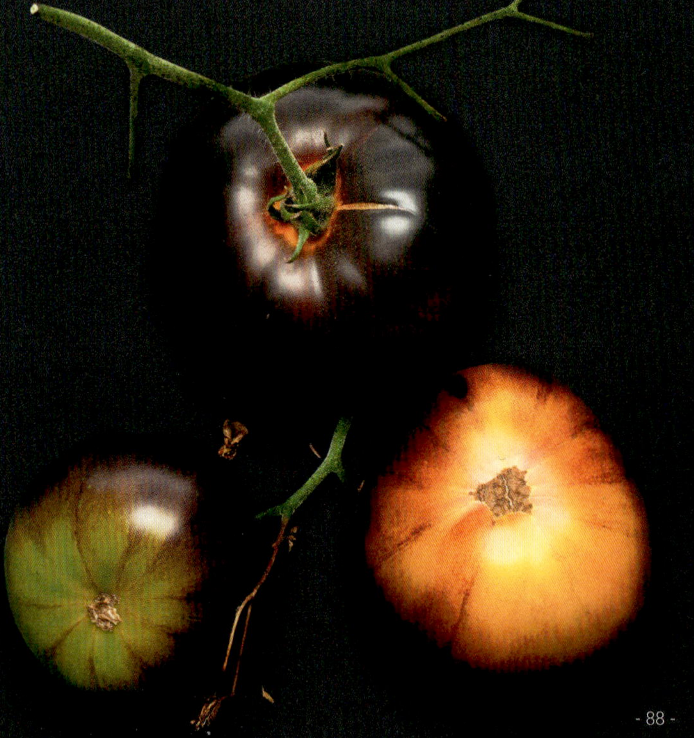

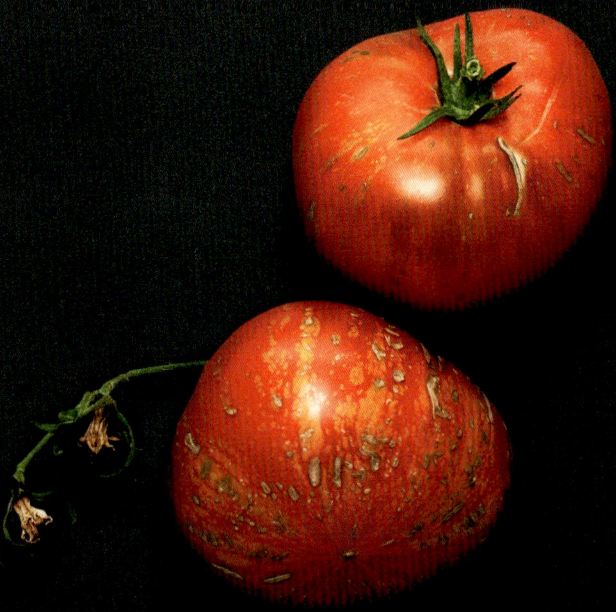

FEUERWERK

So kraftvoll die hellen Flammen und feinen Krusten auf ihrer Haut wirken, so intensiv ist ihr Geschmack. Ob als Pesto, Sauce oder Antipasti: Diese Tomate entfaltet ein ungewöhnlich starkes Aroma

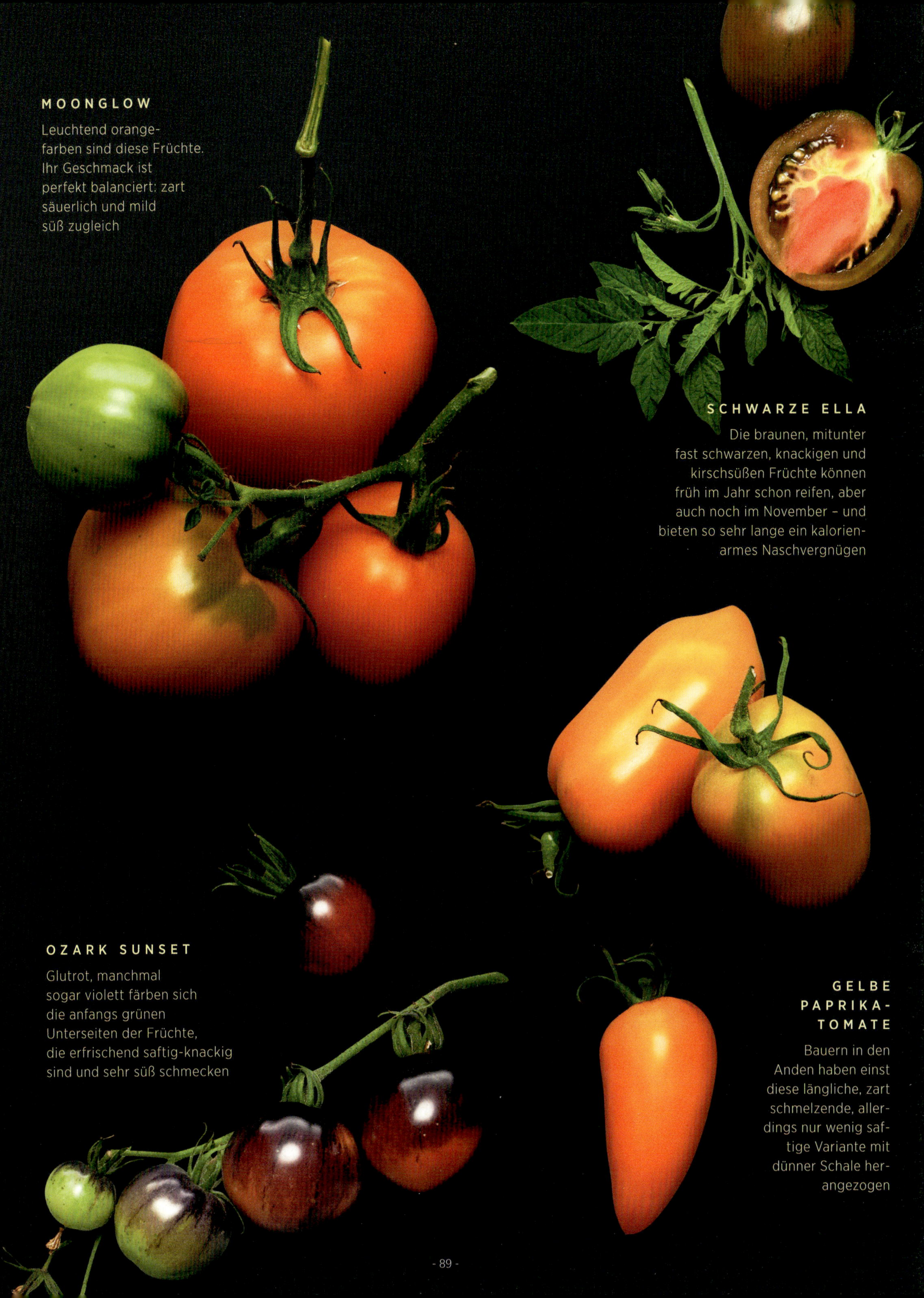

MOONGLOW

Leuchtend orangefarben sind diese Früchte. Ihr Geschmack ist perfekt balanciert: zart säuerlich und mild süß zugleich

SCHWARZE ELLA

Die braunen, mitunter fast schwarzen, knackigen und kirschsüßen Früchte können früh im Jahr schon reifen, aber auch noch im November – und bieten so sehr lange ein kalorienarmes Naschvergnügen

OZARK SUNSET

Glutrot, manchmal sogar violett färben sich die anfangs grünen Unterseiten der Früchte, die erfrischend saftig-knackig sind und sehr süß schmecken

GELBE PAPRIKA-TOMATE

Bauern in den Anden haben einst diese längliche, zart schmelzende, allerdings nur wenig saftige Variante mit dünner Schale herangezogen

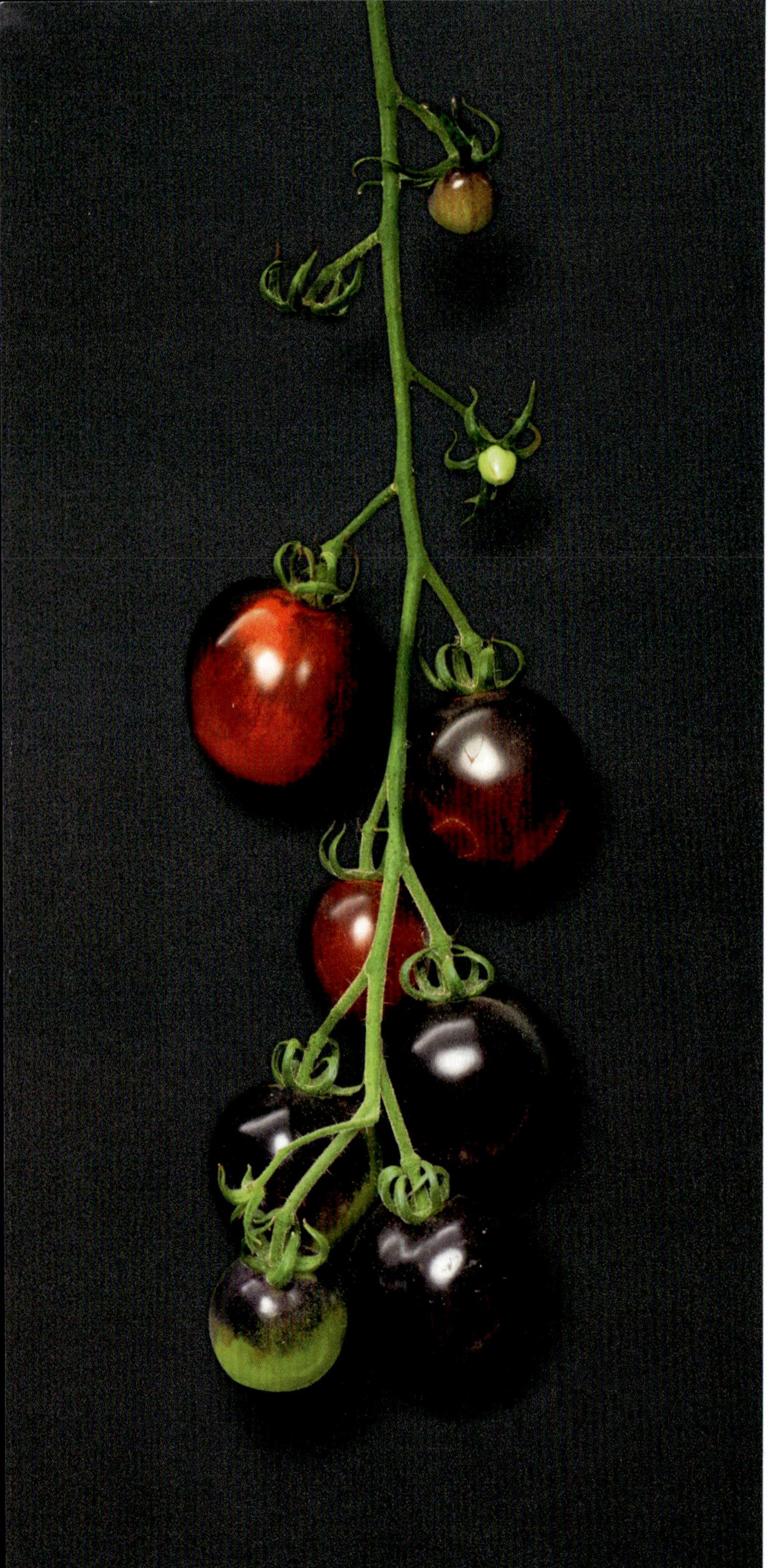

BLAUE OSU

Diese kugelig runden Früchte aus den USA färben sich in der Sonne zunächst bläulich, dann immer dunkler blauviolett. Ihr Aroma erinnert kaum noch an das einer Tomate – aber betört durch eine starke Süße

E

Es ist eine schwierige Beziehung. Die Deutschen lieben Tomaten, einerseits. 25 Kilogramm verzehrt jeder Bundesbürger im Schnitt pro Jahr, mehr als von jedem anderen Gemüse. Andererseits wird kaum ein Gewächs so sehr gescholten: Wässrig und fade seien die roten Früchte.

Doch wer ein wenig genauer hinschaut beim Einkauf und weiß, wie Qualität sich zeigt, der kann eine beeindruckende Vielfalt von Farben, Formen und Aromen entdecken – und kulinarisch genießen, ohne allzu viele Kalorien zu sich zu nehmen.

Denn Tomaten tragen trotz eines großen Volumens recht wenig Energie bei hohem Wassergehalt in sich. Damit eignen sie sich nicht nur als Beilage für warme oder kalte Mahlzeiten einer kalorienarmen Ernährung, sondern können auch mit milder Süße oder sanfter Säure als Snack einen Genuss zwischendurch bereiten.

Im Prinzip basiert ihr Geschmack auf Zucker und Säure, ist aber auch herzhaft-würzig. Auch tragen Schwefelaromen zum charakteristischen Geschmack bei. Hinzu kommen mehr als 60 flüchtige Aromastoffe, die je nach Kombination jeder Sorte ihre eigene Note verleihen.

Eines sind hochwertige Tomaten gewiss nicht: einförmig. Dazu haben Generationen von Züchtern über Jahrtausende beigetragen. Die ursprüngliche, wilde Variante stammt aus Südamerika und trägt kleine, bittere Beeren. Schon um 200 v. Chr. kultivierten Bauern im heutigen Mexiko die Früchte, veränderten sie durch gezielte Auswahl immer weiter – und gaben ihnen den Namen „Tomatl" (sinngemäß: „pralle Frucht").

Im 16. Jahrhundert brachten Entdecker und Eroberer sie nach Europa. Schnell breitete sich die Tomate im gesamten Mittelmeerraum aus. Man schätzte sie zunächst aber nur als Zierpflanze, wegen ihrer Blüten und Blätter. Die Früchte dagegen galten als ungenießbar, gar giftig.

Erst im 18. Jahrhundert überwanden die Europäer nach und nach ihre Skepsis. Züchter begannen, sich auch auf die kulinarischen Werte zu konzentrieren, und so entstanden Tausende Sorten.

Im Zuge der landwirtschaftlichen Industrialisierung passten Züchter und Händler die Pflanzen und Früchte allerdings über Jahrzehnte vor allem ihren eigenen Bedürfnissen an: Hohe Erträge sollten sie liefern, resistent gegen schlechtes Wetter und Schädlinge sein, von immer gleicher Farbe, Form und Größe.

Weit unten auf der Liste der Züchtungsziele standen: Geschmack, Aroma und Vielfalt. Und so gipfelten die

Bemühungen der Erzeuger in den 1990er Jahren in einer Tomate, die für Anbau, Lagerung, Transport und Verarbeitung geradezu perfekt war – aber niemandem mehr so recht schmeckte. Die „Holländische Wassertomate" aus gigantischen Gewächshäusern stand in Deutschland stellvertretend für minderwertige Ware – und prägt bis heute vielfach das Bild dieser Frucht.

Doch inzwischen hat sich einiges getan. So konstatiert die Stiftung Warentest: „Die Tomate ist kein wässriges Einheitsgemüse mehr." Und der Gastrokritiker Jürgen Dollase erklärt in einem seiner Bücher (in dem er sich ausführlich der Verarbeitung von Tomaten widmet): „Gerade die Niederländer haben reagiert und liefern nun große Mengen kräftig duftender Strauchtomaten."

Dennoch lohnt es sich, beim Einkauf genau hinzusehen. Denn längst nicht jede Tomate schmeckt. So sagt etwa der Geruch wenig über das Aroma der Früchte: Er stammt vor allem von den Stängeln und Blättern. Ein gutes Zeichen ist er trotzdem: Ist das Grün saftig und duftend, liegt die Ernte noch nicht allzu lange zurück, die Ware ist also frisch.

Zudem empfehlen Experten, möglichst zu festen, intensiv gefärbten Exemplaren zu greifen. Überreife Früchte fühlen sich weich an, noch unreife sind oft noch etwas blass. Und generell gilt: Kleine Sorten sind meist süßer als größere.

Eindeutig erkennt man die Qualität aber erst, wenn eine Tomate aufgeschnitten und verkostet wird. Das Fruchtfleisch sollte gleichmäßig gefärbt sein, das Aroma intensiv und nuancenreich, der Geschmack leicht süßlich.

Dominieren Säure und an Blattsalat erinnernde Noten und sieht das Fruchtfleisch in der Mitte hell aus, ist die optimale Reife noch nicht erreicht. Dann kann ein Trick helfen: an einem warmen, vielleicht sogar sonnigen Ort die Früchte einige Tage lang nachreifen lassen. In den Kühlschrank gehören Tomaten grundsätzlich nicht. Dort bleiben sie zwar länger frisch, büßen aber rasch ihr Aroma ein.

Unlängst fanden Forscher dafür eine Erklärung: Bei Temperaturen unterhalb von sechs Grad Celsius verlangsamt sich das biochemische Programm in den Zellen der Früchte, die zur Bildung von Aromastoffen beitragen. Zugleich entweichen jene Substanzen, die schon gebildet wurden, als die Frucht noch an der Pflanze hing, allmählich über den Stiel. Ein bis drei Tage Lagerung im Kühlschrank sind kein Problem – aber nach einer Woche künstlicher Kälte hat die Tomate zwei Drittel ihrer Aromamoleküle verloren.

Wer reife Tomaten länger lagern will, sollte sie auf einem weichen Tuch (das verhindert Druckstellen) an einem luftigen, schattigen Platz aufbewahren. Temperaturen zwischen 12 und 16 Grad Celsius sind ideal, bei Rispentomaten können es sogar 15 bis 18 Grad sein.

Im Kühlschrank *bleiben Tomaten lange frisch,* **verlieren** *aber rasch an Aroma*

Auch wenn es inzwischen in vielen Supermärkten eine Auswahl verschiedener Sorten gibt: Die ganze Vielfalt an Farben, Formen und Aromen lässt sich nur bei kleinen Zuchtbetrieben entdecken, die sich auf den Anbau von besonderen Tomatenvarietäten konzentrieren.

So gedeihen in Bayern etwa in den Gewächshäusern von Günther Maierhofer bei Landshut (tomate7.de) seltene Raritäten, bei den Gebrüdern Tim und Lutz Unverhau (kleverhof.de) in der Nähe von Hamburg sogar mehr als 600 Sorten. Darunter sind beispielsweise die leuchtend rotgoldene „Hillbilly", die kräftige Süße mit exotischen, an Mango erinnernden Aromen vereint, sowie die „Rotgelb Gestreifte", die eher säurebetont ist und durch ein intensives Tomatenaroma auffällt, oder die Sorte „Weißer Pfirsich", in deren weicher, haariger Schale sich cremig-mildes Fruchtfleisch verbirgt.

Zum Discountpreis sind derartige Spezialitäten allerdings nicht zu haben: Die Erträge solcher Sorten sind oft deutlich geringer als bei moderner Massenware, manche Pflanzen sind besonders empfindlich, die Ernte ist teilweise nur von Hand möglich. Zudem gibt es in Deutschland bislang nur wenige Enthusiasten wie die Brüder Unverhau.

Trotzdem muss – zumindest im Sommer – niemand auf aromatische Tomaten verzichten. Der Anbau im eigenen Garten, auf dem Balkon oder sogar der Fensterbank ist vergleichsweise unkompliziert. Zu beachten ist lediglich, dass die Sorte zu den Bedingungen des gewählten Standorts passt. Für den Anbau in Töpfen sind vor allem buschig wachsende Zwergsorten geeignet.

Schon nach zwei bis drei Monaten kann dann geerntet werden: auf dem Höhepunkt der Reife – wenn sich die delikate Kombination der Aromastoffe am besten entfaltet. •

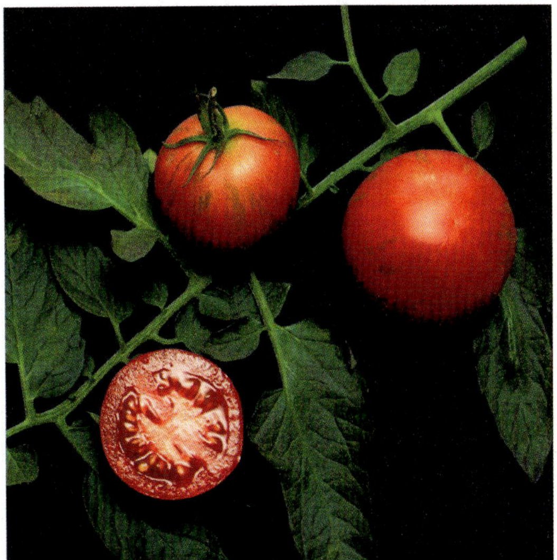

ROTGELB GESTREIFTE

Ein verbreiteter, sehr beliebter Klassiker mit einer erfrischenden Säure. Eignet sich gut für Salate, aber auch für kalte oder warme Saucen und Dips

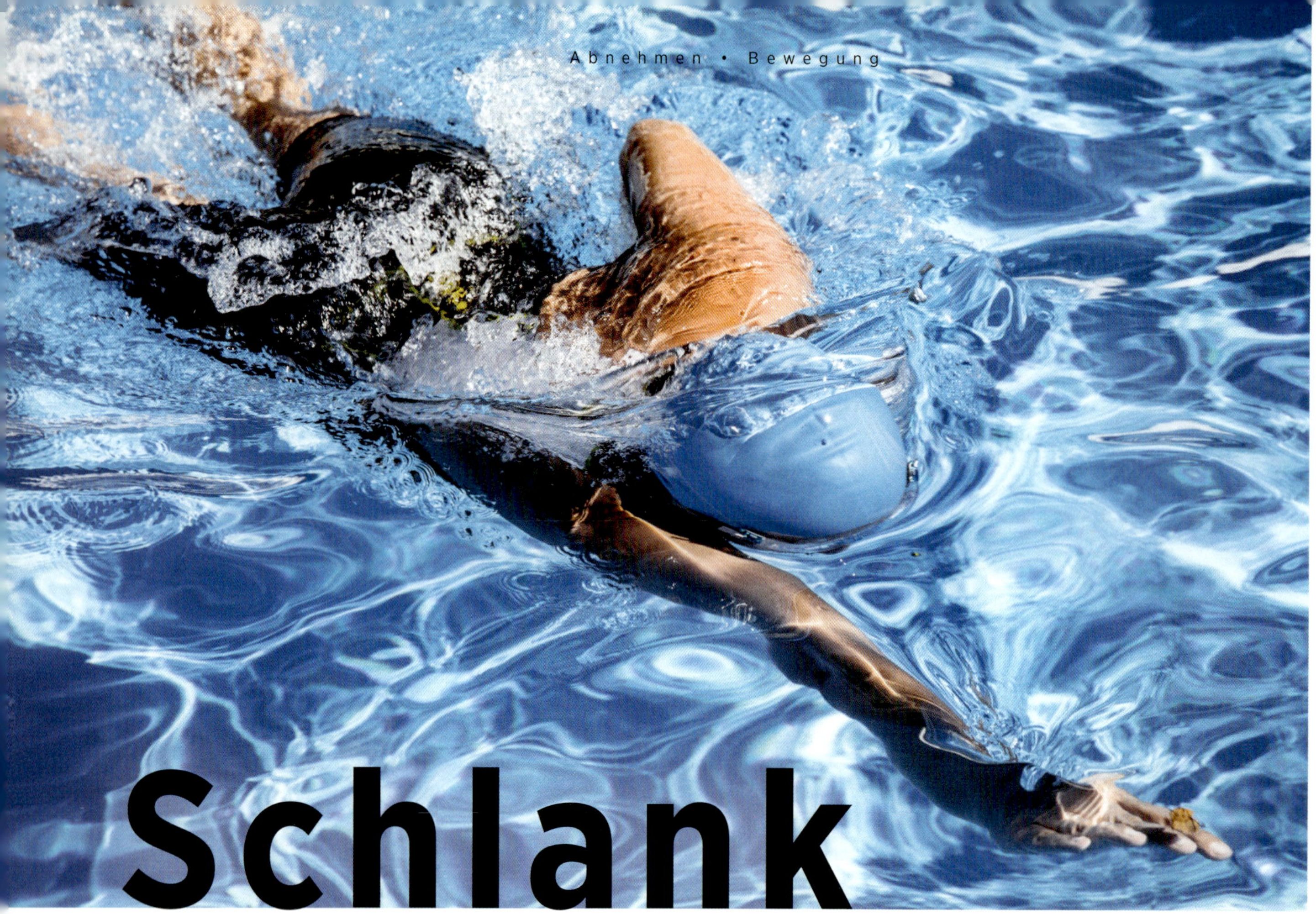

Schlank durch Sport?

Schwimmen hält fit und schont die Gelenke – die ideale Sportart während einer Diät

Die schlechte Nachricht: Wer läuft, schwimmt oder Fahrrad fährt, nimmt davon allein in der Regel nicht ab. Die gute: Um nach einer Diät ein **niedrigeres Gewicht halten** zu können, ist kaum etwas so hilfreich wie regelmäßige Bewegung

Text: Sebastian Kretz

Die Rechnung ist einfach: Wer abnehmen will, darf nicht mehr Energie aufnehmen, als er verbraucht. Sportliche Betätigung verbrennt nachweislich mehr Kalorien als Sitzen, Stehen oder Liegen. Wer also oft ins Schwitzen kommt, nimmt mit der Zeit ab.

In der Praxis aber ist es den meisten von uns kaum möglich, so viel Sport zu treiben, dass sie dauerhaft mehr Gewicht verlieren, als sie durch das Essen hinzugewinnen.

Auch überschätzen viele Menschen, wie viele Kalorien sie durch den Sport zusätzlich verbrauchen: Ein 75 Kilogramm schwerer Läufer, der eine Stunde langsam joggt, verliert gerade einmal so viel Energie, wie in einer Tafel Schokolade steckt. Und wer eine Stunde lang im Fitness-Studio trainiert, verbrennt nur rund 500 Kilokalorien. Isst derjenige am Abend einen Teller Pasta mit Ricotta, ist die Energiebilanz wieder ausgeglichen.

Weshalb Bewegung allein zumeist nicht ausreicht, um Gewicht zu verlieren, erklärt sich aus der Evolution des Menschen. Unser Stoffwechsel ist angepasst an häufige Nahrungsknappheit – und spart Energie, wo er nur kann. Verbraucht der Organismus regelmäßig mehr Kalorien für Bewegung, drosselt er daher vorsorglich den allgemeinen Energieverbrauch. Das Ergebnis: Je mehr Sport eine Person treibt, desto weniger Kalorien verbrennt der Körper in der restlichen Zeit.

Anthropologen haben den Energieverbrauch von Menschen in Industriestaaten mit dem von Angehörigen eines ostafrikanischen Volkes verglichen, die als Jäger und Sammler leben. Obwohl die sich viel mehr bewegten, verbrannten sie insgesamt nicht mehr Kalorien am Tag als Probanden mit westlichem Lebensstil.

Hinzu kommt: Mancher, der eine Stunde auf dem Ergometer oder auf der Hantelbank verbringt, ist danach erschöpft, legt die Füße hoch, schaltet das TV-Gerät ein, entspannt. Wer sich dagegen nicht verausgabt hat, hält oftmals eine höhere Grundaktivität aufrecht, räumt vielleicht noch die Spülmaschine aus oder holt etwas aus dem Keller; auch bei diesen Alltagstätigkeiten werden Kalorien verbraucht.

Viele überkommt zudem nach dem Sport Heißhunger. Ihr Körper fordert die verbrauchte Energie wieder ein – oder sie wollen sich schlicht für das anstrengende Training belohnen. Für eine Studie baten US-Forscher mehrere Hundert übergewichtige Frauen, regelmäßig Sport zu treiben. Nach sechs Monaten zeigte sich: Gerade die Aktivsten unter ihnen glichen das erhöhte Maß an Bewegung offenbar dadurch aus, dass sie mehr aßen.

Experten sind sich folglich einig: Der Schlüssel für eine nachhaltige Gewichtsreduktion liegt nicht im Sport, sondern in veränderter Ernährung.

Das bedeutet aber nicht, dass körperliche Aktivität während einer Diät verzichtbar wäre.

Vielmehr hilft Sport einem anschließend, das reduzierte Gewicht zu halten. Denn der Körper drosselt seinen allgemeinen Energiebedarf, wenn er – wie bei einer Diät – weniger Nährstoffe erhält als gewohnt. Und wer Gewicht verloren hat, benötigt für die Versorgung des nun leichteren Körpers weniger Kalorien.

Wer sich während und nach einer Diät viel bewegt, sorgt also dafür, dass der Organismus aus überschüssiger Energie nicht gleich wieder neue Fettpolster bildet. Wie zentral die Bedeutung von körperlicher Aktivität ist, zeigen US-Daten über Männer und Frauen, die langfristig erfolgreich abgenommen haben: 94 Prozent der Befragten gaben an, sich regelmäßig zu bewegen oder Sport zu treiben.

> Joggen verbrennt **weniger Kalorien,** als die meisten von uns denken

Ernährungsmediziner raten bislang eher inaktiven Übergewichtigen allerdings, ihr Bewegungspensum zunächst nur behutsam zu steigern. Wer unsicher ist, wie belastbar er ist, sollte sich vom Hausarzt untersuchen, gegebenenfalls auch ein Elektrokardiogramm erstellen lassen, um die Herzfunktion zu prüfen.

Um durch Joggen Kalorien zu verbrennen, reicht es, mit einer gemächlichen Fünfminutenrunde oder auch nur einem Spaziergang zu beginnen.

Gerade Anfänger laufen oft zu lange und zu schnell: Schmerzen die Gelenke, war das Training zu ehrgeizig. Wer sich aber nur einen Muskelkater erläuft, braucht keine bleibenden Schäden zu befürchten. Hat sich der Körper an das ungewohnte Maß an Bewegung gewöhnt, wird das Pensum pro Woche um fünf Minuten gesteigert.

Auch Kraftsport beginnen Ungeübte am besten vorsichtig, also ohne Gewichte. Sind die Gelenke gesund, zum Beispiel mit Liegestützen. Mag die Kraft anfangs auch nur für zwei Wiederholungen ausreichen – nach einer Woche gelingen oft bereits drei.

Kniebeugen eignen sich ebenfalls; drei Sätze zu sechs Übungen reichen für den Anfang völlig aus.

Um das neue Gewicht zu halten, ist langfristig eine Kombination aus regelmäßigem Kraft- und Ausdauersport sinnvoll.

Für Kraftsport eignen sich Kurse im Fitnessstudio: Die Muskeln zu Hause zu stärken erfordert neben der Kenntnis geeigneter Übungen auch mehr Disziplin. Die Geräte im Studio sollten aber unter Anleitung genutzt werden: Wer falsch trainiert, riskiert Schäden an Gelenken und Knochen.

Für Anfänger geeignete Ausdauersportarten sind neben Walken oder Joggen auch Radfahren und Schwimmen. Allerdings sollte sich niemand mit einer Sportart quälen, die ihm oder ihr keine Freude bereitet. Denn dann sinkt die Wahrscheinlichkeit, dass die regelmäßige Bewegung dauerhaft in den Alltag integriert wird.

Letztlich hilft jede Art körperlicher Aktivität: Auch beim Fußballspielen, Tanzen und Treppensteigen verbrennt der Körper Kalorien.

Insbesondere Menschen mit einem Body-Mass-Index von mehr als 30 sollten aber darauf achten, ihre Gelenke zu schonen. Für sie sind Schwimmen oder Wassergymnastik die am besten geeigneten Sportarten.

Für den Körper hat regelmäßige Bewegung auch äußerlich positive Auswirkungen: Er baut nicht nur Fett ab, sondern nach einiger Zeit auch sichtbar Muskeln auf. Und niemand sollte sich entmutigen lassen, falls die Gewichtsabnahme zunächst nicht so deutlich ausfällt wie gewünscht: Denn der Muskelzuwachs zehrt einen Teil des Fettabbaus auf. Außerdem sind Muskeln grundsätzlich schwerer als Fett – aber alles andere als schädlich. •

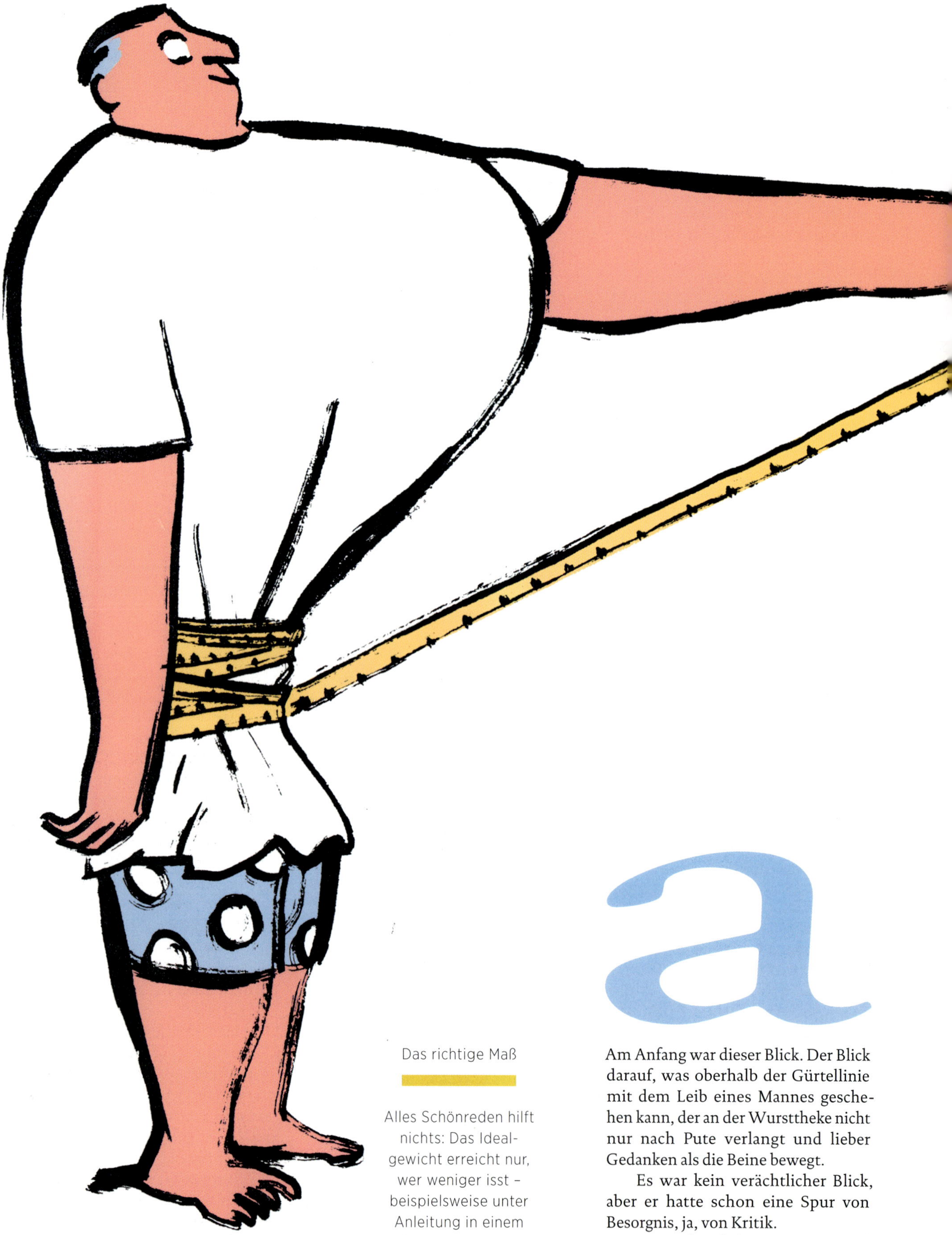

Das richtige Maß

Alles Schönreden hilft nichts: Das Idealgewicht erreicht nur, wer weniger isst – beispielsweise unter Anleitung in einem Gesundheitshotel

a

Am Anfang war dieser Blick. Der Blick darauf, was oberhalb der Gürtellinie mit dem Leib eines Mannes geschehen kann, der an der Wursttheke nicht nur nach Pute verlangt und lieber Gedanken als die Beine bewegt.

Es war kein verächtlicher Blick, aber er hatte schon eine Spur von Besorgnis, ja, von Kritik.

Es war der Blick meiner Frau. Und er traf mich. Aufpassen. Abnehmen!

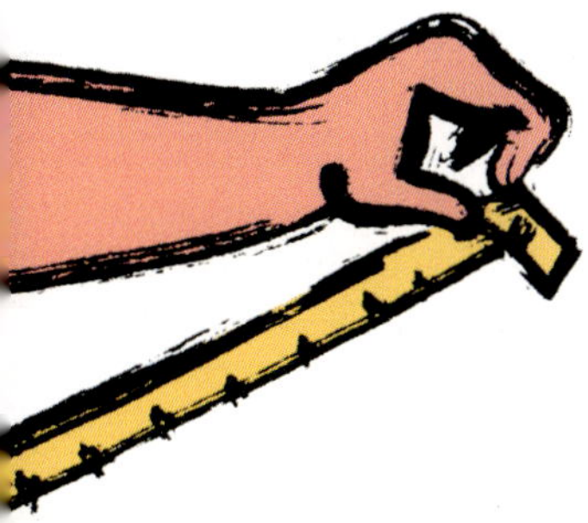

Ich gegen **mich**

Wie lassen sich ein paar Bauchringe am angenehmsten verlieren? **Peter-Matthias Gaede** versuchte sich mehrmals im Heilfasten und entdeckte dabei Vorzüge und Nachteile diverser Abnehm-Oasen

Illustrationen: Nishant Choksi

So fuhren wir in die Berge bei Innsbruck. Oktober 1996. Zwei Wochen Fasten. Nur Tee und täglich ein altbackenes Brötchen für mich. Entgiftung, Entschlackung nach Franz Xaver Mayr, einem österreichischen Arzt und Naturheilkundler, 1965 verstorben.

Ja, wir wussten um die Kritik der Schulmedizin an Mayrs Lehre, die Eingeweide zu sanieren, indem man sich außer Bittersalz nur dünnen Tee, Wasser und kaum etwas zum Kauen zuführt.

Der Nebeneffekt aber, die garantierte Gewichtsabnahme, war verführerisch. Wobei ich dazu sagen muss: Meine Frau, ein Federchen, trägt kein Gramm Fett zu viel durch die Welt. Es war eine Solidaritätsaktion von ihr, mich in ein Haus zu begleiten, in dem man sich ohne getrennte Toiletten schon sehr mögen muss bei einer solchen Kur. Wie gesagt: Es geht bei der Mayr-Kur um eine radikale Entleerung, täglich. Die olfaktorischen Details erspare ich Ihnen.

Verstellter Blick

Wer sich einer »Entschlackungskur« unterzieht, konzentriert sich zunehmend auf die wenige Kost: Die nimmt in seinen Gedanken immer mehr Raum ein

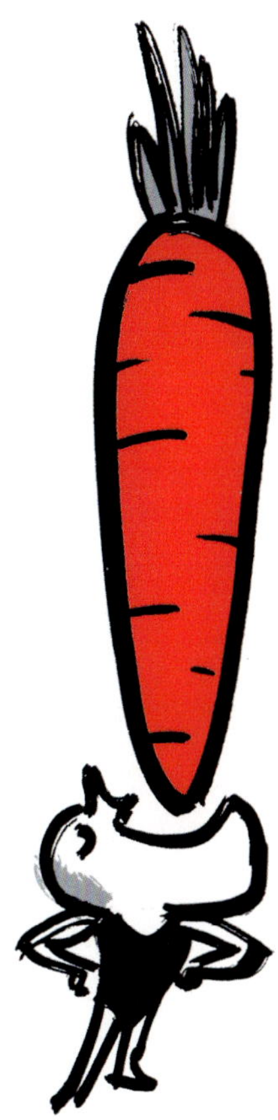

Wir trafen uns also zur Morgengymnastik in einem eiskalten Wald, traten Wasser und warfen uns Bälle mit umfangreichen Seniorinnen zu, ließen uns von einem burschikosen Masseur zu Popmusik von „Ö3“ traktieren. Aber zumindest meine Gedanken fixierten sich derartig auf das eine trockene Brötchen am Tag, dass ich bald nicht einmal mehr den Sportteil lesen konnte. Was auch an den sich einstellenden Nierenschmerzen lag, die mit Infusionen bekämpft werden mussten.

Aber dieses Brötchen! Nie zuvor habe ich ein altershartes Stück Gebäck so geliebt, nie länger auf stecknadelkopfgroßen Krümeln herumgekaut und sie so innig eingespeichelt. Und noch nie war ich derart kurz davor, schwächliche Rentner und arglose Schüler zu überfallen, um ihnen den Einkauf zu entreißen, wenn ich sie aus einer duftenden Bäckerei kommen sah.

Und der Effekt? Über den damaligen Gewichtsverlust habe ich keine

Aufzeichnungen mehr. Immerhin schafften wir es, uns am Tag der Entlassung nicht gleich beim „Isserwirt“ oder im Landgasthof „Wilder Mann“ die Mägen derart vollzuschlagen, dass die Universitätsklinik Innsbruck benachrichtigt werden musste. Die Notrufnummer dort, wurde uns gesagt, kenne das Personal dieser Betriebe bereits auswendig, da es immer wieder Entlassene aus der Mayr-Kur gebe, die von Fasten zu Völlerei in einem Tempo wechselten, das den Körper schockartig ins Chaos stürze.

> Am wohltuendsten war es, sich darüber zu freuen, dass man widerstand

Zweiter Versuch, zwei Jahre später. Ohne Sport, das weiß man, haben Diäten keine dauerhafte Wirkung. Denn der „Grundumsatz“ des Körpers, also das Verbrennen von Kalorien allein durch Herzschlag, Atmen, Hirnaktivität ist zwar auch nicht zu verachten, reicht aber bei Weitem nicht, die unglücklichen Besitzer von Viszeralfett leichter zu machen, also jener auch versteckten Masse um Leber und Nieren, Magen und Milz, die selbst äußerlich schlanke Menschen belasten kann.

Also diesmal die Cooper Clinic in Dallas. „Get cooperized!“ Und: „Eat. Move. Change.“

Kenneth H. Cooper ist ein ehemaliger Major der US Air Force, Sportmediziner, Erfinder der Aerobic-Bewegung und Auflagen-Millionär. Sein Hauptquartier in Texas bietet ein „Ernährung fürs Leben“-Programm, für Firmenchefs auch *executive health*.

Wir brachen erneut gemeinsam zu dieser Kur auf, das Federchen an meiner Seite aus pädagogischen Gründen, ich mit einem neuen Ring um den Bauch und wieder völlig ohne Puste.

Schönes Haus! Typische Südstaatenarchitektur mit weißen Säulen am Eingang, umringt von einem Park.

Drinnen trafen wir auf eine Mischung aus Neugier und fröhlichem Fatalismus in jener Gruppe, die zu unserer werden sollte. Es waren sechs Frauen, sechs Männer, ein Filmproduzent darunter, ein gut genährtes Paar aus Großbritannien, aber kein menschliches Kolossalgebirge dabei.

Wir mussten fettarm zusammen kochen, fettarm zusammen essen – und einmal sogar das gesunde Frühstücken üben.

Da waren wir alle schon Fortgeschrittene, wussten, dass es für „Ausrutscher-“ wie für „Belohnungsessen“ keine Entschuldigung gibt, und hatten nun unter den Augen unseres Betreuers zu beweisen, dass wir Donuts, Rührei und gebratenen Speck verachteten, während sich die Gäste rings um uns herum schon morgens um neun ein triefendes Mikado aus gebratenen Würstchen auf die Teller stapelten.

War zwar sehr harte Arbeit an den Fitnessgeräten, plus ebenso hartes Rauchverbot, aber na ja, es kam uns etwas unterkomplex vor, was auf dem Lehrplan stand, auch zum Beispiel der Gehunterricht im Park mit seiner Botschaft „ein Fuß vor den anderen“.

Außerdem mussten die Männer in unserer Gruppe bei der Gymnastik so oft lachen, dass sich der nötige Ernst nicht einstellte.

Einzig die Schwimmschule bereitete mir einige Probleme. Ich hatte mich im Wasser bis dahin immer gut bewegen können, aber die „21 Gesetze des Schwimmens“, am Beckenrand plakatiert und von einer strengen Beobachterin auch verbal vermittelt, machten mich untergangsgefährdet.

Ich musste zu viel denken. An „Mind leads the body“ etwa. Oder: „Swim with the water“. Und: „Never look back“ sowie „make your middle name ‚streamliner‘“. Vor allem das „Embrace your opponents“ gab mir Rätsel auf; ich war allein im Wasser, und mein einziger Gegner war ich.

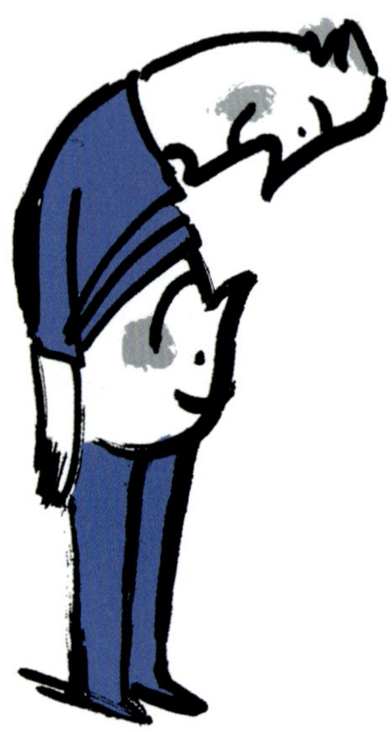

Motivierende Bauchkontrolle

Schon nach einigen Tagen Entsagung stellt sich ein erster Erfolg ein: Das Fett schmilzt, spür- und sichtbar, und das hinterlässt ein wunderbares Gefühl der Leichtigkeit

Dallas hat nicht viel schlanker gemacht. Nur unser Konto. Und so war dies erst einmal unser letzter Versuch, mich unter die 90-Kilo-Marke zu drücken. Zumal ich nicht wirklich der Ansicht war, dieses Lebendgewicht komme bei 1,91 Meter Körpergröße nun bereits einem ästhetischen Skandal gleich.

So gingen die Jahre ins Land. Man las mal hier etwas, mal dort. Zum Beispiel: Fasten produziere neue Zellen im Hirn. Immer gut! Aber das Frühstück ausfallen lassen? Nein. Heißhunger wäre die Folge.

Nach 16 Uhr nichts mehr essen? Hält kein Schwein mit häufigen Abendterminen durch. Besser: kleinere Teller. Simpler Trick, der im Schnitt etwa 20 Prozent weniger Kalorienzufuhr bedeuten soll; an Probanden erprobt.

Enttäuschung über das zu geringe Fettverbrennungs-Resultat nach der Anstrengung auf dem Laufband? Halt, da gibt es einen „Nachbrennfaktor“, der noch im Schlaf nach dem Workout Kalorien frisst. Also laufen.

Intervallfasten? Auch nicht schlecht. Am einen Tag nur ein Süppchen, am nächsten alles, was sich bietet. Eine Studie ergab: Wer an einem Tag lediglich 25 Prozent der in etwa benötigten 2000 Kilokalorien zu sich nimmt, schlägt am nächsten mit etwa 110 Prozent über die Stränge, nicht aber mit den zu erwartenden 175.

Angebote gab es mithin. Nur: Noch das geringste unter ihnen hätte ein Quäntchen Selbstdisziplin verlangt. Und ich meinte, alle meine Selbstdisziplin gehe schon für Dispute mit Verlagsleitern drauf; ich war Journalist an der Spitze eines Blattes.

Und außerdem halt Mensch. Ein Mensch wie jene Bundesbürger eben, von denen sich einer repräsentativen Umfrage zufolge jeden Dezember 50 Prozent vornehmen, Sport zu treiben, und 46 Prozent, abzunehmen – und von denen schon in der zweiten Januarwoche 25 Prozent ihre Vorsätze wieder vergessen haben.

Andererseits: Eines Tages zitierte das Leichtgewicht und Biegsamkeitswunder an meiner Seite eine Studie, nach der als Grund für eine Trennung von ihren vormals Liebsten etwa jede achte Frau angegeben habe, die Ernährungsgewohnheiten des Gatten würden diesen in eine Verfassung bringen, die nicht mehr unbedingt mit den einst vorgefundenen Maßen konveniere.

Nicht dass ich damit hätte rechnen müssen, vor die Tür gesetzt zu werden. Aber da war er wieder: dieser Blick. Unverändert liebevoll zwar. Aber jetzt noch ein wenig kritischer.

Mir war, als würde Charles Aznavour dazu singen: „Du lässt disch geh'n, du lässt disch geh'n."

Ja, ich ließ mich gehen. Und das hieß: Ich ging fast gar nicht.

Und lief schon überhaupt nicht. Saß immer am Schreibtisch.

Dritter Versuch, diesmal richtig ernst. Und ganz alleine. Nur ich gegen mich. Juli 2014. Mein Anlieferungsgewicht: 91,7 Kilogramm. Davon fettfreie Masse: 67 Kilogramm, knapp unter Normalnorm. Fettmasse: 24,7 Kilogramm, oberhalb der Normalnorm.

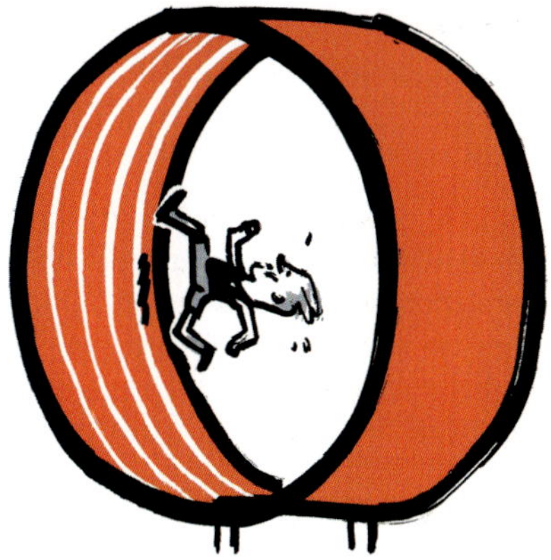

Lohnende Ertüchtigung

Der Körper wird weit über das nagende Hungergefühl hinaus gefordert: Ganzkörper-Workouts und aktives »Erwachen im Wald« stehen auf dem ausgefeilten Therapieplan

Der Body-Mass-Index zu hoch. Also wieder zu den Jüngern des F. X. Mayr. Aber diesmal an den Tegernsee. Und jetzt viel schöner.

Unglaublich weiß und rein, nach Gesundheit duftend, nach medizinischer Noblesse und luxuriöser Diskretion.

Aber ich dachte an jenen Kollegen, der Jahrzehnte zuvor dem Alkohol verfallen war und daraufhin sein gesamtes Erspartes zusammenraffte, um sich die beste Entzugsklinik zu leisten. Er investierte irrsinnig viel, um Druck gegen sich aufzubauen. Und schaffte es. Nicht mal mehr eine Weinbrandbohne seither.

Morgens etwas Avocadoaufstrich. Und ein kleines Dinkelbrotdreieck zur »Kauschulung«

Kurzum: Wer hier am Tegernsee missraten würde, in diesem Himmelreich der Entsagung, dem war nicht mehr zu helfen. Und ich wollte nicht missraten. Das Haus: dreistöckig nach Art eines Klosters gebaut, minimalistisch-japanische Begrünung im Innenhof, in dem ein Mähroboter den Rasen stutzte. Lange Flure, helles Holz, ausladende Blumengestecke, ein Hightech-Lagerfeuer inmitten von Sitzgarnituren, in denen man versinken konnte, um die Weltpresse zu lesen oder wenn man sich aus der Bibliothek bedient hatte.

Ein Outdoor-Swimmingpool mit Unterwassermassage, gesalzen, gewärmt; Saunen aller Art, ein Gym.

Und erst die Zimmer! Und erst die Toiletten! Tür öffnen, der Deckel hob sich von selbst, der Sitz war vorgewärmt, milde Frischluft schmeichelte, auf einem Display ließen sich Wasserspiele aus verschiedenen Neigungswinkeln programmieren, dann papierfreie Trocknung. Gediegener ließ sich der Knalleffekt von Bittersalzzufuhr, die, nun ja, „den Darm in natürlicher Richtung reinigt", nicht verarbeiten.

Appetitlicher konnte man nicht heilfasten. „Restart your life!" Ich war bereit für jede „bioenergetische Intervention", für jedes „Reinigungsritual", für jedes „Entsäuerungsprogramm".

Und wurde nach der Eingangsuntersuchung inklusive Bioimpedanzmessung und manueller Bauchbehandlung in eine Diätkategorie eingestuft, die mir morgens zum Beispiel ein Portiönchen Schafmilchjoghurt oder Avocadoaufstrich nebst einem kleinen Dreieck von geröstetem Dinkelbrot zur „Kauschulung" gönnen sollte. Mittags eine kleine Kartoffel mit Eiweißzulage, abends eine Brennnesselsuppe.

Als Einzelkind wurde ich an einem Tisch platziert, an dem schon ein Patient aus der Schweiz saß. Er musste sich von einer Magenoperation erholen. Dann ein Mann aus Frankfurt, Typ großer runder Junge, der in einer Bank arbeitete. Eine junge Frau aus München, von den Eltern geschickt, um eine gewisse Pummeligkeit vor dem nächsten Bewerbungsgespräch abzubauen.

Außerdem eine überaus vitale Kirgisin, mit Immobilien in London befasst und dem Import von Wodka, draußen immer erwartet von zwei Caddies, die in der Nähe wohnten und ihr beim Golfspiel halfen.

Nette Runde. Wenn einer ging, wurde aufgefüllt. Ein Mann kam in der zweiten Woche hinzu, der die Marke von 100 Kilogramm überschritten und immer Joghurt auf den Lippen hatte, wenn er sprach. Und eine Exstewardess, Exfrau eines offenbar wohlhabenden Österreichers, Skilehrerin unter anderem und Chefin einer Stiftung, die Querschnittgelähmten Linderung verschaffen will.

Wir hätten uns also über interessante Themen austauschen können, über Steuerparadiese, den Finanzkapitalismus, die Schönheit, die gute Tat. Das taten wir auch ansatzweise. Aber zumeist war unser Thema: das Essen.

Und morgens: der vermisste Kaffee. Und abends: der vermisste Wein.

Nicht, dass das, was wir zu uns nehmen durften, nicht überaus verführerisch angerichtet war. Im Gegenteil: Wir tafelten, sah man von den Bittertropfenfläschchen und Magnesiumpulverpillen ab, überaus gut, wurden auf das Freundlichste nach unseren Wünschen befragt. Nur hatten wir halt bloß die Wahl zwischen Sojamilch, laktosefrei, und Reismilch, laktosefrei. Oder zwischen Maisbrei und Quinoabrei. Oder Reiswaffel, glutenfrei, und Maiswaffel, glutenfrei.

Und nur jene, die kurz vor der Entlassung standen, hatten plötzlich glasierten Zander auf dem Tisch oder sogar ein Kokossorbet auf Ananas-Carpaccio. Eine zusätzliche Übung in Selbstbeherrschung für die Neuen unter uns.

Kaum zu ertragen allerdings der 16-jährige Sohn einer wohl leider magersüchtigen Mutter, die hier das Gegenteil von dem erprobte, was auf unserem Lehrplan stand. Sie sollte üben, mehr zu essen. Und der Sohn bekam sogar etwas serviert, das wir als Schnitzel witterten. Eine schier unglaubliche Herausforderung nach acht Tagen Dinkelsemmel.

Trotzdem: Wir meisterten das. Wir stützten uns. Wir achteten sogar darauf, dass jeder seine Pillen nahm, so wichtig wie das Basenpulver, eine Mixtur aus Natrium-, Kalium- und Kalziumkarbonat, dazu da, das „Säure-Basen-Gleichgewicht" im sonst übersäuerten Körper aufrechtzuerhalten.

Außerdem hatten wir auch nicht allzu viel Zeit, uns von unseren Lieblingsspeisen zu erzählen, denn immer musste die eine oder der andere ja zu ihren und seinen Terminen.

Und davon gab es viele: Die Kirgisin, immer im Adidas-Outfit, ließ kein „aktives Erwachen im Wald" aus, andere hatten Ganzkörper-Workouts unter Einsatz eines nicht elastischen Gurtsystems, wieder andere machten Feldenkrais-Bewegungstraining, gingen zur Nasenreflexzonen-Therapie, übten sich in „progressiver Muskelrelaxation" oder „Bewegungsformen aus dem Kampfsport".

Ob auch Aderlass, Leberreinigung, gar Schlaflabor gegen „Beinezappeln", „Bustoplastik" oder „Klysopomp" (don't ask!): Danach sich zu erkundigen verbot uns unsere Distinktion.

Obwohl andererseits eine merkwürdige Vertrautheit herrschte; irgendwie waren wir alle so klein mit Hut, so patientenartig bescheiden.

Wir hatten die Erziehungsberechtigung über uns komplett an die Ärzte, Masseure, Ernährungswissenschaftler und Bewegungstherapeuten abgegeben. Auch Manager können niedlich sein, wenn sie die Tröpfchen zählen, die sie auf den Teelöffel träufeln.

Aber die Abende waren schwer. Letzte homöopathische Nahrungsaufnahme: 18.30 Uhr. Zu dieser Uhrzeit überlegt man ja nicht selten, zu welchem Italiener man um 21 Uhr gehen wird, auf welches Nudelgericht man Lust haben könnte.

Hier jedoch: Nur eine großartige, raffiniert illuminierte Bar. Mit Wasserkaraffen, in denen Blüten schwammen. Und Tee, nach dessen Geschmacksnuance man länger fahnden musste.

Und, schon für den nächsten Morgen, das Bittersalz in Gläsern.

Mindestens einmal pro Woche sorgten zwar Klavierabende, sorgten Harfe, Querflöte und Viola oder auch ein Jazz-Trio für Ablenkung vom leiblichen Verlangen. Außerdem war es interessant, dem Betreuer einer Wintersportmannschaft zum Thema Bewegung zu lauschen oder raten zu dürfen, wie vielen Zuckerstücken wohl der Süßgehalt gebräuchlicher Lebensmittel entspricht.

Trotzdem bestand die wohltuendste Abendbeschäftigung im Grunde darin, sich darüber zu freuen, dass man widerstand. Dem Begehren nämlich – und einige gaben sich ihm, wie getuschelt wurde, heimlich hin –, im benachbarten Hotel etwas Verbotenes über die Lippen zu lassen.

Mir half dabei der Gedanke an die doch nennenswerte Investition in diesen Kuraufenthalt; ich hätte mich meinem daheim gebliebenen Federchen gegenüber schäbig gefühlt. Und mir selber gegenüber auch.

Außerdem wartete im Zimmer etwas, das mir noch mehr Vergnügen bereiten sollte als die auf handgeschöpftem Papier verabreichten Sinnsprüche der Art „Wer in sich ruht, kann viel bewegen" – und das war die Waage. Ja, ich schmolz ab.

Mählich zunächst, doch dann immer fühl- und sichtbarer. Das half beim Einschlafen, wie es auch die Vorfreude auf diesen Frischeschock beim nächsten Erwachen tat.

Mon Dieu, war ich frisch. Und leicht. Und waren die Massagen schön, von Fußreflex bis tief. Und die Detox-Drainagen. Und die Infusionen. Und sogar die Spiroergometrie im Fitnessraum. Und das Schwimmen und das Streicheln der Ärzte über meinen immer unauffälliger gewellten Bauch zur „Entstauung der Leber".

Zugegeben, ich benutzte zur mehrmaligen Umrundung des Tegernsees und für die 500 zu überwindenden Höhenmeter zwischen Bad Wiessee und Aueralm das E-Bike, und zu Fuß machten mir die 700 Höhenmeter zwischen

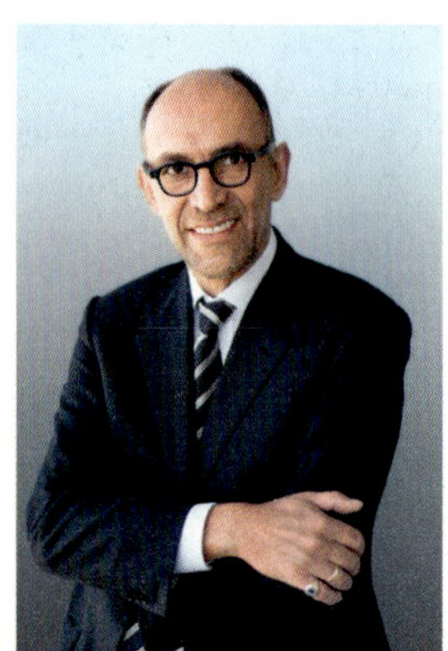

Peter-Matthias Gaede war von 1994 bis 2014 Chefredakteur von GEO

Rottach-Egern und dem Wallberg entschieden mehr Probleme als sogar der Joggerin, die an mir vorbei bergauf sprintete.

Aber im Büro hatte ich bislang für den Weg aus der Garage in den dritten Stock den Fahrstuhl genommen. Und jetzt gelang mir, was die Kur nach Mayr außer dem krassen Gegenteil jeglicher Form des Koma-Essens an philosophischer Überhöhung ins Merkbüchlein schreibt: „sich täglich freuen".

Ich freute mich – einmal bei einer Übung im Brotbacken, an der ich als einziger Mann teilnahm, denn am Ende durften wir ein etwa vier Quadratzentimeter großes Stück außerhalb der Essenszeiten vertilgen.

Ansonsten aber vor allem über meine Askese.

Das Resultat beim Auschecken im August 2014: Alter zwar immer noch 63, aber Gewicht nun 87 Kilo, knapp fünf Kilo minus, mithin im Normalbereich. Der Body-Mass-Index ebenfalls ins Tolerierbare verrutscht.

Triglyceride, also Fettmoleküle, Normwert unter 150 Milligramm pro Deziliter, von schrecklichen 266 bei einer Messung anno 1995 auf 119 gesunken. LDL-Cholesterin, das „aggressive" mit Normwert unter 130, von einst furchtbaren 202 auf 97 gefallen. HDL-Cholesterin, das „gute" mit Normwert bei über 40, von einst 37 auf jetzt 56 gestiegen.

Und auch der Nachwirkeffekt war nicht zu verachten: Bis herunter auf weniger als 81,8 Kilogramm brachte ich es in den Monaten danach.

Und der Blick des Federchens – er ruhte nun mit Wohlgefallen auf mir, beruhigt und offenbar sorgenfrei.

e

Eine gewisse Zeit zumindest. Dann? Dann wurde ich wieder der Alte. Also nicht nur ein wenig älter, sondern auch das alte Gewohnheitstier. Außer, dass ich zum Frühstück nichts anderes mehr verspeiste als einen Schaf- oder Ziegenmilchjoghurt mit ein bisschen Kresse und einem Stück kargem Backwerk, möglichst Knäcke.

Und nur noch mit Akaziendicksaft süßte. Und mir ein neues Fahrrad kaufte. Und Treppen stieg.

Und so kam es, dass ich 2016 erneut ins Mayr-Kloster am Tegernsee aufbrach. Diesmal in einer Jahreszeit, als auch Schneeschuhwandern auf dem Tagesprogramm stand. Neu war, dass es nun auch Vorträge in russischer Sprache gab, neu erschienen mir überdies die Klangschalen-Meditation sowie das Faszientraining. Aber ich absolvierte nur das Basisprogramm.

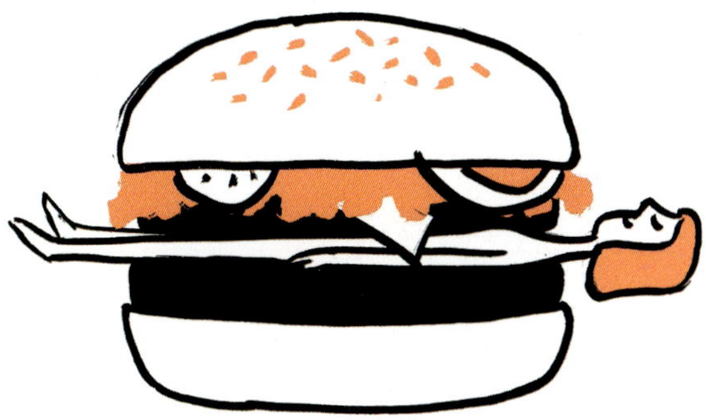

Bis in den Schlaf

Das Verlangen nach deftigen Speisen verfolgt einen mitunter bis in die Träume. Denn die letzte Mahlzeit des Tages gibt es bereits um 18.30 Uhr

Abends Concerto Sentimentale mit Händel-Mozart-Schubert, morgens Bittersalz, tagsüber Massagen, Sport, Bauchkontrolle. Und, ich staune bis heute darüber und horche den merkwürdigen Tönen nach, diesem gewissen Röhren, das der Arzt von sich gab, nachdem er Kerzen rings um meine Liege angesteckt hatte: eine offenbar schamanische Behandlung oder Besprechung meiner Eingeweide.

Das waren aber schon die aufregendsten Minuten, wenn man von dem Moment absieht, in dem die Damen in meiner Nähe am Nachbartisch den Schöpfer dieser unglaublich hochhackigen Schuhe erblickten, die man gut für Stichwaffen halten könnte.

Egal, Gewicht beim Start: 88,2 Kilogramm, fettfreie Masse höher als 2014, Fettmasse deutlich geringer. Ordentlich, aber verbesserbar.

Und das Verbessern gelang. Entlassungsgewicht: 82 Kilogramm. Fettanteil noch geringer. Alles gut. Im Büro der spontane Ausruf der Kollegin: „Mensch, bist du schlank geworden." Und von anderen: „Aber jetzt nicht noch mehr mit dem Weniger."

Ach, wär's doch so geblieben. Stattdessen habe ich unseren Haushalt wohl mit einem Jo-Jo-Effekt im Gegenwert zweier teurer Urlaube belastet.

Das drückt aufs Gemüt, aber da ist noch immer nicht genügend Disziplin in mir. Manchmal essen wir an Autobahnraststätten sogar eine dieser Kochwürste, die dort in Wärmebehältern lauern.

Die kleine Frau an meiner Seite könnte zehn davon verdrücken, ohne ein Gramm Gewicht zuzulegen, ich sollte eigentlich nicht einmal in den Zipfel beißen. Ein Freund, jenseits der 70, radelt 30 Kilometer zum Einkaufen, ich verzichte nur auf Rolltreppen. Und auf einige männliche Kugelblitze in meiner Umgebung zu verweisen lässt das Federchen an meiner Seite nicht gelten.

Es geht ja um viel mehr als ein verwaistes Loch im Gürtel, nicht mehr erreichbar, wenn der Leibesumfang schwillt. Es geht nicht nur um Gerechtigkeit beim Bemühen, auch etwas fürs Auge des anderen zu tun. Es geht um Gesundheit. Um Lebenserwartung.

Da ist wieder dieser Blick. Auf 88,9 Kilo. Ich sollte etwas tun. •

PETER-MATTHIAS GAEDE, Jg. 1951, lebt in Hamburg. **NISHANT CHOKSI,** Jg. 1975, ist Illustrator im englischen Brighton und arbeitet unter anderem für »The New Yorker«.

So gut schmeckt die leichte Küche

Rezepte für 7 Tage

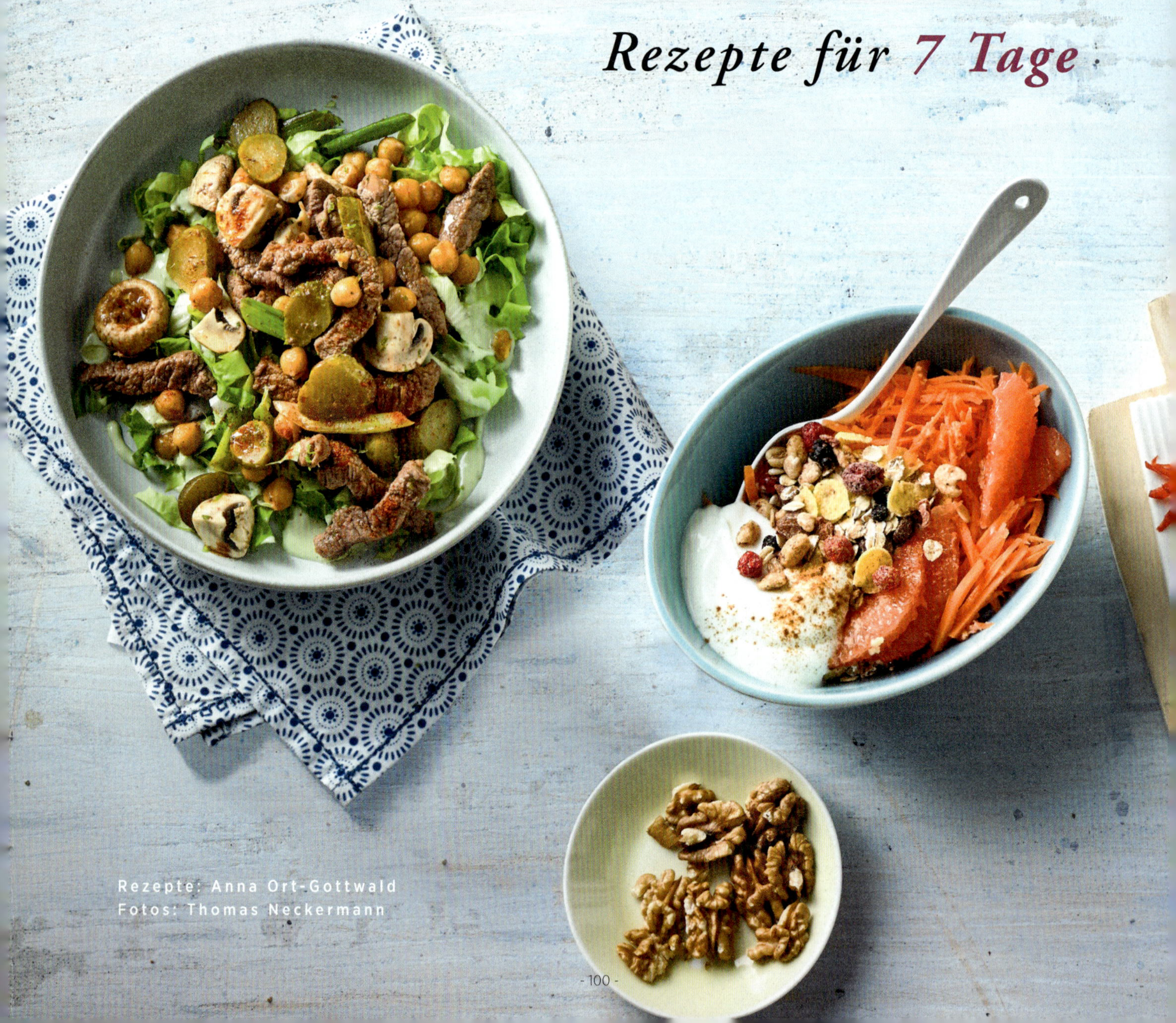

Rezepte: Anna Ort-Gottwald
Fotos: Thomas Neckermann

Wer dauerhaft sein Gewicht reduzieren und den Jo-Jo-Effekt vermeiden will, dem raten viele Ernährungsmediziner zu einer kalorienreduzierten Mischkost. Eine von Experten empfohlene Variante ist die »Brigitte-Diät« – zu ihr gehören die Rezepte auf den nächsten Seiten. Die Gerichte sind schmackhaft, enthalten alle notwendigen Nährstoffe und begrenzen die Kalorienzufuhr auf etwa 1200 Kilokalorien am Tag: ein idealer Einstieg in eine ausgewogene Ernährungsweise

morgens | mittags | abends

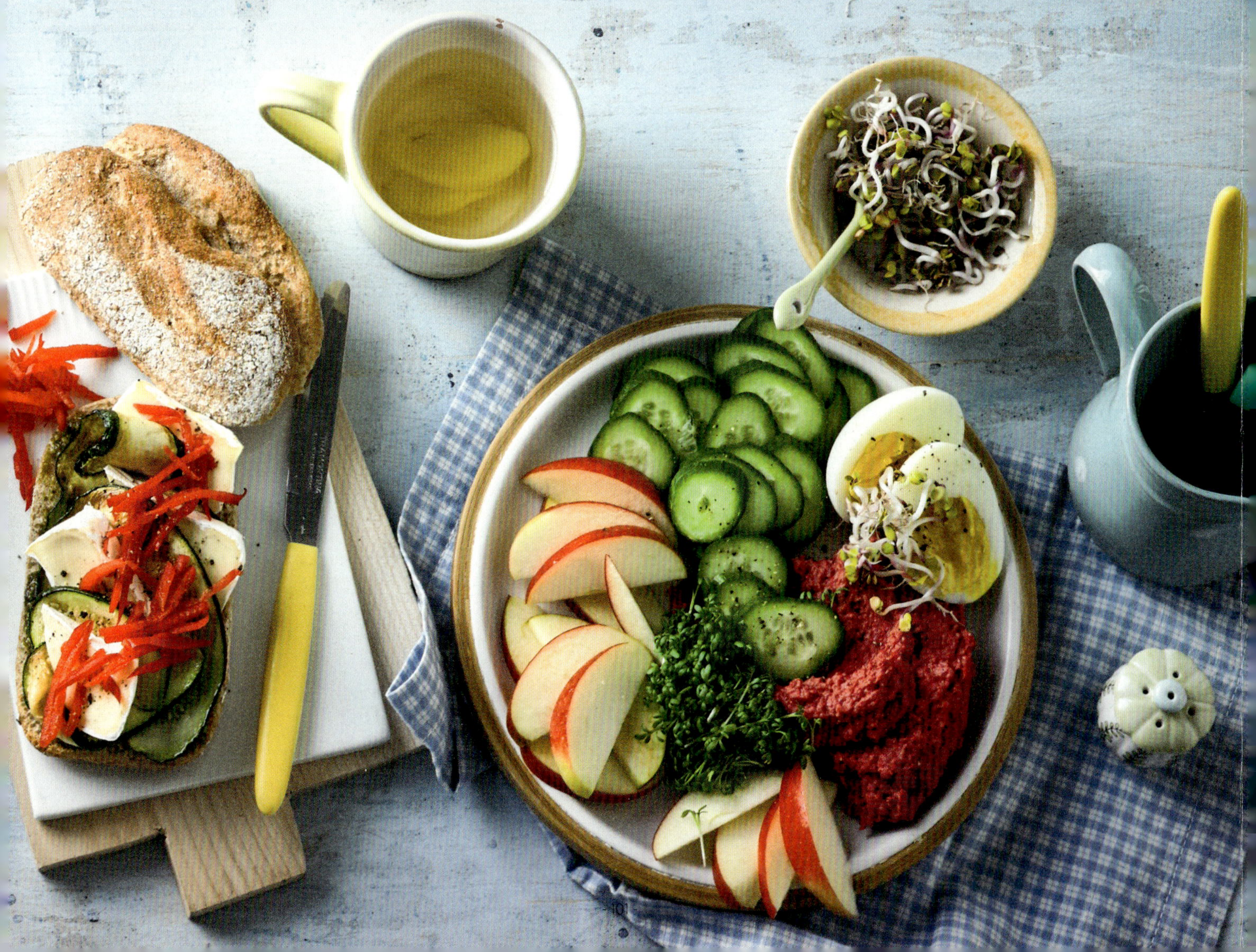

Tag 1

Himbeer-Mandel- Porridge

Fertig in 10 Minuten
vegan

Portion ca. 370 kcal, ED* 0,9, E 8 g, F 12 g, KH 56 g, Ballaststoffe 12 g

1/2 Birne (100 g),
150 ml Mandeldrink,
3 EL kernige Haferflocken,
100 g Himbeeren,
1 EL Roh-Rohrzucker,
1 EL gehackte Mandeln

- Die halbe Birne abspülen, entkernen und klein schneiden.
- Mandeldrink und Haferflocken langsam aufkochen, aber nicht kochen. Unter ständigem Rühren auf kleiner Hitze 3–4 Minuten köcheln, bis der Porridge andickt. Himbeeren und Birnen unterrühren.
- Mit Roh-Rohrzucker und den Mandeln bestreuen.

Kürbis-Quisotto mit Apfelsenf

Fertig in 20–25 Minuten
vegetarisch

Portion ca. 425 kcal, ED 0,6, E 19 g, F 17 g, KH 47 g, Ballaststoffe 11 g

150 g Champignons,
3 EL Quinoa Tricolore,
100 g Porreeringe,
3 TL Olivenöl oder Rapsöl,
1/2 TL Ras el-Hanout (oder eine andere orientalische Gewürzmischung),
150 g Hokkaido-Kürbis,
80 ml Bio-Gemüsebrühe,
1 Apfel (100 g),
100 g Naturjoghurt (3,5 % Fett),
2 TL Estragonsenf,
Salz, Cayennepfeffer,
3–4 EL Radieschensprossen oder Gartenkresse

- Pilze putzen und je nach Größe vierteln.
- Quinoa in einem Sieb unter heißem Wasser gründlich abspülen. Porree und Pilze in 2 TL Olivenöl andünsten. Quinoa, Ras el-Hanout, Kürbiswürfel und Salz unterrühren. Gemüsebrühe zugießen, aufkochen und 5 Minuten bei kleiner Hitze kochen. Topf von der Kochstelle nehmen und die Quinoa 5 Minuten ausquellen lassen.
- Apfel grob raspeln und mit Joghurt, 1 TL Olivenöl und Estragonsenf verrühren. Mit Cayennepfeffer und Salz abschmecken.
- Kürbis-Quisotto mit Gewürzen abschmecken, mit Radieschensprossen bestreuen und mit Apfelsenf anrichten.

Ingwer-Tomatensuppe mit Garnelen

Fertig in 20–25 Minuten
*mit Meeresfrüchten; zwei Portionen***

Portion ca. 390 kcal, ED 0,6, E 22 g, F 15 g, KH 40 g, Ballaststoffe 8 g

40 g Quinoa Tricolore,
200 g Möhren, 2 Stangen Staudensellerie,
1 Zwiebel (70 g), 1 Knoblauchzehe,
2 EL Olivenöl, 2 EL Tomatenmark,
1 TL Vollrohrzucker, Salz,
1 TL gerebeltes Basilikum oder Oregano
550 ml Tomaten-Passata,
ca. 20 g frische Ingwerknolle,
1 Päckchen vorgekochte TK-Riesengarnelen,
1 kleine Bio-Orange

- Quinoa heiß abspülen und in Salzwasser nach Packungsanweisung etwa 12 Minuten kochen.
- Möhren schälen, Sellerie putzen und abspülen. Zwiebel und Knoblauch abziehen. Alles klein schneiden und in Olivenöl unter Rühren etwa 3 Minuten andünsten. Tomatenmark und Zucker zugeben und kurz anrösten. Basilikum und Passata zugeben und 10 Minuten bei mittlerer Hitze zugedeckt kochen.
- Ingwer dünn abschaben und fein reiben. Aufgetaute Garnelen abspülen, trocken tupfen und mit etwas abgeriebener Orangenschale, 2 EL Orangensaft und 1/2 TL Ingwer vermengen. Restlichen Orangensaft und Ingwer zur Suppe geben und die Suppe eventuell mit Salz abschmecken.
- Tomatensuppe mit Quinoa und Garnelen anrichten.

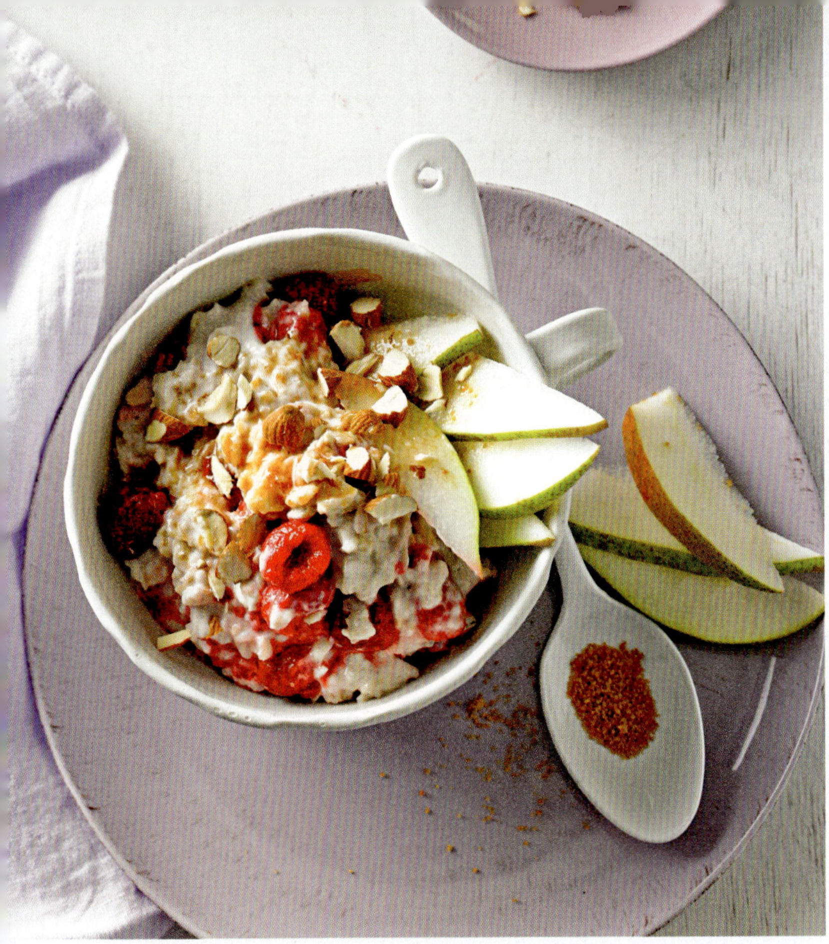

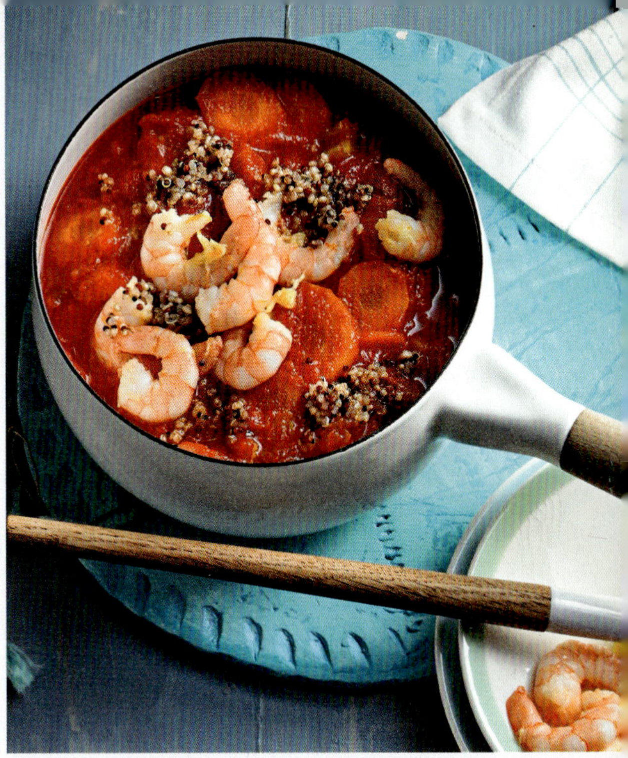

Ingwer-Tomatensuppe mit Garnelen
Der Ingwer sollte erst zum Schluss zur Suppe gegeben werden, damit das erfrischende Aroma erhalten bleibt

Himbeer-Mandel-Porridge
Der Porridge hat einen hohen Fruchtanteil und gesunde Kerne; Fertigmüslis enthalten fast immer zu viel Zucker

Haferflocken **garantieren einen guten** *Start* **in den** *Morgen*

Kürbis-Quisotto mit Apfelsenf
Das aus Südamerika stammende Quinoa ist glutenfrei und enthält viel Eiweiß, Eisen, Magnesium und Kalzium

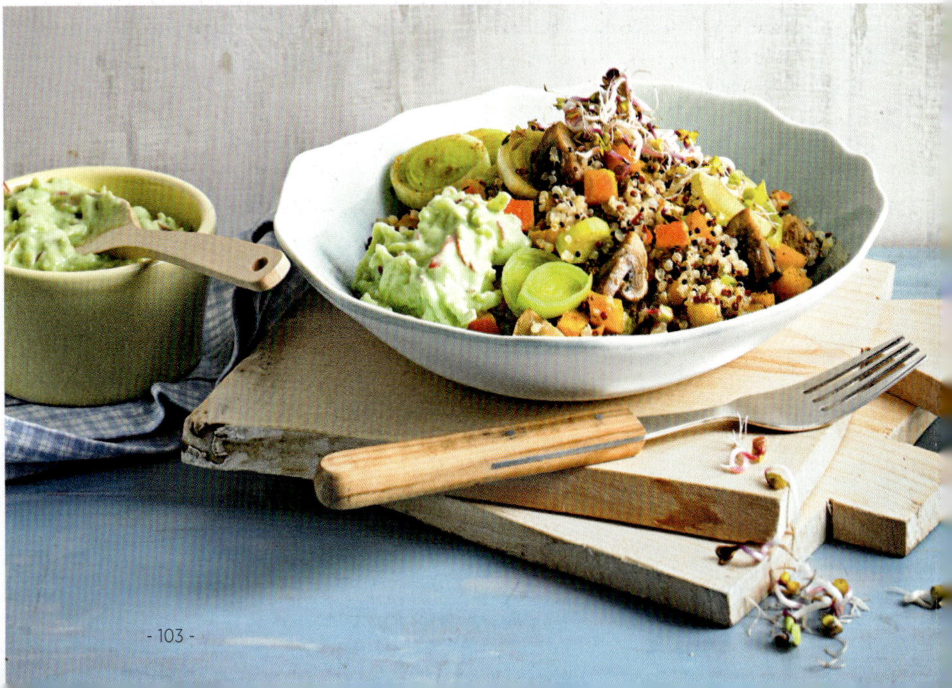

---

* Abkürzungen: ED = Energiedichte (Kalorien je Gramm des Gerichts; vorteilhaft ist eine ED < 1,5); E = Eiweiß; F = Fett; KH = Kohlenhydrate.
** Die zweite Portion kann wahlweise an einem anderen Tag verzehrt werden.

Tag 2

Spanisches Rührei auf Toast

Fertig in 10 Minuten
mit Fleisch

Portion ca. 310 kcal, ED 0,9,
E 22 g, F 13 g, KH 24 g, Ballaststoffe 5 g

1 Scheibe Vollkorntoast,
2 Lauchzwiebeln,
1 Bio-Ei (Größe M),
2 EL Mineralwasser mit Kohlensäure,
1 Prise Edelsüß-Paprika,
frisch gemahlener Pfeffer,
Salz, 1 TL Olivenöl,
1 EL Tomatenketchup,
50 g Puten- oder Kochschinken,
50 g gegrillte Paprika aus dem Glas,
4–5 Kapernäpfel

• Lauchzwiebeln abspülen, trocken tupfen und fein hacken. Das Ei mit Mineralwasser, Edelsüß-Paprika, Pfeffer und etwas Salz verrühren.
• Olivenöl in einer kleinen beschichteten Pfanne erhitzen. Lauchzwiebeln hineingeben und unter Rühren kurz anschwitzen. Eimasse zugießen und das Ei unter Rühren braten.
• Den Vollkorntoast rösten, mit Tomatenketchup bestreichen und mit Puten- oder Kochschinken, dem Rührei und der Paprika (ohne Haut) belegen. Mit den Kapernäpfeln anrichten.

Beef Stroganoff mit Kichererbsen

Fertig in 20–25 Minuten
mit Fleisch

Portion ca. 440 kcal, ED 0,6,
E 37 g, F 20 g, KH 26 g, Ballaststoffe 8 g

1 Bund Lauchzwiebeln,
100 g Champignons, 1/2–1 Limette,
60 g Cornichons oder kleine Gewürzgurken,
5 EL Naturjoghurt (3,5 % Fett),
1–2 TL Estragon- oder Kräutersenf,
100 ml klare Hühnerbouillon,
120 g Beefsteak, 2 TL Rapsöl,
Salz, bunter Pfeffer, Edelsüß-Paprika,
3 EL gegarte Kichererbsen,
1–2 Handvoll Endivien- oder Feldsalat

• Lauchzwiebeln putzen und nicht zu klein schneiden. Pilze putzen. Cornichons in Scheiben schneiden. Von der Limette ca. 1 EL Schale abreiben. Limettensaft auspressen, mit Joghurt und Estragonsenf verrühren.
• Hühnerbouillon erhitzen. Lauchzwiebeln und Pilze zugeben und 3 bis 4 Minuten dünsten. Cornichons zugeben.
• Fleisch in Streifen schneiden, salzen, pfeffern und mit Paprika und etwas Limettenschale würzen. Mit abgetropften Kichererbsen in einer Pfanne in heißem Rapsöl etwa 2 Minuten unter Rühren braten. Eventuell 1 bis 2 EL Wasser zufügen. Gemüse dazugeben, alles gut abschmecken.
• Salat mit 3 bis 4 EL der Joghurtsoße verrühren und mit dem Beef Stroganoff anrichten. Restliche Joghurtsauce darüberträufeln und mit restlicher Limettenschale bestreuen.

Käse-Knäcke mit Avocado

Fertig in 5–7 Minuten
vegetarisch

Portion ca. 415 kcal, ED 1,1,
E 29 g, F 23 g, KH 22 g, Ballaststoffe 9 g

80 g Sauermilchkäse,
(z. B. Harzer Roller),
1 Möhre (75 g),
1/2 Avocado (70 g Fruchtfleisch),
Salz,
frischer Pfeffer,
1/4 Zitrone,
2 Scheiben Roggen-Knäckebrot,
2 TL grünes Pesto,
1/2 Papaya
(120 g Fruchtfleisch)

• Käse in Scheiben schneiden. Möhre schälen und fein raspeln. Avocadofruchtfleisch zerdrücken, salzen, pfeffern und mit ein paar Spritzern Zitrone würzen.
• Avocado auf die Knäckebrote streichen, mit Möhrenraspeln und Käsescheiben belegen. Brote mit Pesto beträufeln und pfeffern.
• Papaya in Streifen schneiden und dazu anrichten.

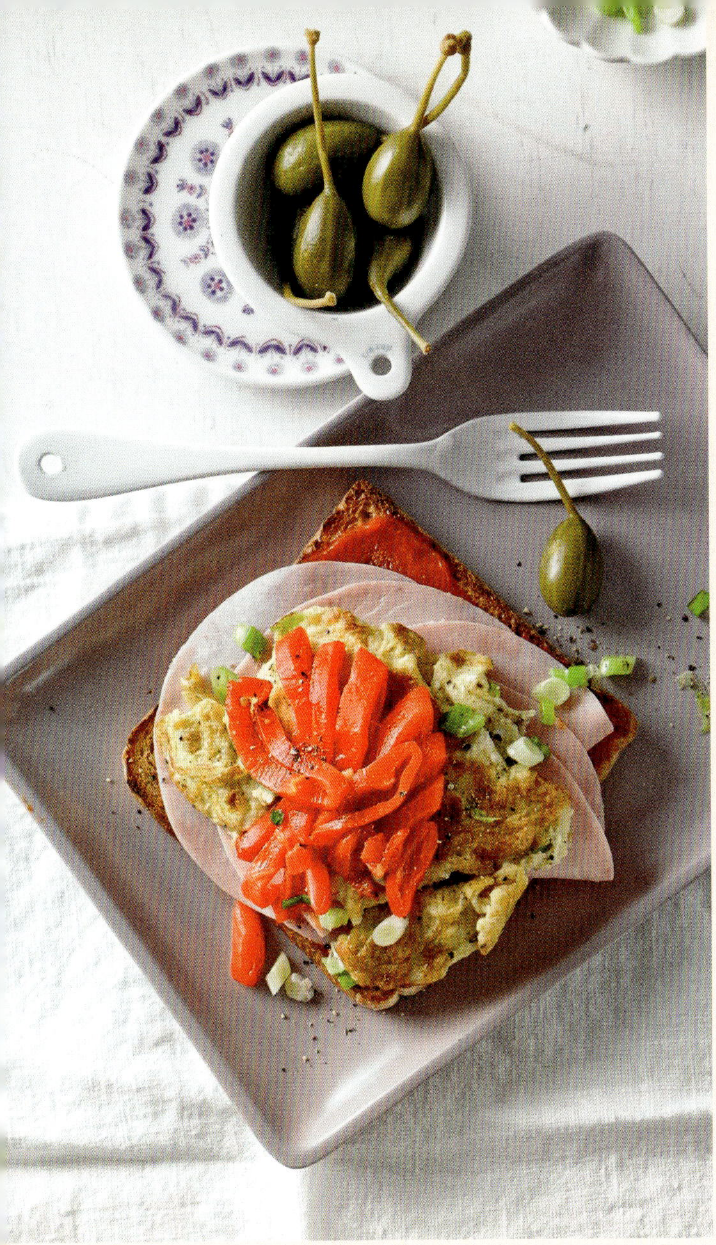

Spanisches Rührei auf Toast
Mit magerem Schinken serviert, bietet dieses Omelett eine solide Grundlage für den Tag

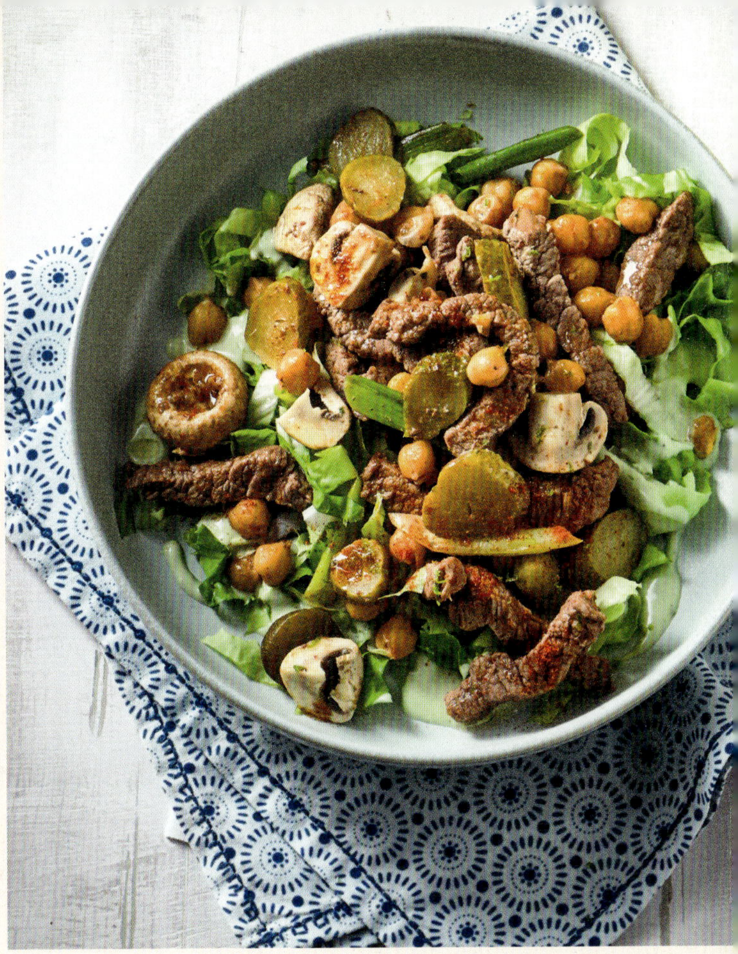

Beef Stroganoff mit Kichererbsen
Die gegarten Hülsenfrüchte machen lange satt und halten den Blutzuckerspiegel niedrig

Herzhafter Käse, kombiniert mit *Papaya* und *Avocado*

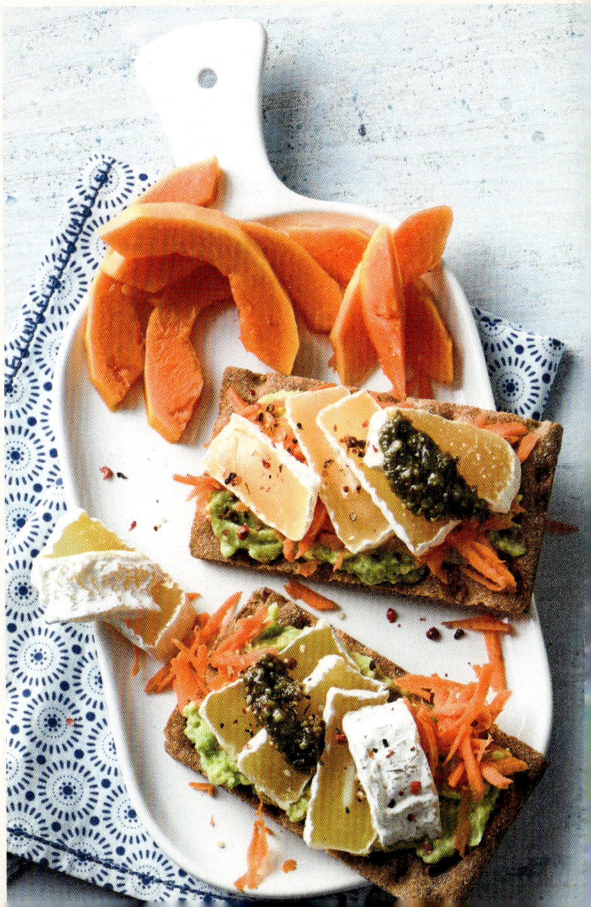

Käse-Knäcke mit Avocado
Fettreich ist sie, die grüne Frucht: Doch enthalten Avocados viele gesunde ungesättigte Fettsäuren

Tag 3

Sanddorn-Möhren- Smoothie

Fertig in 5 Minuten
vegetarisch

Portion ca. 295 kcal, ED 0,7, E 17 g, F 10 g, KH 33 g, Ballaststoffe 12 g

100 g Möhren,
1/2 rote oder orangefarbene Paprika,
1 Clementine,
2 EL Sanddornsirup,
1 TL Salatöl,
100 g Frischkäsecreme natur (0,2 % Fett),
2 EL geschroteter Leinsamen

- Möhre unter fließendem Wasser gründlich abbürsten und putzen. Paprikaschote abspülen und entkernen. Beides klein schneiden. Clementine auspressen.
- Den Saft, Sanddornsirup, Salatöl, Frischkäsecreme und Gemüse im Blender fein pürieren.
- Smoothie in ein Glas füllen und mit den geschroteten Leinsamen verrühren.

Lamm-Teriyaki mit Rosenkohl und Ingwer-Dip

Fertig in 20–25 Minuten
mit Fleisch

Portion ca. 425 kcal, ED 0,7, E 37 g, F 15 g, KH 34 g, Ballaststoffe 11 g

1 EL Teriyaki- oder Sojasauce,
2 TL flüssiger Honig, grobes Salz,
120 g Lammrückenfilet oder Lammfilets,
3–4 Schalotten oder 1 Zwiebel,
150 g Rosenkohl, 2 TL Rapsöl,
3 Bio-Trockenpflaumen ohne Kern,
Ras el-Hanout (oder eine andere orientalische Gewürzmischung),
1 Tasse Bio-Gemüsebrühe,
3 EL Naturjoghurt (1,5 % Fett),
15 g frischer Ingwer, 1/2 Limette

- Teriyakisauce und 1 TL Honig verrühren und das Fleisch damit bestreichen.
- Schalotten schälen, große Kohlköpfe halbieren. In einem kleinen Topf Schalotten und Rosenkohl in 1 TL Rapsöl andünsten. Etwas salzen. Pflaumen, 1 TL Honig, 1 Prise Ras el-Hanout und Brühe zugeben und das Gemüse 10 bis 15 Minuten zugedeckt schmoren lassen.
- Eine kleine beschichtete Pfanne bei mittlerer Temperatur erhitzen. Fleisch aus der Marinade nehmen, trocken tupfen und von jeder Seite genau 1 Minute braten. Das Fleisch mit 1 TL Öl beträufeln, einen Schuss Wasser zugeben und 4 bis 5 Minuten zugedeckt bei kleiner Hitze schmoren.
- Joghurt, geriebenen Ingwer, 1 TL Limettensaft und 1/2 TL Ras el-Hanout verrühren.
- Gemüse und Sud, Lammscheiben, Joghurt und Limettenachtel anrichten.

Gemüse-Dipper mit scharfem Hummus

Fertig in 8–10 Minuten
vegetarisch

Portion ca. 420 kcal, ED 0,7, E 17 g, F 4 g, KH 58 g, Ballaststoffe 17 g

180 g gegarte Kichererbsen,
150 g vorgekochte Rote Bete,
1 Limette,
1/2–1 TL gemahlener Cumin,
60 g Cashewmus,
Cayennepfeffer, Salz,
80 g weißer Rettich oder Radieschen,
1/2 gelbe Paprikaschote,
1 Möhre (100 g),
100 g Bio-Salatgurke,
1–2 TL Tafel-Meerrettich,
etwas Gartenkresse,
1 kleines Bio-Vollkornbrötchen (50 g)

- Für drei Portionen Rote-Bete-Hummus: Die Kichererbsen mit gewürfelter Roter Bete, 2–3 TL Limettensaft, Cumin und Cashewmus fein pürieren und mit Cayennepfeffer und Salz abschmecken. Hummus in drei Portionen teilen, zwei Portionen im Schraubglas kalt stellen.
- Gemüse und Gurke abspülen, eventuell schälen und in Scheiben, Streifen oder Stücke schneiden.
- Hummus mit Meerrettich scharf abschmecken und mit Kresse bestreuen. Hummus, Gemüse und Brötchen anrichten.

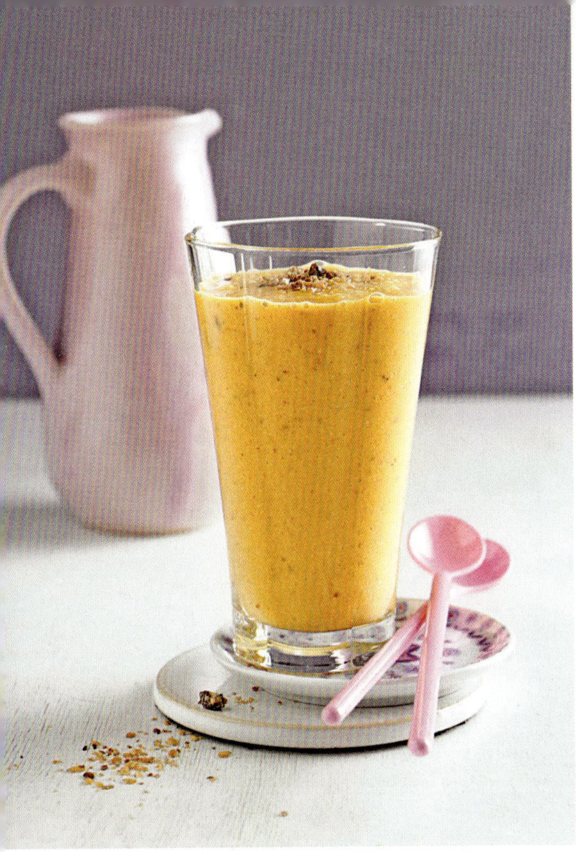

Sanddorn-Möhren-Smoothie
Frucht-Smoothies enthalten häufig sehr viel Zucker; das ist bei dieser Mixtur aus Sanddorn und Möhren anders

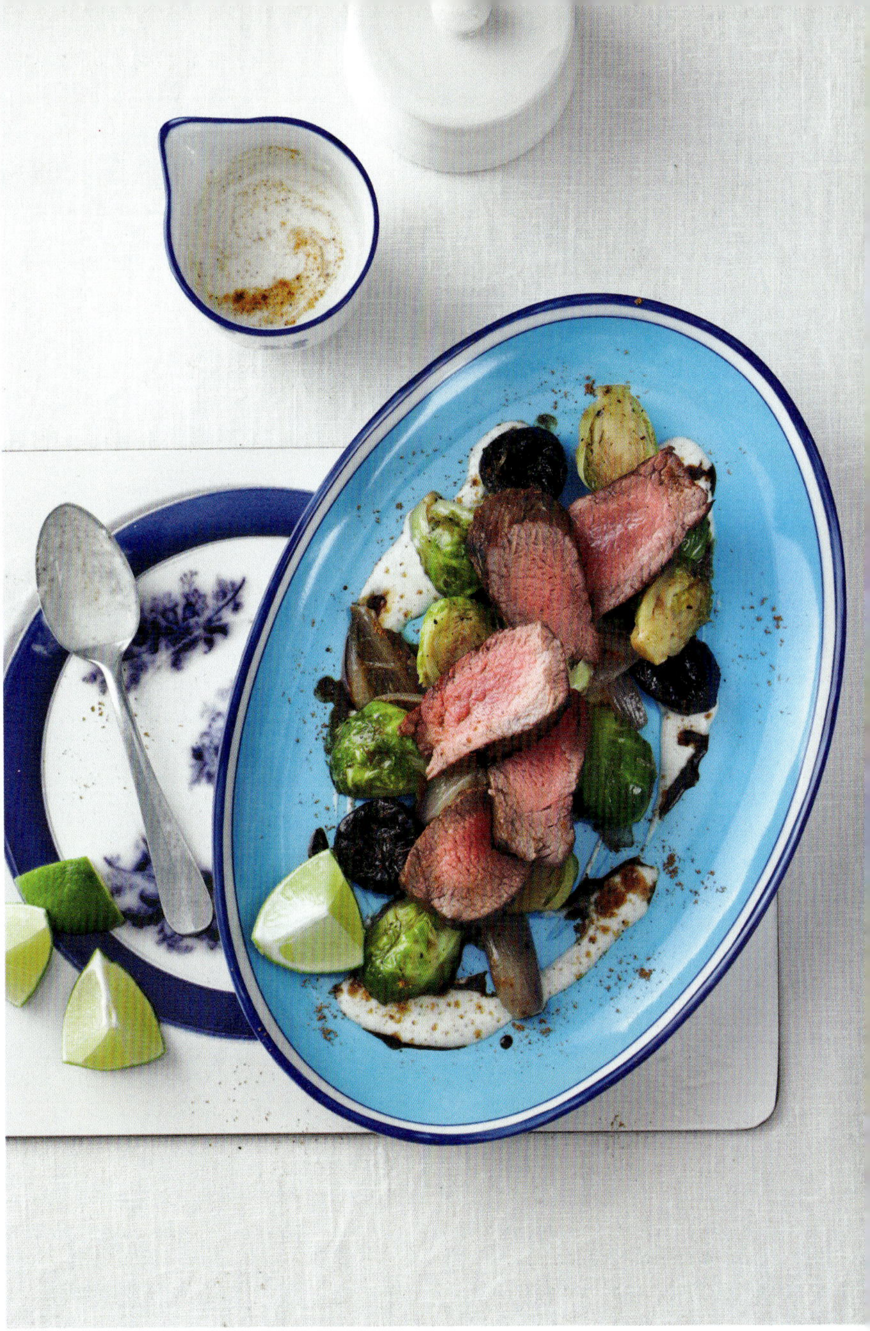

Lamm-Teriyaki mit Rosenkohl und Ingwer-Dip
Das fertige Gericht kann mit Limettensaft oder einem Teelöffel Teriyakisauce beträufelt werden

Hummus in rotem Gewand: ein feiner Begleiter für frisches *Gemüse*

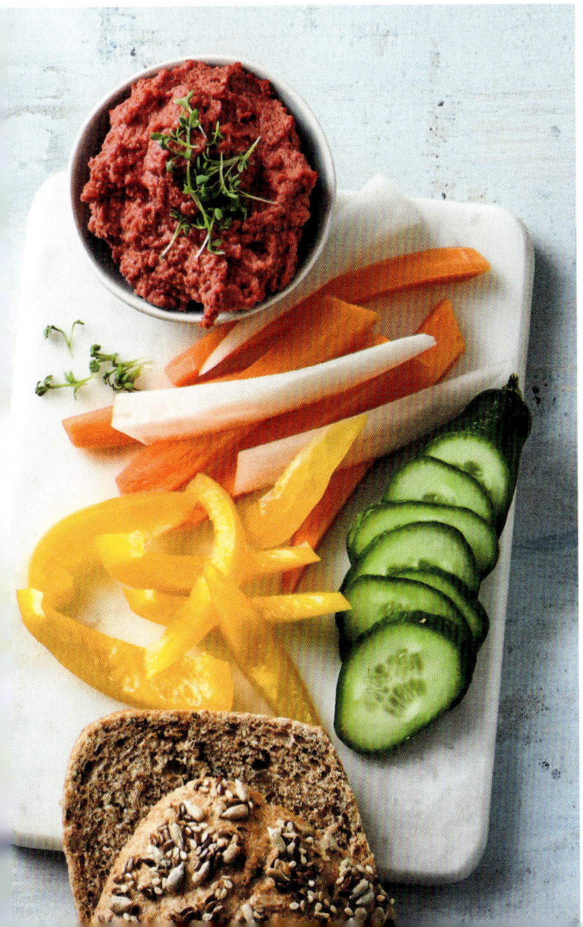

Gemüse-Dipper mit Hummus
Die Rote Bete gibt dem Hummus eine interessante Farb- und Geschmacksnote – gesund ist das Gemüse ohnehin

Tag 4

Käse-Sandwich mit Zucchini

Fertig in 10 Minuten
vegetarisch

Portion ca. 410 kcal, ED 0,9, E 20 g, F 17 g, KH 43 g, Ballaststoffe 16 g

1 Zucchini (100 g),
2 TL Olivenöl,
Salz,
Cayennepfeffer,
1 Paprikaschote,
1 Vollkornbrötchen oder
2 dünne Scheiben Vollkornbrot (90 g),
2 TL grünes Pesto,
50 g Weichkäse (16 % Fett)

• Zucchini abspülen, trocken tupfen und längs in drei Scheiben schneiden. Zucchinischeiben in heißem Olivenöl in einer beschichteten Pfanne saftig braten. Salzen und pfeffern. Paprika abspülen, Kerne entfernen und in dünne Streifen schneiden.
• Beide Brötchenhälften oder Brotscheiben mit Pesto bestreichen, eine Hälfte mit Käse- und Zucchinischeiben sowie Paprika belegen und mit der zweiten Hälfte oder Scheibe bedecken.

Gemüse-Pasta mit Chilibirne

Fertig in 25–30 Minuten
vegetarisch

Portion ca. 420 kcal, ED 0,5, E 17 g, F 9 g, KH 64 g, Ballaststoffe 13 g

1/2–1 rote Chilischote,
1 Birne (100 g),
1 Clementine,
100 g Möhren,
2 Selleriestangen mit Grün,
50 g Porreeringe, Salz,
60 g Vollkorn- oder Dinkel-Pasta (Spaghetti, Penne oder andere),
50 g Ziegenfrischkäse mit Feige oder 30 g Roquefortkäse,
2 EL Naturjoghurt (1,5 % Fett),
Piment (ganz oder gemahlen)

• Chili entkernen. Birne vierteln und entkernen. Clementine auspressen. Birne, Chili, 2 EL Wasser und Saft in einem kleinen Topf aufkochen und zugedeckt 3 bis 4 Minuten garen.
• Für die Pasta Salzwasser zum Kochen bringen. Möhre, Sellerie und Porree in feine Streifen schneiden.
• Pasta in siedendem Salzwasser 5 Minuten kochen. Gemüsestreifen zugeben und weitere 3 bis 4 Minuten kochen. 1 Tasse Nudelwasser abnehmen, dann die Pasta abgießen.
• Ziegenkäse, 1/2–1 Tasse Nudelwasser, Naturjoghurt und Birnen-Chili-Sud pürieren und mit Salz abschmecken. Gemüsenudeln und Sauce mischen, mit Birnen und eventuell Selleriegrün anrichten und mit gemahlenem oder zerstoßenem Piment bestreuen.

Blumenkohlsuppe mit Meerrettich

Fertig in 30 Minuten
*mit Fleisch; zwei Portionen***

Pro Portion ca. 335 kcal, ED 0,5, E 28 g, F 18 g, KH 15 g, Ballaststoffe 9 g

1 Bund Lauchzwiebeln,
150 g Putenbruststeak (am besten Bio),
2 EL geröstete Erdnusskerne ohne Salz,
500 ml klare Hühnerbouillon,
Cayennepfeffer, 1/2 EL Thymian,
1 EL Rapsöl, Salz,
400 g kleine Blumenkohlröschen,
100 ml Kaffeesahne (10 % Fett),
2 TL Tafel-Meerrettich (Glas),
1/2 Kästchen Gartenkresse

• Lauchzwiebeln putzen und klein schneiden. Putenfleisch in feine Streifen schneiden, dann grob hacken. Erdnüsse hacken.
• Hühnerbouillon mit Cayennepfeffer und Thymian aufkochen. Blumenkohl und Lauchzwiebeln zugeben und alles bei mittlerer Hitze 10 Minuten zugedeckt kochen.
• Inzwischen das Putenhack in Rapsöl 3 bis 4 Minuten krümelig braten. Dabei mit Cayennepfeffer und Salz würzen.
• 1 bis 2 Kellen Blumenkohlröschen für die Einlage entnehmen. Kaffeesahne zur Suppe geben und weitere 10 Minuten kochen. Dann pürieren und die Suppe mit Meerrettich und Gewürzen abschmecken.
• Blumenkohlröschen und Putenhack zurück in die Suppe geben und mit gehackten Erdnüssen und Kresse bestreuen.

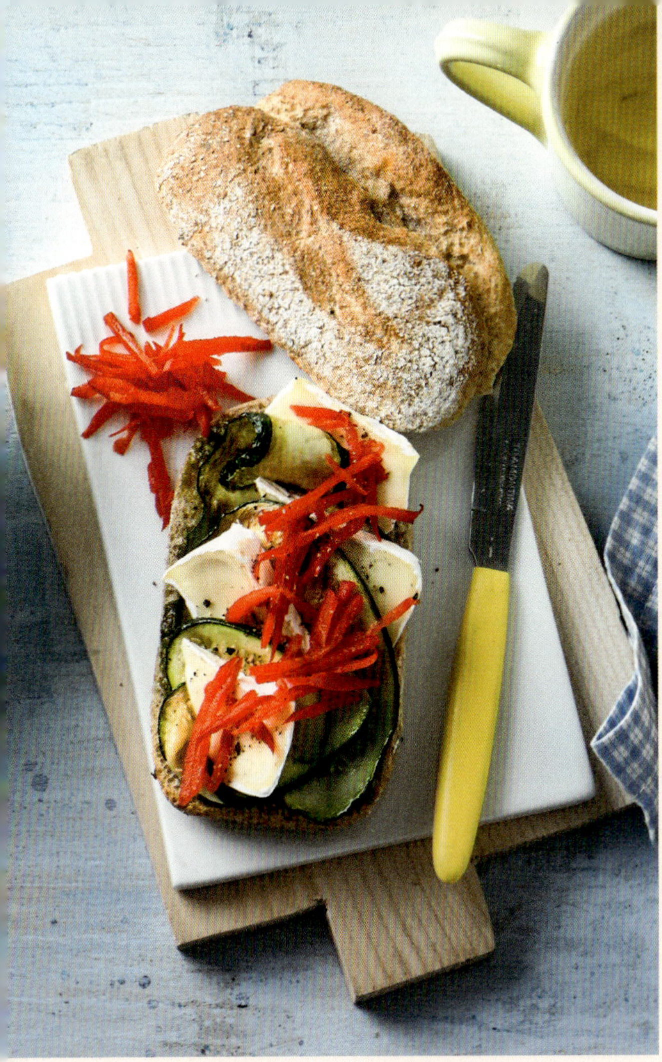

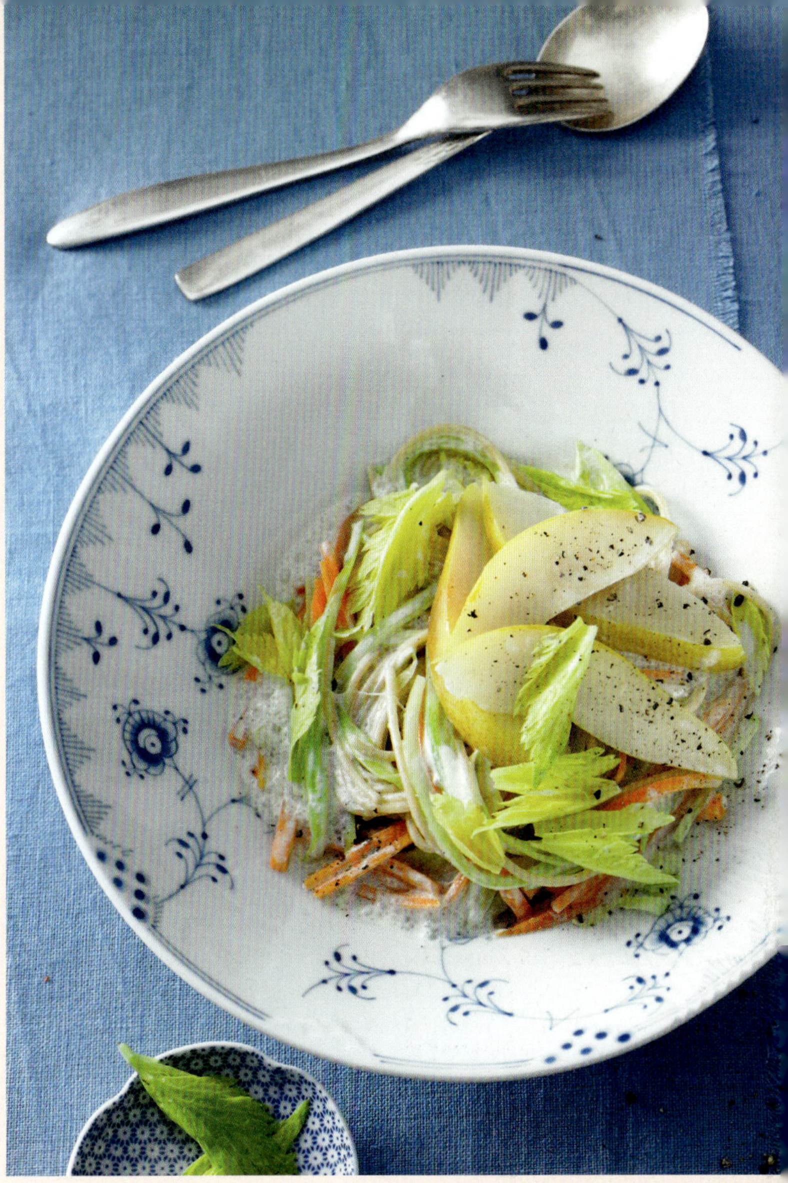

Käse-Sandwich mit Zucchini
Gut genährt in den Tag: Viele Ballaststoffe sorgen hier für ein gesundes und lange sättigendes Frühstück

Gemüse-Pasta mit Chilibirne
Statt Ziegenfrischkäse mit Feige kann man für die cremige Sauce auch normalen Ziegenkäse verwenden

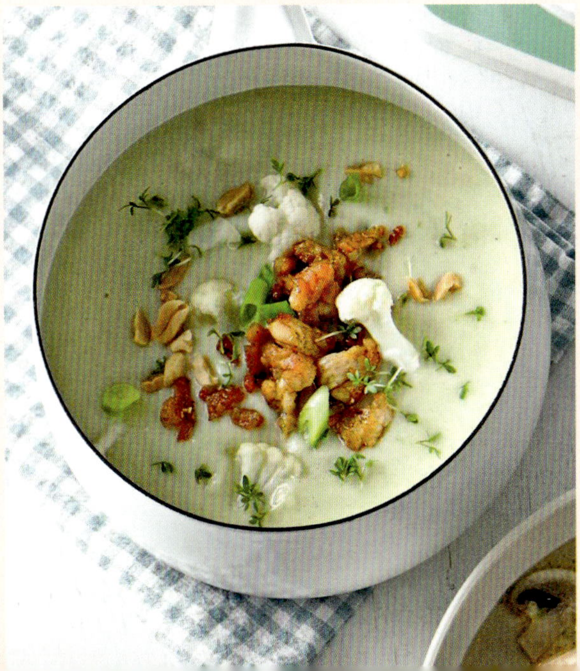

Süße Birne, scharfe Chili: eine *Pasta* für *Entdecker*

Blumenkohlsuppe mit Meerettich
Aufgrund seiner feinen Zellstruktur gilt Blumenkohl als eine besonders bekömmliche Kohlart

Tag 5

Möhren-Zimt- Müsli

Fertig in 5–8 Minuten
vegetarisch

Portion ca. 410 kcal, ED 1,1, E 10 g, F 15 g, KH 50 g, Ballaststoffe 5 g

1 rosa Grapefruit,
1 Möhre (100 g),
1 EL Ahornsirup,
1/2 TL gemahlener Zimt,
30 g „Beeren-Müsli",
100 g Naturjoghurt (3,5 % Fett),
15 g Walnusskerne

• Grapefruit halbieren. Eine Hälfte auspressen, die zweite Hälfte schälen und Fruchtfilets herausschneiden. Möhre schälen, Ingwer dünn abschaben und beides fein raspeln. Möhre mit Grapefruitsaft, Ahornsirup und Zimt verrühren.
• Möhren-Mix, Müsli, Joghurt und Grapefruitfilets anrichten und mit Walnüssen bestreuen.

Zander und Austernpilze vom Blech

Fertig in 25–30 Minuten
mit Fisch

Portion ca. 410 kcal, ED 0,6 E 40 g, F 15 g, KH 28 g, Ballaststoffe 16 g

1/2–1 Chilischote,
3 EL Gemüsesaft,
1 EL flüssiger Honig, 3 TL Olivenöl,
Rosmarin, Thymian, grobes Meersalz,
125 g Austernpilze,
1 grüne Paprikaschote (150 g),
1 Bund Lauchzwiebeln,
180 g Zanderfilet ohne Haut,
1 EL Limettensaft, ca. 2 EL Gartenkresse

• Backofen auf 220 Grad, Umluft 200 Grad, Gas Stufe 5 vorheizen. Ein Backblech mit Backpapier auslegen.
• Chili entkernen, in Ringe schneiden, mit Küchenhandschuhen arbeiten. Gemüsesaft, Honig, 2 TL Olivenöl, Rosmarin, Thymian und Chili in einer Schüssel verrühren.
• Pilze putzen. Paprika halbieren, entkernen und grob würfeln. 1 Lauchzwiebel fein hacken, restliche Lauchzwiebeln in 3 cm lange Stücke schneiden. Pilze, Gemüse und Marinade vermengen, eventuell etwas salzen. Das Pilzgemüse auf dem Blech verteilen und auf der mittleren Schiene des Backofens 8 bis 10 Minuten braten.
• Fisch abspülen, trocken tupfen und auf das Backblech legen, mit Limettensaft und 1 TL Öl beträufeln, mit grobem Salz bestreuen und weitere 5 bis 6 Minuten im Backofen braten.
• Fisch und Pilzgemüse anrichten und mit Gartenkresse bestreuen.

Indischer Salat mit Würzjoghurt

Fertig in 15 Minuten
*vegetarisch; zwei Portionen***

Pro Portion ca. 360 kcal, ED 0,8, E 12 g, F 22 g, KH 28 g, Ballaststoffe 8 g

1/2 Bio-Salatgurke,
Salz, 1 Pellkartoffel (150 g)
200 g Salatgemüsewürfel
(z. B. Paprika, Staudensellerie,
Radieschen, Chicorée, Tomate),
200 g griechischer Joghurt (10 % Fett)
1 EL Salatöl, je 1/4 TL gemahlener
Koriander und Kumin, Cayennepfeffer, 5 EL Kichererbsen (aus
der Dose), 2 EL Kerne-Mix, frischer
Koriander oder Gartenkresse

• Salatgurke abspülen, trocken tupfen und in Würfel schneiden. Salzen und ca. 5 Minuten stehen lassen. Pellkartoffel schälen und würfeln. Gemüse putzen und würfeln.
• Joghurt, Öl und Gewürze verrühren und mit Cayennepfeffer und Salz pikant abschmecken. Abgetropfte Kichererbsen und die vorbereiteten Zutaten unterrühren.
• Salat mit Kerne-Mix und viel frischem Koriander bestreuen.

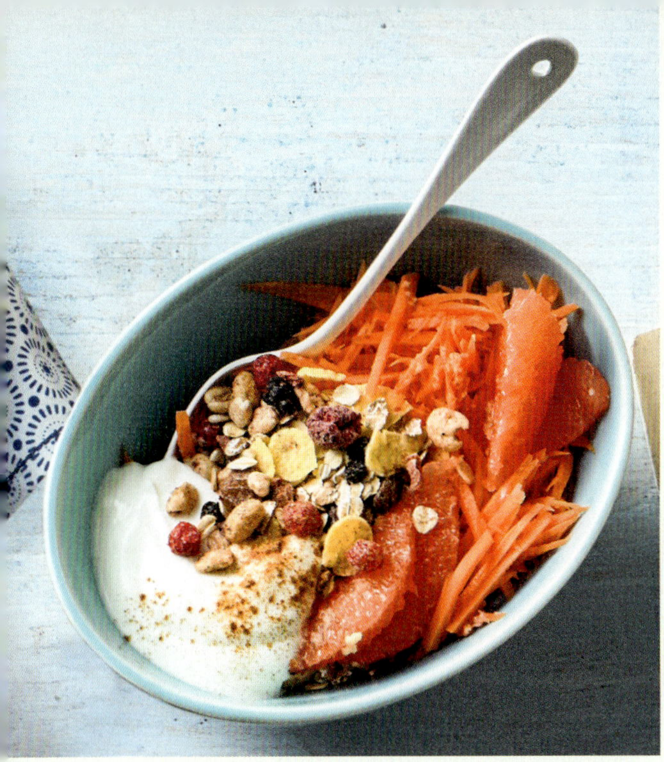

Möhren-Zimt-Müsli
Möhren sind reich an Carotin, einer Vorstufe von Vitamin A, das unter anderem für die Sehfähigkeit bei Nacht wichtig ist

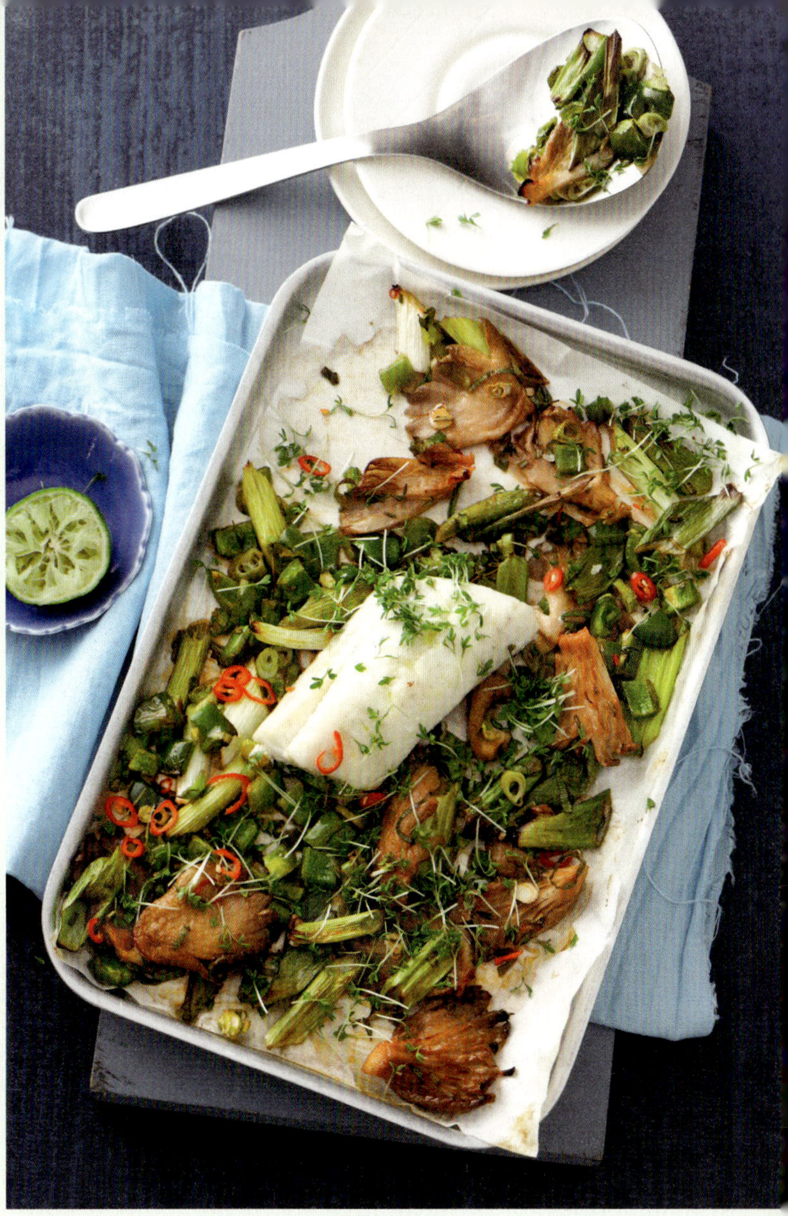

Zander und Austernpilze vom Blech
Austernpilze enthalten leicht verdauliches Eiweiß, viele Mineralstoffe und besonders gesunde Ballaststoffe

Fisch überzeugt durch *wertvolle* *Fette* und reichlich *Protein*

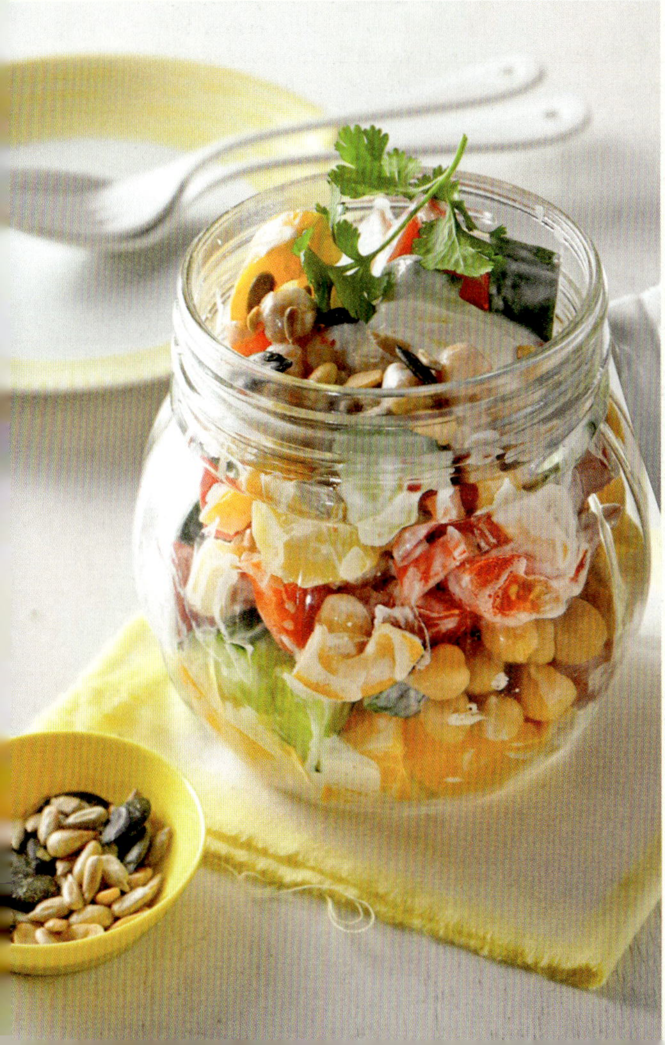

Indischer Salat mit Würzjoghurt
Koriander, Kumin und Kichererbsen geben dem kalorienarmen Salat seine besondere Geschmacksnote

Tag 6

Quark- und Käse- Knäcke

Fertig in 5 Minuten
vegetarisch

Portion ca. 360 kcal, ED 1,7, E 22 g, F 11 g, KH 37 g, Ballaststoffe 13 g

1 Kiwi (80 Gramm),
2 Scheiben ballaststoffreiches Knäckebrot,
2 EL Magerquark,
1 EL gehackte Cranberries oder Korinthen,
1 TL flüssiger Honig,
40 g Limburger Käse (Scheiben),
1 EL gehackte, geröstete Erdnüsse

• Kiwi in Scheiben schneiden. Knäckebrot mit Magerquark bestreichen, mit Cranberries oder Korinthen bestreuen und mit dem Honig beträufeln.
• Das zweite Knäckebrot mit dem Limburger Käse und ein paar Kiwischeiben belegen und mit den Erdnüssen bestreuen. Restliche Kiwischeiben dazu anrichten.

Rosa Krautsalat mit Hähnchen

Fertig in 25 Minuten
*mit Fleisch; zwei Portionen***

Portion ca. 410 kcal, ED 0,8, E 34 g, F 19 g, KH 22 g, Ballaststoffe 10 g

150 g Möhren, 2 EL Olivenöl,
200 g vorgekochte Rote Bete (Vakuumpack),
150 g Sauerkraut (Frischkost oder Dose),
1 Kiwi (80 g), Salz, Cayennepfeffer,
100 ml Kefir oder Naturjoghurt (3,5 % Fett),
1/2 Zitrone, 1 TL Ahornsirup,
2 EL Schnittlauchröllchen (frisch oder TK),
1 Hähnchenbrustfilet,
Edelsüß-Paprika, 2 EL Kürbiskerne

• Möhren schälen, in feine Scheiben schneiden und in 1 EL Olivenöl etwa 4 Minuten andünsten. Rote Bete abtupfen und auf dem Gemüsehobel in feine Stifte schneiden. Sauerkraut auseinanderzupfen. Kiwi dünn schälen, längs halbieren und in Scheiben schneiden. Sauerkraut und Rote Bete zu den Möhren geben, salzen und mit Cayennepfeffer würzen.
• Kefir, Zitronensaft, Ahornsirup und Schnittlauch verrühren und mit Cayennepfeffer pikant abschmecken. Krautsalat und Soße vermengen.
• Hähnchenfleisch in lange Scheiben schneiden und mit Paprikapulver, Cayennepfeffer und etwas Salz würzen. Fleischstücke in 1 EL Olivenöl von beiden Seiten braten. Kürbiskerne zugeben und kurz rösten. Rosa Krautsalat, Kiwi, Hähnchen und Kürbiskerne anrichten und mit dem Bratensud beträufeln.

Thunfisch-Ei- Crostinis

Fertig in 10 Minuten
mit Fisch

Portion ca. 405 kcal, ED 0,9, E 41 g, F 10 g, KH 35 g, Ballaststoffe 8 g

1 Dose Thunfischfilets ohne Öl (80 g),
60 g Cornichons oder Gewürzgurken (Glas),
40 g Radieschen,
1 TL gehackte Kräuter,
1 EL Kapern,
3 EL körniger Frischkäse,
Edelsüß-Paprika,
Cayennepfeffer, Salz,
1 hart gekochtes Bio-Ei (Größe M),
70 g Roggen-Weizen-Vollkornbrot
(3 kleine Scheiben),
60 g Kirschtomaten

• Thunfisch abgießen, abtropfen und zerpflücken. Cornichons und geputzte Radieschen fein würfeln und mit Thunfisch, Kräutern, abgetropften Kapern und Frischkäse verrühren. Thunfischcreme mit Paprikagewürz, Cayennepfeffer und Salz pikant abschmecken.
• Thunfischcreme und Eischeiben auf die getoasteten Brotscheiben verteilen und eventuell mit Kräutern bestreuen. Tomaten abspülen, abtrocknen und dazu anrichten.

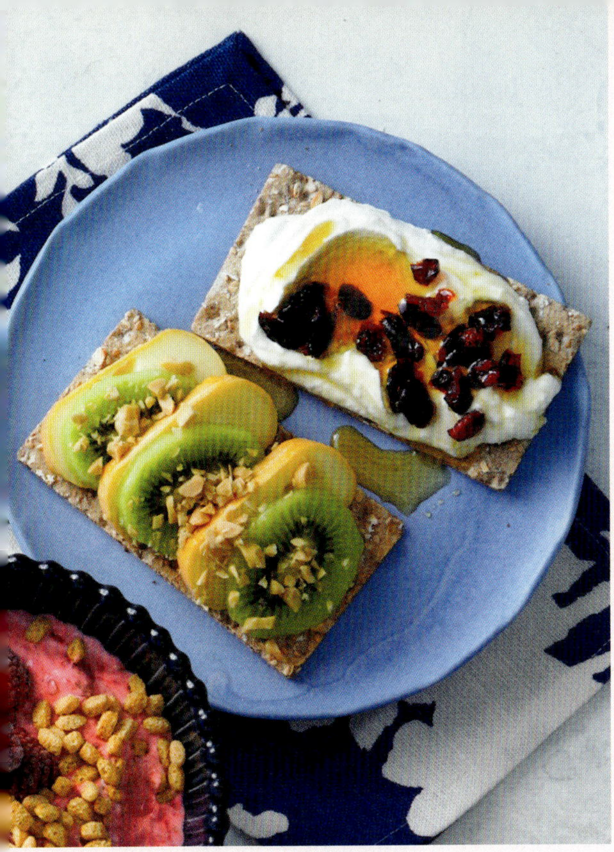

Quark- und Käse-Knäcke
Kiwis helfen, den Blutzuckerspiegel zu regulieren, und verbessern durch die enthaltenen Ballaststoffe die Darmtätigkeit

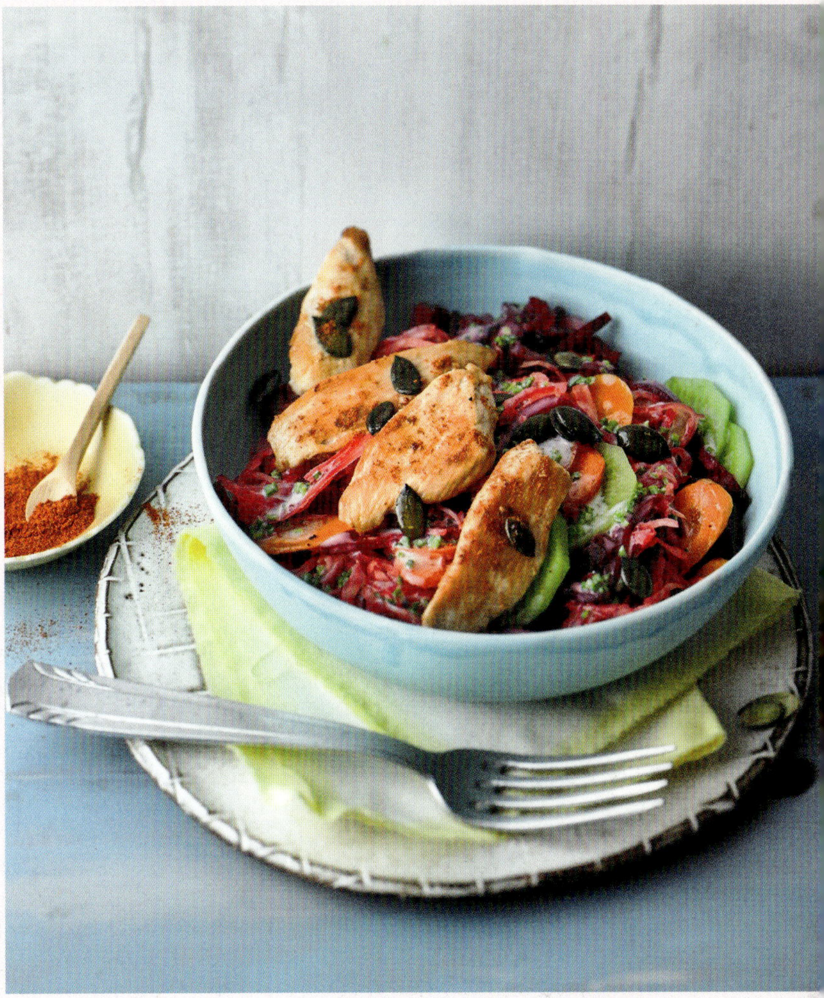

Rosa Krautsalat mit Hähnchen
In Sauerkraut sind fast alle Nährstoffe des Kohls noch enthalten, doch dessen blähende Wirkung ist gemildert

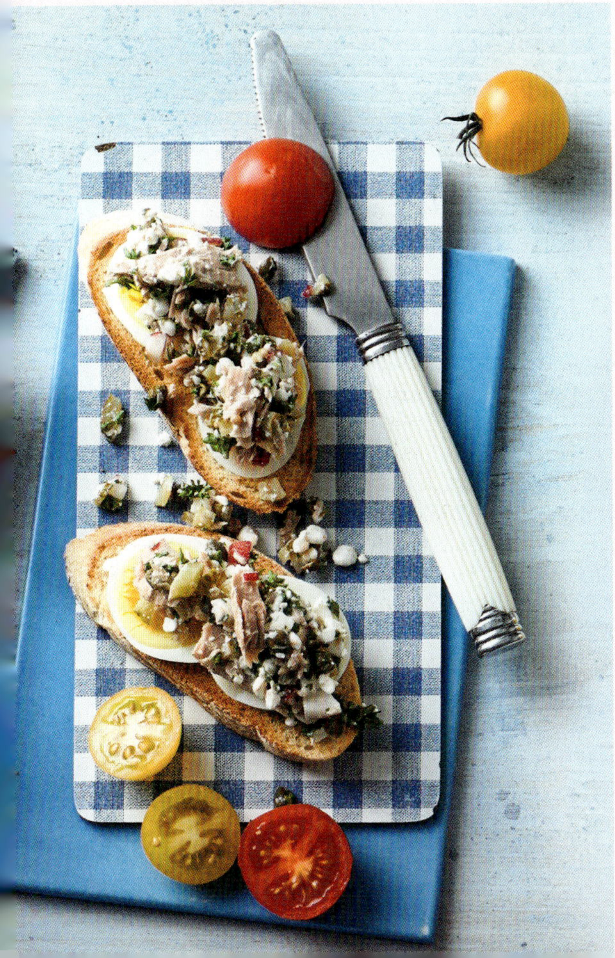

Ein *Salat* voll gesunder *Vitamine* – *und mit* leichtem *Geflügel*

Thunfisch-Ei-Crostinis
Thunfisch enthält viele Omega-3-Fettsäuren und Jod – dabei ist der Fisch aus der Dose ähnlich gesund wie der frische

Tag 7

Hummus mit Ei und Knabberei

Fertig in 5–10 Minuten
vegetarisch

Portion ca. 415 kcal, ED 0,9, E 18 g, F 18 g, KH 43 g, Ballaststoffe 8 g

1 Bio-Ei (Größe M),
100 g Bio-Salatgurke,
150 g Apfel,
3–4 EL Radieschensprossen oder Gartenkresse,
Rote-Bete-Hummus

• Das Ei wachsweich kochen und halbieren, die Gurke in Scheiben schneiden und den Apfel in Spalten.
• Eine der an Tag 3 übrig gebliebenen Portionen Rote-Bete-Hummus nehmen (siehe Rezept „Gemüse-Dipper mit scharfem Hummus“, Tag 3) und diese mit Ei, Gurkenscheiben und Apfelspalten anrichten. Mit Sprossen bestreuen.

Unter **brigitte.de/einfach-schlank** finden Sie ein kostenpflichtiges, zehnwöchiges Online-Abnehmprogramm mit zahlreichen Rezepten, Wochenplänen, Workouts und Motivationstipps.

Nudel-Tajine mit Fenchel

Fertig in 20–25 Minuten
vegan

Portion ca. 400 kcal, ED 0,5, E 12 g, F 18 g, KH 45 g, Ballaststoffe 15 g

1 Zwiebel,
1 Möhre (100 g),
1 Fenchelknolle (150 g),
1 Bio-Orange,
1 EL Olivenöl,
1/2 TL Kuminsamen, Meersalz,
150–200 g stückige Tomaten (Dose),
1 Prise Zucker, 1/2 TL getrocknete italienische Kräuter,
30 g Hörnchennudeln ohne Ei,
frisch gemahlener Pfeffer,
ein paar Raukeblätter,
1–2 TL Sesamsaat

• Zwiebel und Möhre schälen. Fenchel putzen. Gemüse in ganz grobe Stücke schneiden. 1 EL Orangenschale abreiben.
• Olivenöl und Kumin in einem mittelgroßen Topf erhitzen und das Gemüse andünsten. Etwas salzen.
• Orangensaft, Tomaten, Zucker und Kräutermischung zugeben. Die Sauce aufkochen, 1 Tasse heißes Wasser und Hörnchennudeln zugeben und unterrühren. Topf fest schließen und ca. 10 Minuten bei kleiner Hitze kochen.
• Tajine mit Pfeffer und Salz abschmecken und mit Orangenabrieb, Rauke und Sesam bestreuen.

Apfel-Paprika-Salat mit Räucherpute

Fertig in 20–25 Minuten
*mit Fleisch; zwei Portionen***

Portion ca. 375 kcal, ED 1,0, E 12 g, F 19 g, KH 37 g, Ballaststoffe 12 g

2 EL Sonnenblumenkerne,
1 rote Zwiebel, 100 g Salatgurke,
2 orangefarbene Paprikaschoten (300 g),
1 Apfel (150 g), 5 TL Olivenöl,
1 Saftorange, 2 EL Salatcreme (11 % Fett),
2 EL Kaffeesahne (10 % Fett) oder Joghurt,
2 EL Dillspitzen (frisch oder TK),
1 TL scharfer Dijon-Senf,
frisch gemahlener Pfeffer, Salz,
ein paar Spritzer weißer Balsamessig,
100 g geräucherter Putenbrust-Aufschnitt

• Sonnenblumenkerne in einer beschichteten Pfanne ohne Fett rösten.
• Zwiebel abziehen und würfeln. Gurke, Paprika und Apfel abspülen und trocken tupfen. Paprika entkernen, klein schneiden und in einer beschichteten Pfanne mit der Zwiebel in 2 TL Olivenöl unter Rühren 3 bis 5 Minuten braten. Abkühlen lassen.
• Orangensaft, Salatcreme, Kaffeesahne, 3 TL Olivenöl, Dill und Senf verrühren und mit Pfeffer, Salz und Essig pikant würzen. Gurke und Apfel in mundgerechte Stücke schneiden und mit Salatsauce und gebratener Paprika vermengen.
• Salat mit Puten-Aufschnitt anrichten und mit Sonnenblumenkernen und eventuell Dill bestreuen. Dazu 2 Scheiben Vollkornbrot à 40 g. •

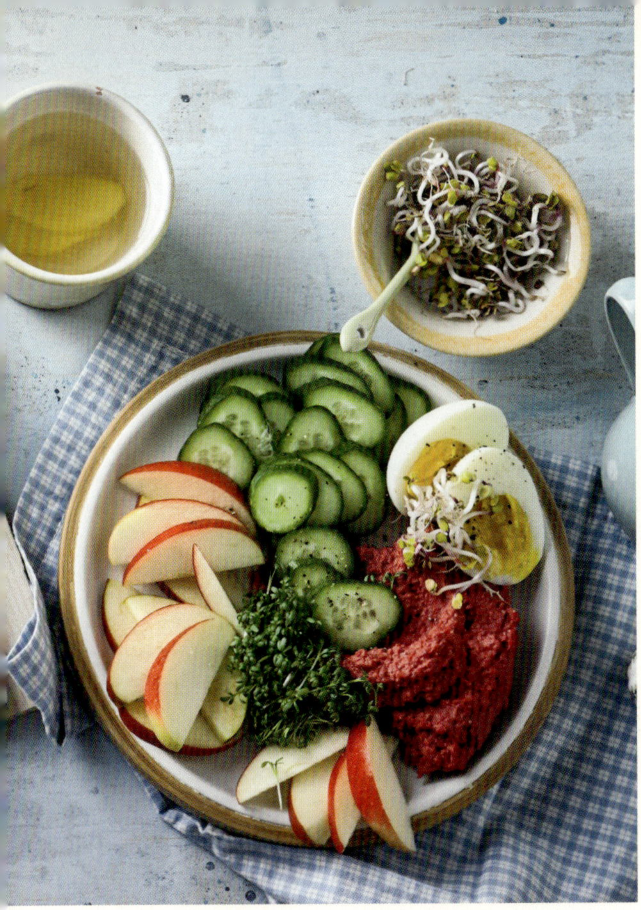

Hummus mit Ei und Knabberei
Eier galten lange als nicht gerade gesund, doch Experten bewerten sie heute positiv, auch wegen des gut sättigenden Proteins

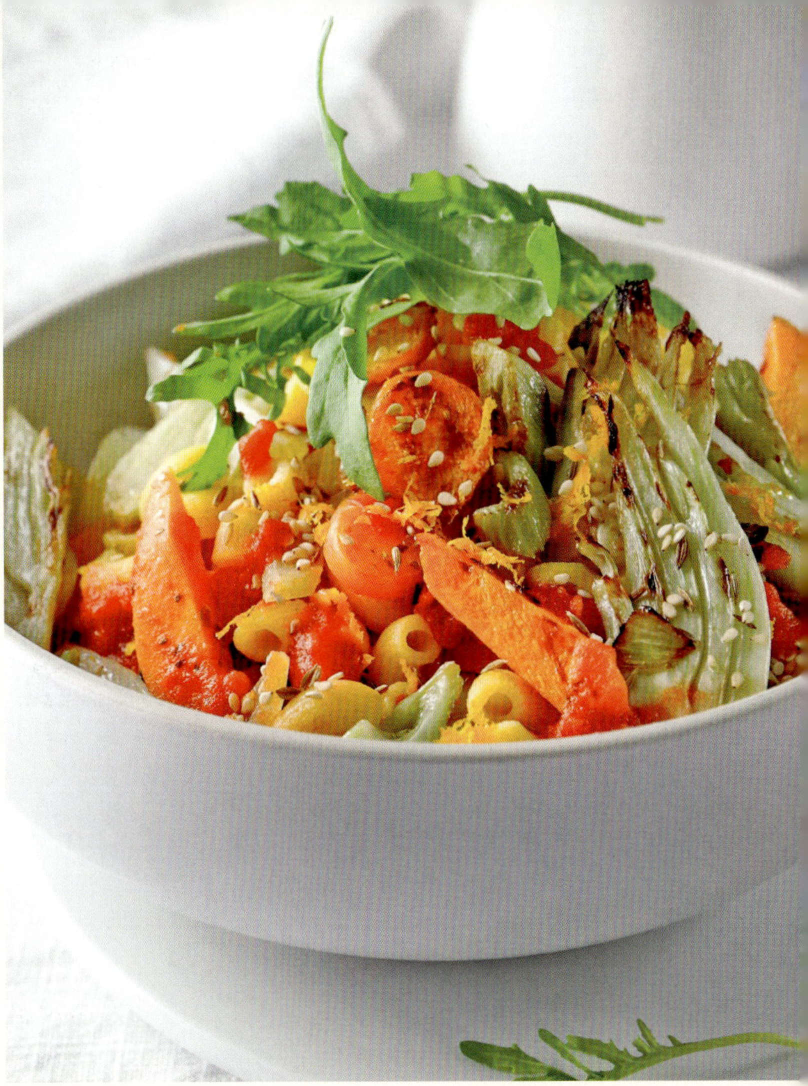

Nudel-Tajine mit Fenchel
Die ätherischen Öle im kalorienarmen Fenchel unterstützen die Verdauung und wirken entzündungshemmend

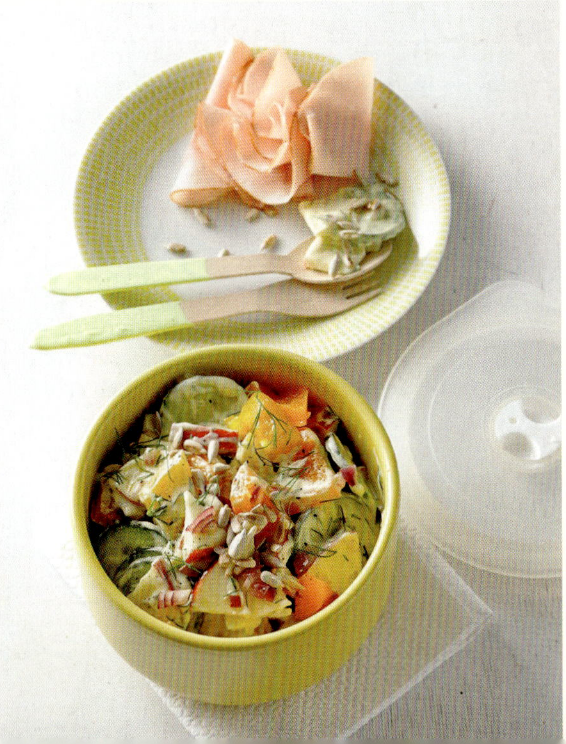

Farbenfroh und exotisch: ein wärmendes *Nudel-Schmorgericht*

Apfel-Paprika-Salat mit Räucherpute
Scharfer Dijon-Senf und Dill geben diesem Salat eine pikante Note – und kontrastieren mit der geräucherten Putenbrust

Anna Ort-Gottwald ist Ökotrophologin und bei »Brigitte« seit vielen Jahren für Rezeptentwicklung, Ernährung und Diät zuständig.

Was tun gegen den Jo-Jo-Effekt?

Viele Menschen nehmen zwar mithilfe von Diäten ab, doch nur wenigen gelingt es, das neue Gewicht zu halten. Der Ernährungsforscher Andreas Pfeiffer erklärt, was sich gegen das Auf und Ab der Pfunde bewährt hat

Interview: Tilman Botzenhardt

GEO WISSEN: ***Herr Prof. Pfeiffer, weshalb nehmen so viele Menschen nach einer Diät wieder zu?***

Prof. Andreas Pfeiffer: Viele schaffen es nicht, die Kontrolle über ihr Essverhalten zu behalten. Ein wesentlicher Aspekt dieses Problems ist, dass die Nahrungsaufnahme im Alltag oft kein bewusster Akt ist. Wenn Menschen Hunger haben, essen sie wie nebenbei etwas zwischendurch – und überblicken dabei nur schlecht die Mengen, die sie zu sich nehmen. Selbst wenn sie ein Ernährungstagebuch führen, vergessen Menschen nachweislich vieles von dem, was sie tagsüber gegessen haben.

Der Jo-Jo-Effekt ist also ein Problem der Selbstkontrolle?

Nicht allein. Grundsätzlich scheint unser Körper von sich aus immer das höchste Gewicht anzustreben, das er einmal erreicht hat. Auch unsere Erbanlagen, deren Einfluss auf das Körpergewicht sehr hoch ist, sind dafür eine wichtige Ursache. Und dennoch: Selbst wenn eine Person ungünstige genetische Voraussetzungen hat, wird sie nur dann zunehmen, wenn sie zu viel isst.

Hat die Zusammensetzung der Ernährung nach der Diät einen Einfluss auf den langfristigen Erfolg?

Studien zeigen, dass Menschen ihr Gewicht zunächst besser halten, wenn sie nach einer geglückten Diät etwas weniger Kohlenhydrate und etwas mehr Proteine zu sich nehmen. Dennoch haben nach zwei Jahren etwas mehr als 50 Prozent der Menschen wieder zugenommen – und zwar unabhängig von der Zusammensetzung der Ernährung. Nach vier Jahren sind es über 80 Prozent. Es ist also nicht so, dass Menschen mit einer Ernährungsform das Gewicht langfristig besser halten als mit einer anderen. Der entscheidende Faktor ist vielmehr die soziale Kontrolle.

Können Sie das erläutern?

Es ist durch viele Untersuchungen belegt, dass Menschen nach einer Diät durchaus ihr Gewicht halten können – und zwar genau so lange, wie sie regelmäßig eine Ernährungsberatung besuchen oder eine andere Form von externer Betreuung zulassen. Das funktioniert mit einem Gruppenkonzept wie bei den Weight Watchers, aber auch bei anderen Diäten. Solange es eine soziale Kontrolle gibt, halten die Probanden recht gut ihr Gewicht. Sobald die wegfällt, nehmen sie langsam wieder zu.

Also brauche ich Hilfe von außen.

Ja. Offenbar benötigen die meisten Menschen den Beistand einer anderen Person oder einer Gruppe, die sie motiviert und eine gewisse Aufsicht ausübt.

Wer vermag eine solche Kontrolle zu gewährleisten?

Das können Ärzte oder Therapeuten sein, aber auch Personal Trainer – und vor allem Ernährungsberater. Die sind meist gut ausgebildet und können Diäthaltende hervorragend unterstützen und begleiten. Und wer abnehmen möchte, arbeitet anfangs auch fast immer gut mit – nur leider erfahrungsgemäß nicht dauerhaft.

Was sind die Gründe dafür?

Meist nehmen die Menschen mit Hilfe einer solchen Beratung erfolgreich zehn oder sogar 15 Kilogramm ab. Irgendwann lassen sie die Beratung dann weg. Manchmal glauben sie, es fortan allein schaffen zu können. Oft ist es auch schlicht eine Kostenfrage. Oder sie wollen sich einfach nicht mehr permanent wiegen. Und dann lässt die Selbstkontrolle langsam nach.

Können Menschen sich grundsätzlich nicht selbst kontrollieren?

Doch, aber es ist eben auf die Dauer sehr schwer. Wer nur vor sich selbst für sein Verhalten geradestehen muss, gerät leichter in Versuchung, als wenn er sich gegenüber anderen zu verantworten hat. Außerdem ist unser Essenstrieb sehr stark und verleitet uns leicht dazu, wieder etwas zu sündigen – etwa in Gesellschaft. Freunde sitzen an einem schönen Abend über Stunden zusammen und essen vor sich hin: Da weiß am Ende kaum jemand genau, wie viel er wirklich zu sich genommen hat. Zudem ist es irgendwann fast jeder Mensch leid, sich permanent selbst zu zügeln.

Was zeichnet jene, denen es gelingt, ihr Gewicht zu halten, noch aus?

Sie treiben fast alle Sport. Mehr Bewegung allein hilft zwar nicht beim Abnehmen, aber offenbar können auf diese Weise doch einige zusätzliche Kalorien ausgeglichen werden – etwa jenes Stück Kuchen, das viele auf die Schnelle zwischendurch essen. Menschen mit hoher Selbstkontrolle stellen sich auch eher regelmäßig auf die Waage. Und sie handeln sofort, sobald sie zwei oder drei Tage lang ein Kilo mehr wiegen. Dann halten sie wieder ein paar Tage lang etwas strenger Diät – bis sie das gewünschte Gewicht erreicht haben.

Wie lange muss diese Kontrolle so streng ausgeübt werden?

Natürlich werden Verhaltensmuster beim Essen irgendwann zur Routine. Wer aber sein Gewicht über viele Jahre halten will, muss im Prinzip lebenslang darauf achten. Zum Beispiel sinkt zwischen dem 30. und 60. Lebensjahr der Grundumsatz des Körpers um rund ein Drittel, bei Frauen etwa wird er mit der Menopause deutlich geringer. Der Körper verbraucht im Ruhezustand dann weniger Energie. Um nicht zuzunehmen, muss ein 60-Jähriger ein Drittel weniger am Tag essen als ein 30-Jähriger – das ist eine ganze Mahlzeit. Wer das nicht bedenkt, der nimmt allmählich zu, etwa ein Pfund pro Jahr.

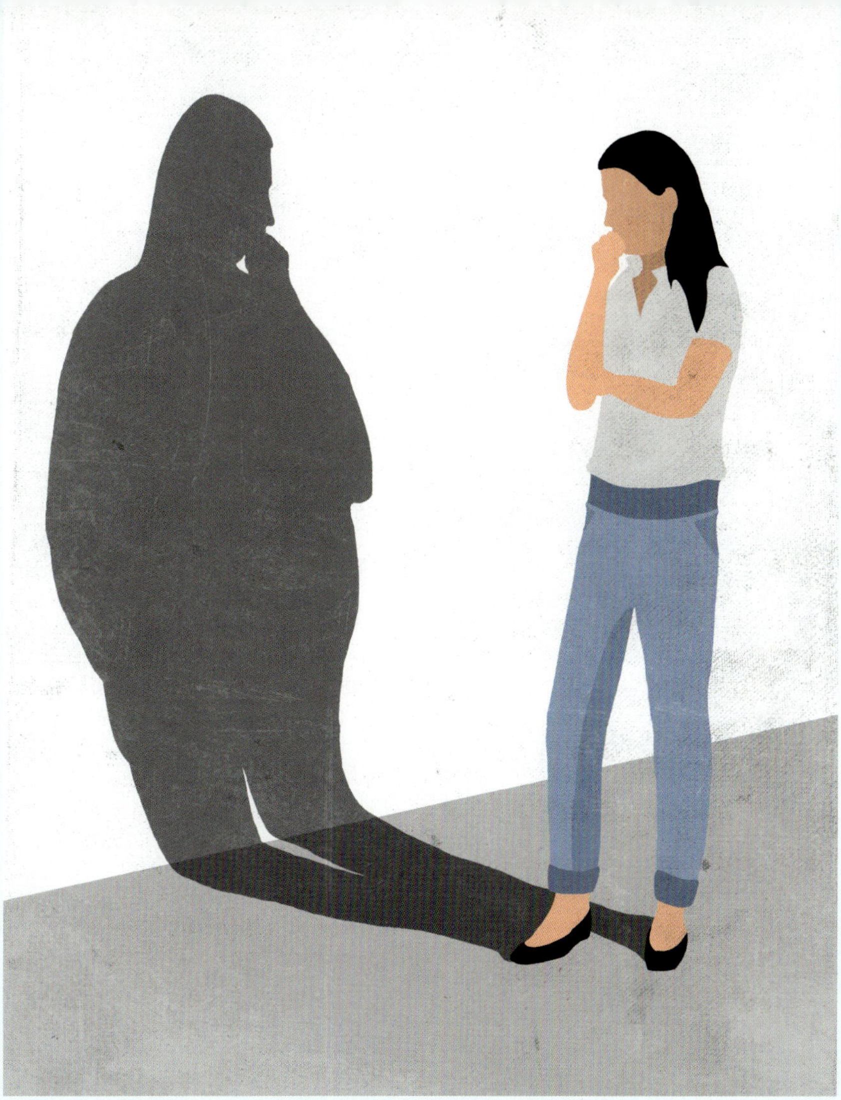

Wer abgenommen hat, sollte wachsam bleiben: Denn der Körper scheint danach zu streben, zum alten Gewicht zurückzukehren

Welche Rolle spielt das Tempo meines Gewichtsverlustes während einer Diät? Kann ich mein Gewicht leichter halten, wenn ich zuvor eher langsam abgenommen habe?

Nein. Die Gewichtsabnahme selbst ist ja meist mit stark kalorienreduzierten Diäten besonders erfolgreich, etwa richtig angewendeten Formula-Diäten: Die sind relativ leicht durchzuhalten, weil die Regeln klar sind. Es ist aber nicht so, dass die Betreffenden später schneller wieder zunehmen. Vielmehr müssen sie, wie alle anderen auch, ihre Ernährung grundsätzlich umstellen. Und auch auf eine Beratung oder soziale Kontrolle achten.

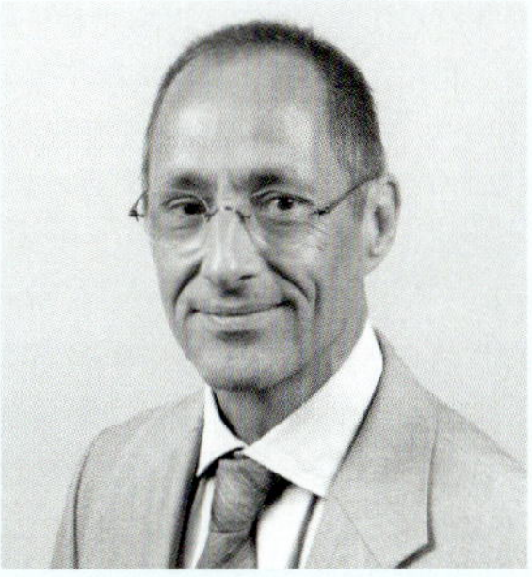

Der Endokrinologe **Prof. Dr. Andreas Pfeiffer**, Jg. 1953, leitet die Abteilung für Klinische Ernährung am Deutschen Institut für Ernährungsforschung in Potsdam

Gibt es beim Abnehmen einen Punkt, von dem an Menschen oft wieder zunehmen?

Ja, etwa ein halbes Jahr nach Beginn der Diät. Viele Menschen nehmen drei Monate lang gut ab, halten das erreichte Gewicht über die folgenden drei Monate gut – und beginnen dann langsam zuzulegen.

Hilft das Wissen um solche Zusammenhänge, den Jo-Jo-Effekt besser zu vermeiden?

Leider nicht. Männer und Frauen, die an Abnehmstudien teilnehmen, lernen in begleitenden Kursen alles über eine gesunde Ernährung. Und trotzdem nehmen die meisten von ihnen nach Abschluss der Studie wieder zu.

Aber zumindest Ernährungsexperten essen doch sicher gesünder?

Das bezweifle ich. Wenn ich einen Adipositas-Kongress besuche, sind da lauter Fachleute aus den Ernährungswissenschaften – aber der Anteil an Übergewichtigen ist dort nicht kleiner als in der Gesamtbevölkerung.

Wissen allein reicht nicht. Das Gewicht hält nur, wer sich selbst auch ausreichend unter Kontrolle hat. •

Nicht immer ein Genuss **ohne Reue**

Light-Produkte können helfen, eine Diät zu unterstützen. Doch **kalorienreduzierte Lebensmittel** verleiten gerade Übergewichtige dazu, zu viel zu essen

Text: Sebastian Kretz

W

Weniger Zucker, weniger Fett, weniger Kalorien, ohne den Speiseplan allzu sehr umzustellen: Light-Produkte sollen dabei helfen. Wer gern Salami isst, will mit einer fettreduzierten Variante Kalorien sparen, ohne auf Wurst zu verzichten; wer Light-Marmelade aufs Brötchen schmiert, reduziert Zucker und bekommt dafür mehr Frucht als bei einem normalen Produkt.

Jeder vierte Deutsche greift regelmäßig zu Light-Produkten. Damit sind all jene Lebensmittel gemeint, die mindestens 30 Prozent weniger von einer Zutat (meist Fett oder Zucker) oder an Gesamtkalorien enthalten als vergleichbare Nahrungsmittel. Das heißt aber auch: Ein fettreduziertes Light-Produkt kann reich an Zucker sein – und ein zuckerreduziertes fettreich.

Idealerweise soll ein Light-Produkt ebenso gut wie das herkömmliche schmecken. Dem ist aber kaum gerecht zu werden. Denn Fett und Zucker sind wichtige Aromaträger. Ist ihr Anteil in einer Speise spürbar reduziert, geht das meist auf Kosten des Geschmacks.

Bei fettreduzierten Lebensmitteln verhindern Hersteller diesen unerwünschten Effekt oft, indem sie Zucker hinzugeben. Das Produkt ist dann zwar fettreduziert – enthält aber mehr Zucker und kaum weniger Kalorien als die herkömmliche Variante. Wer Light-Produkte zum Abnehmen einsetzt, sollte daher ihre Zutaten und die Nährwerttabelle im Blick haben.

Doch sind Zucker und Fett nicht nur als Träger von Aromen wichtig. Sie geben Speisen auch Konsistenz: Das Cremige eines Sahnepuddings oder die Kruste auf der Praline lassen sich mit Ersatzstoffen kaum nachbilden.

Bei manchen Light-Produkten ist die Kalorienmenge im Vergleich zum Original oft nur um einen Bruchteil reduziert. So heißt es etwa bei Butterkeksen einer bekannten Marke, sie enthielten „30 Prozent weniger Zucker". Der Kaloriengehalt sinkt gegenüber dem Original aber um nicht einmal fünf Prozent. Ein „zuckerreduzierter" Kakaodrink enthält gar mehr Energie als das Original.

Bei anderen Produkten wiederum setzen die Hersteller mitunter auf Verwirrung des Konsumenten. Fruchtgummis etwa, auf deren Verpackung „ohne Fett" steht, sind nicht automatisch energieärmer als Konkurrenzprodukte – doch wird dem Verbraucher auf diese Weise subtil (aber zu Unrecht) suggeriert, die zuckerreichen Süßwaren würden beim Abnehmen helfen.

Nur wenn Light-Produkte sowohl weniger Fett als auch weniger Kalorien enthalten, helfen sie bei einer fettreduzierten Ernährung – sofern die Diäthaltenden immer zur leichten Variante der jeweiligen Speise greifen.

Prinzipiell empfehlenswert sind zuckerreduzierte Lebensmittel. Auch bei diesen Produkten sollten Käufer aber die Inhaltsstoffe prüfen: Wird Industriezucker lediglich durch Honig, Agavendicksaft oder Fruchtzucker ersetzt, sinkt der Kaloriengehalt nicht.

Um diesen Effekt zu erreichen, muss der Hersteller Süßstoffe wie Aspartam, Sucralose oder Stevia verwenden – deren Brennwert liegt bei praktisch null. Wer beim Abnehmen nicht auf Limonade verzichten möchte, kann daher mit zuckerfreien Light-Getränken sehr viele Kalorien einsparen.

Allerdings sollten Süßstoffe nicht bedenkenlos in großen Mengen verzehrt werden: Sie stehen unter dem Verdacht, dass sie den Appetit verstärken. Manche Forscher gehen davon aus, dass die kalorienlose Süße den normalen Stoffwechsel durcheinanderbringt.

Die Folge: Nährstoffe werden vermutlich schlechter verwertet. Zudem fördern Aspartam und Sucralose möglicherweise das Risiko, an Diabetes Typ 2 zu erkranken – darauf weisen jedenfalls erste Studien an Menschen hin.

Eine zusätzliche Gefahr aber bleibt bei allen Light-Produkten: Studien zeigen, dass insbesondere Übergewichtige dazu neigen, von Lebensmitteln, die auf dem Etikett als „fettreduziert" bezeichnet werden, bis zu 50 Prozent mehr zu essen als von einem vergleichbaren herkömmlichen Produkt.

Offenbar bewirkt allein der „light"-Hinweis auf der Verpackung, dass Konsumenten sich von dem scheinbar kalorienarmen Produkt größere Portionen erlauben.

Der einfachste und günstigste Weg, sich leicht zu ernähren, so raten Experten, ist ohnehin nicht der Griff zu kalorienreduzierten Produkten – sondern der Kauf von möglichst natürlichen, unverarbeiteten Lebensmitteln, die frei sind von zugesetztem Zucker, Fett, Aromen und Geschmacksverstärkern. Bio-Lebensmittel kommen diesem Ideal oft näher als Produkte aus konventioneller Herstellung.

Das gilt nicht nur für Gemüse und Obst. Wer etwa eine Salami aus Schweinefleisch durch eine Geflügelsalami ersetzt oder einen vorgefertigten Erdbeer-Sahnejoghurt durch Naturjoghurt mit frischen Erdbeeren, der muss kaum auf Geschmack und Konsistenz verzichten – und spart dennoch vergleichbar viele Kalorien ein wie mit einem Light-Produkt. •

Für den **langfristigen Erfolg**

Texte: Christina Schneider, Sebastian Kretz
Wissenschaftliche Beratung: Dr. Thomas Ellrott, Dr. Christina Holzapfel, Christine Blohme
Fotos: Filipa Peixeiro; Neumann und Rodtmann (Porträts)

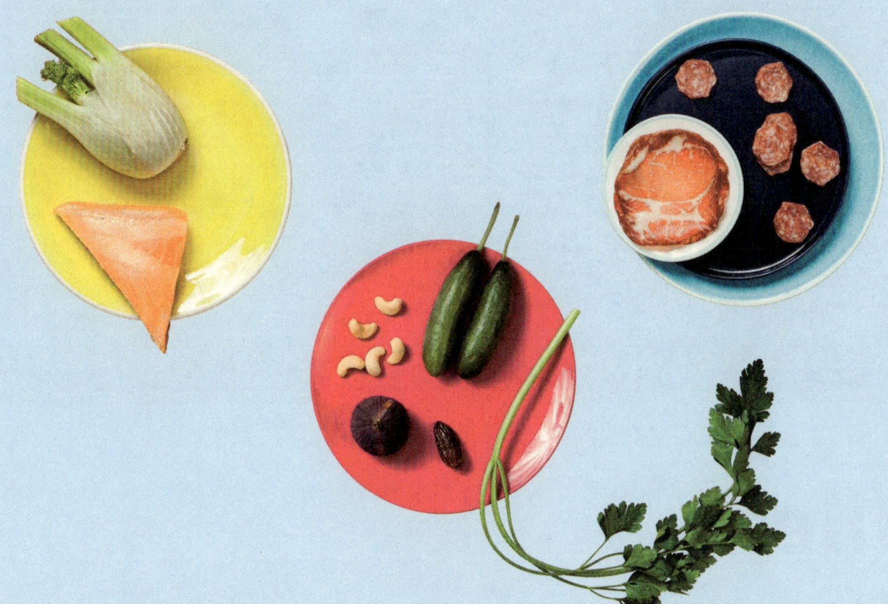

Die hier vorgestellten Konzepte versprechen eine eher **langsame, aber nachhaltige Gewichtsabnahme**. Sie erfordern von Beginn an ein verändertes Ernährungsverhalten

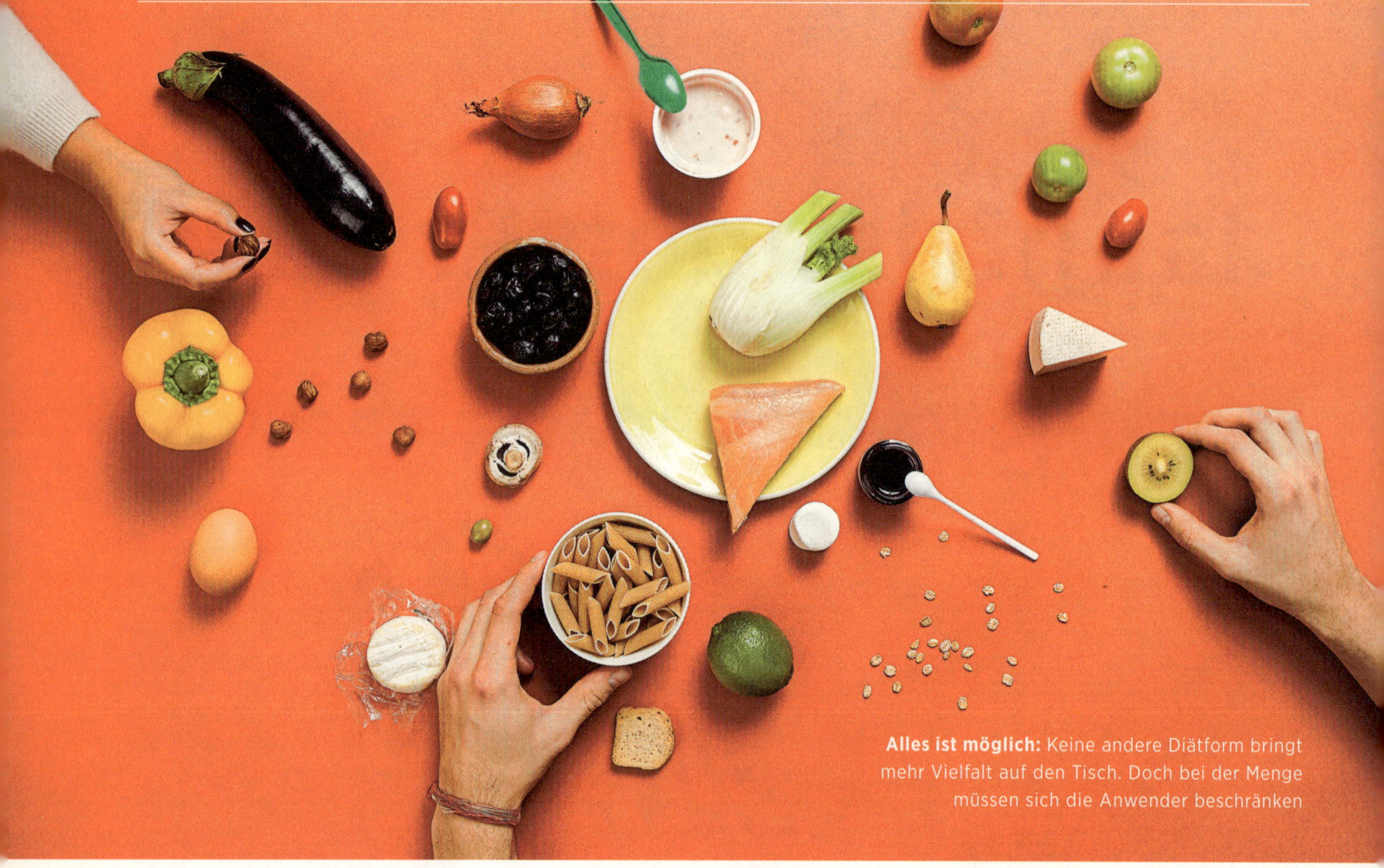

Alles ist möglich: Keine andere Diätform bringt mehr Vielfalt auf den Tisch. Doch bei der Menge müssen sich die Anwender beschränken

Für alle, die sich ausgewogen ernähren wollen

Mischkost-Diäten setzen auf einen abwechslungsreichen und gesunden Speiseplan, der kein Lebensmittel verbietet. Allerdings muss die tägliche Kalorienmenge deutlich reduziert werden

Das Konzept kalorienreduzierter Mischkost-Diäten ist simpel: Man kann grundsätzlich alles essen – nur weniger. Dies gründet auf der einfachen Erkenntnis, dass ein Körper an Gewicht verliert, wenn er weniger Kalorien aufnimmt, als er verbraucht.

Bewährt hat sich dabei ein Kalorienlimit, das bei etwa 1200 bis 1500 Kilokalorien am Tag liegt. Damit wird der tägliche Energiebedarf um rund 500 Kilokalorien unterschritten, und so können anfänglich 500 Gramm Körpergewicht pro Woche schmelzen.

Mediziner empfehlen Schlankheitskuren auf Grundlage der kalorienreduzierten Mischkost häufig, weil sie als besonders ausgewogene und damit gesunde Form der Gewichtsreduktion gilt. Sie eignet sich insbesondere für Menschen, die ihren Organismus nicht durch allzu radikale Fastenkuren oder den einseitigen Verzicht auf bestimmte Nahrungsmittel belasten wollen. Das exakte Verhältnis von Eiweiß, Fett und Kohlenhydraten unterscheidet sich bei den verschiedenen Mischkost-Diätformen, allerdings wird nie ein Nährstoff auf Kosten anderer überproportional bevorzugt, sondern eher auf Ausgewogenheit gesetzt.

Vorzugsweise sollten – neben viel kalorienfreier Flüssigkeit wie Wasser oder ungesüßtem Tee – Nahrungsmittel mit niedriger Energiedichte auf dem Speiseplan stehen, deren Kaloriengehalt pro Gramm eher gering ist, also vor allem wasserhaltige und ballaststoffreiche Produkte. Dazu gehören neben Obst und Gemüse auch Vollkornprodukte sowie fettreduzierter Joghurt und mageres Fleisch.

Eine hohe Energiedichte haben hingegen viele Backwaren, Streichfette, Käse und Wurst mit hohem Fettgehalt sowie Süßigkeiten; sie sollten bei einer Diät eher gemieden werden. Die Deutsche Gesellschaft für Ernährung (DGE) empfiehlt zum Abnehmen eine maximale Energiedichte von 225 Kilokalorien pro 100 Gramm.

Kaum eine energiereduzierte Ernährungsform bereitet einen so gut auf die Zeit des Gewichthaltens vor wie die kalorienreduzierte Mischkost. Denn anders als bei radikaleren Diäten gewöhnt man sich schon während der Abnehmphase an eine ausgewogene Kost – und die bildet dann auch die Grundlage für die dauerhafte Umstellung nach dem Erreichen des Zielgewichts.

Auch ihr medizinischer Nutzen ist gut dokumentiert: So zeigen Studien, dass die Werte für Blutdruck sowie von Blutzucker und Cholesterin während einer kalorienreduzierten Mischkost-Diät sinken. Untersuchungen legen zudem nahe, dass eine dauerhafte, moderate Kaloriensenkung vorbeugend wirkt gegen Diabetes Typ 2, Herz-Kreislauf-Erkrankungen – und möglicherweise sogar Krebs. Wer sich auf diese Ernährungsform einlässt, tut also weitaus mehr für sich, als nur sein Gewicht zu reduzieren.

Abnehmwillige können ihren Speiseplan eigenständig umgestalten – allerdings ist dies für viele im Alltag zu kompliziert. Zahlreiche bewährte Diätprogramme helfen durch Rezeptvorschläge mit genau kalkulierter Kalorienmenge und Energiedichte, den Überblick zu behalten. Für einen schnellen Abnehmerfolg kombinieren sie die Kostempfehlungen oft mit Elementen anderer Diäten.

So setzt die Brigitte-Diät (siehe Seite 126) nicht nur auf kalorienarme Rezepte – die sich die Teilnehmer aus Vorschlägen für Frühstück, Mittagessen und Abendbrot selbst zusammenstellen –, sondern seit einigen Jahren auch auf Elemente der Low-Carb-Ernährung.

Auch das Programm der Weight Watchers stützt sich nicht allein auf Kalorienreduktion: Begleitend zum energiearmen Speiseplan (Lebensmittel erhalten je nach Kalorienmenge, Eiweiß- und Fettgehalt sowie Kohlenhydrat- und Ballaststoffanteil Punkte, die in einer Tabelle nachgeschlagen werden können; siehe Seite 128), tauschen sich die Teilnehmer in Gruppen oder Internetforen aus, um sich gegenseitig zu motivieren. Vielen hilft dieser soziale Druck beim Durchhalten.

Das Programm „Ich nehme ab" der DGE bietet neben Speiseplänen eine umfangreiche Aufklärung: Teilnehmer lernen wichtige Aspekte zur vollwertigen Ernährung, erhalten Bewegungs- und Entspannungstipps und werden darin unterstützt, sich mental mit ihrem bisherigen Essverhalten und etwaigen persönlichen Ernährungsfehlern auseinanderzusetzen.

Mischkost-Diäten führen zu einer **moderaten, aber stetigen Gewichtsabnahme**

Bei der Fit-for-Fun-Diät wird der Ernährungsplan von einem Sportprogramm begleitet. Die Diätwilligen sollen davon profitieren, dass gestärkte Muskeln auch im Ruhezustand mehr Energie verbrauchen als untrainierte. Zudem verbrennen Ausdauer- und Kraftübungen Kalorien. Darüber hinaus kann ein gezieltes Entspannungsprogramm – etwa Autogenes Training – das Abnehmen erleichtern.

Der Erfolg einer Schlankheitskur hängt meist aber davon ab, ob sie zu den individuellen Vorlieben und Eigenheiten passt. So lässt sich ein Sportmuffel schwerlich zu einem dauerhaften Bewegungsprogramm motivieren, ein Einzelgänger fühlt sich in einer Gruppe möglicherweise unwohl.

Um die Diät auf die persönlichen Gewohnheiten sowie den jeweiligen Gesundheitszustand abzustimmen, ist die Beratung durch einen Ernährungstherapeuten hilfreich (die der Hausarzt schon bei geringerem Übergewicht oder bei Nahrungsmittelunverträglichkeiten verordnen kann).

Gemeinsam mit einem Diätexperten können Abnehmwillige so einen passenden Speiseplan entwickeln – ein Vorteil auch für jene, die ungern Neues ausprobieren oder sich von der Vielzahl an Rezepten der etablierten Diätprogramme abschrecken lassen.

Damit die Krankenkasse zahlt, muss der Ernährungscoach über eine entsprechende Berufsausbildung (zum Arzt, Ökotrophologen, Ernährungswissenschaftler oder Diätassistenten) verfügen und zudem ein Zertifikat über die Teilnahme an bestimmten erforderlichen Fortbildungen erworben haben. Ein solches Zertifikat wird unter anderem von der DGE, dem Verband der Diätassistenten (VDD) sowie dem Verband für Ernährung und Diätetik (VFED) verliehen.

Kalorienreduzierte Mischkost-Diäten eignen sich für fast jeden, der Gewicht verlieren will. Stark Übergewichtige allerdings, die aus gesundheitlichen Gründen schnell abnehmen müssen, sollten eine andere Diätform wählen, denn für ihre Zwecke schreitet der Gewichtsverlust zu langsam voran.

Zumindest kurzfristig schmelzen überflüssige Pfunde etwa mit Formula-Diäten (siehe Seite 64) rascher.

»Je mehr **Volumen** eine Mahlzeit hat, desto eher fühlen wir **uns satt«**

Abwechslungsreich essen, aber Lebensmittel mit hoher Energiedichte meiden: Die Ernährungswissenschaftlerin Ursel Wahrburg erläutert, weshalb gesundes Abnehmen keine spektakulären Konzepte erfordert – und wie Diäthaltende den Hunger im Griff behalten

GEO WISSEN: ***Frau Professor Wahrburg, was unterscheidet die kalorienreduzierte Mischkost von anderen Abnehmdiäten?***
PROF. DR. URSEL WAHRBURG: Sie macht keine falschen Versprechen durch irgendwelche Wundereffekte. Eine kalorienreduzierte Mischkost mit niedriger Energiedichte ist ein sehr guter Weg, um eine Ernährungsumstellung langsam, aber stetig zu fördern. Niemand muss komplett anders essen als bislang.

Frauen wird dabei empfohlen, nicht mehr als 1200 Kilokalorien am Tag zu sich zu nehmen – bei einem Bedarf von 2100 Kilokalorien. Männer sollen 1500 statt 2800 Kilokalorien aufnehmen. Genügt allein das Beachten der Kalorienmenge bei dieser Diät?

Das ist nicht das Entscheidende. Natürlich müssen wir weniger Kalorien aufnehmen, als wir verbrennen, um abzunehmen. Frauen, die sich körperlich nicht viel betätigen, müssen beispielsweise mindestens 500 Kilokalorien täglich einsparen, damit es zum Fettabbau kommt. Aber wer dauernd Hunger hat, wird das nicht durchhalten. Wichtiger ist die Energiedichte, also das Volumen eines Lebensmittels im Verhältnis zu seinem Kaloriengehalt.

Welche Überlegung steht dahinter?

Wir sind, was Portionsgrößen betrifft, programmiert: Wenn nur die Hälfte der gewohnten Menge auf dem Teller liegt, sagt mir die Psyche, dass ich Hunger habe. Viele Untersuchungen zeigen, dass sich Menschen bei großen Portionen unabhängig vom Kaloriengehalt eher satt fühlen. Der Effekt ist körperlich nachweisbar: Zum Zeitpunkt der Sättigung sind Zucker oder Nährstoffe noch gar nicht im Blut angekommen, dennoch fühlen wir uns satt. Denn mit der Dehnung des Magens wird ein Reiz ans Gehirn geschickt, der das Sättigungsgefühl signalisiert. Je mehr Volumen die Nahrung hat, desto eher stellt sich die Magendehnung ein.

Wir können also Körper und Psyche mit besonders großen, aber kalorienarmen Portionen austricksen?

Genau. Ich kann zum Beispiel eine fetthaltige Sauce gegen eine Gemüsesauce austauschen oder beim Fleisch auf das Panieren verzichten, was Kohlenhydrate einspart. Oder ich gebe eine besonders große Portion Gemüse auf den Teller, aber weniger Kartoffeln oder Reis.

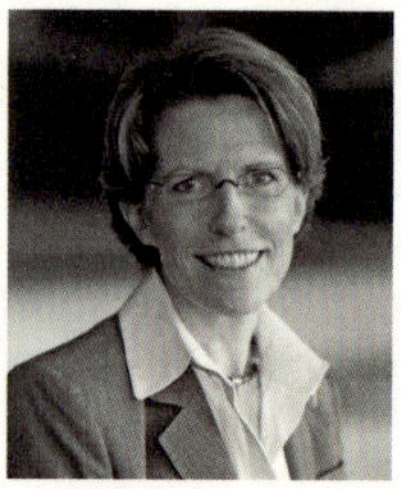

Dr. Ursel Wahrburg ist Professorin für Ernährungswissenschaft am Fachbereich Ökotrophologie der FH Münster

Sind unverarbeitete Produkte stets besser als etwa Fertiggerichte?

Je stärker das Lebensmittel verarbeitet ist, desto höher ist meist seine Energiedichte. Und so nehmen wir viele Kalorien bei kleinem Volumen auf – das Gegenteil dessen, was wir bei einer Abnehmdiät bezwecken. Hochverarbeitete Zucker- und Weißmehlprodukte sind zudem schlecht für den Stoffwechsel und machen schnell wieder hungrig. Die vielen Fette bei Plätzchen oder Fertigprodukten haben darüber hinaus eine schlechte Qualität.

Manche Diätprogramme setzen auf Nahrungsmittel, die angeblich den Stoffwechsel auf Touren bringen, sogenannte Fatburner. Gibt es die wirklich?

Nein, das ist Unfug. Bei manchen Konzepten werden angeblich sogar negative Kalorien verzehrt: Der Körper verbrenne dann beim Verdauen mehr, als ihm zugeführt wurde. Bei der einen Diät bewirkt das vermeintlich die Zitrone, bei der nächsten Kohlsuppe oder Eiweiße. Da ist absolut nichts dran.

Ist es sinnvoll, eine kalorienreduzierte Mischkost mit Low Carb oder Low Fat zu kombinieren?

Das Prinzip der kalorienreduzierten Mischkost bietet da viel Spielraum. So sind beispielsweise mediterrane Speisen, frisch zubereitet mit großen Gemüseportionen und viel Olivenöl, grundsätzlich empfehlenswert – und das geht schon in die Low-Carb-Richtung. Wer mehr Kohlenhydrate mag, kann auch die essen: Er sollte dann aber darauf achten, dass es nicht Zucker- und Weißmehlprodukte sind, sondern viel Vollkorn und weniger Süßes. Aber die Diskussion über Low Carb oder Low Fat geht meiner Meinung nach am wirklichen Problem vorbei.

Inwiefern?

Kurzfristig abzunehmen ist keine Herausforderung – das kann jeder. Aber durchzuhalten: Das ist schwer. Ich kann vier Wochen auf Brot verzichten, aber als Lebensperspektive können und wollen das die wenigsten durchhalten. Einem begeisterten Brotesser sollten wir die Kohlenhydrate daher nicht auf Dauer verbieten. Ich kann auch niemandem, der kein Fett mag, die relativ ölhaltige mediterrane Kost aufzwingen. Langfristig muss die Ernährung zum individuellen Geschmack passen. Am besten ist es, von allem etwas zu essen, aber die Zucker- und Weißmehlprodukte wegzulassen, versteckte Fette zu meiden und die Energiedichte im Blick zu behalten. Ich gebe zu, das klingt langweilig, aber es ist langfristig sehr hilfreich.

Über die Feiertage oder im Urlaub fällt es schwer, sich kalorienreduziert zu ernähren. Rächt es sich, während einer Diät mal einige Tage über die Stränge zu schlagen?

Je schneller wir zugenommen haben, desto schneller können wir das Zugenommene auch wieder loswerden. Also keine Angst: Drei zusätzliche Kilogramm über Weihnachten oder im Urlaub sind leichter wieder wegzubekommen als ein Übergewicht, das sich über Jahrzehnte aufgebaut hat.

Kalorienreduzierte Mischkost soll auch gut sein für die Gesundheit. Was genau geschieht während dieser Diät im Organismus?

Unser Körper kann sich evolutionsbedingt zwar gut an Notsituationen anpassen, er trägt viele Reserven mit sich herum. Aber für Überflusszeiten ist der Mensch genetisch nicht gut ausgelegt. Gegen zu viel Fettgewebe, vor allem Bauchfett, haben wir keine Schutzmechanismen. Das Insulin gerät dann aus der Balance; das führt nicht nur zu Diabetes, sondern lässt auch den Blutdruck steigen oder beeinflusst den Harnsäurewert, was zu Gicht führen kann. Der Fettabbau durch die kalorienreduzierte Mischkost ist das Gegenprogramm – und für den Körper eine sofortige Entlastung. Das ist sehr deutlich schon bei fünf bis zehn Kilogramm Gewichtsabnahme zu sehen: Die Sensibilität für Insulin verbessert sich wieder, ebenso die Blutfettwerte und der Blutdruck.

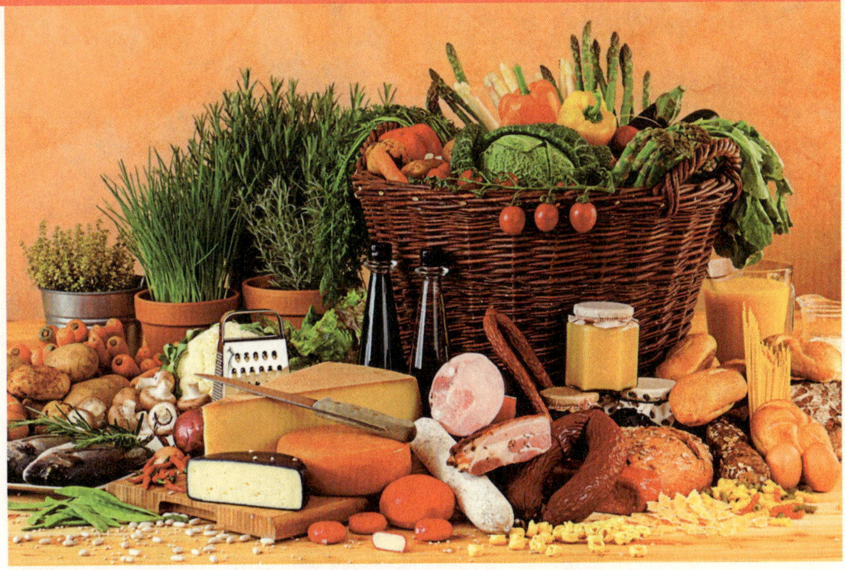

Mischkost-Diäten lassen fettarmen Käse und Wurst zwar zu, setzen aber vor allem auf wenig verarbeitete Lebensmittel. Süßwaren und Weißmehlprodukte sind weitgehend tabu

»Dehnt sich der Magen, **bekommt das Gehirn** ein Sättigungssignal«

Gilt das nicht für jede Diätform?

Bei radikaler Low-Carb-Ernährung steigt oft der Cholesterinwert. Und extrem fettarme Diäten wirken sich nicht günstig auf den Blutzuckerspiegel aus. Mit einer vernünftig gemischten Kost erhalten wir das beste Ergebnis.

Was empfehlen Sie, wenn die Gewichtsabnahme stagniert? Noch mehr Kalorien einsparen?

Nein, das kann zu Defiziten an Nährstoffen, Vitaminen oder Mineralien führen. Ich würde zu mehr Bewegung raten, etwa Jogging. Damit erhöht sich der Energieverbrauch. Nach einiger Zeit schwinden dann weitere Pfunde.

Sollte weiter kalorienreduziert gegessen werden, auch wenn das Zielgewicht erreicht ist?

Um es deutlich zu sagen: Wenn ich mit 100 Kilo starte und mich auf 80 Kilo heruntergearbeitet habe, darf ich nie mehr so viel essen wie früher. Denn bei 80 Kilo Gewicht hat der Körper weniger Fett, aber auch etwas weniger Muskulatur und damit einen niedrigeren Energieverbrauch. Die Kalorienzufuhr kann zwar langsam wieder ein wenig erhöht werden – aber der Blick auf den Hosenbund darf nicht verloren gehen. Und immer: viel Bewegung.

Also muss der Betreffende ein Leben lang auf sein Gewicht achten?

Irgendwann fällt es leichter, neue Gewohnheiten beizubehalten. Das Verlangen nach Süßem beispielsweise nimmt ab – statt Schokolade genügt vielleicht ein Apfel. Diejenigen, die über ihr neues Essverhalten nicht mehr nachdenken müssen, haben es wirklich geschafft.

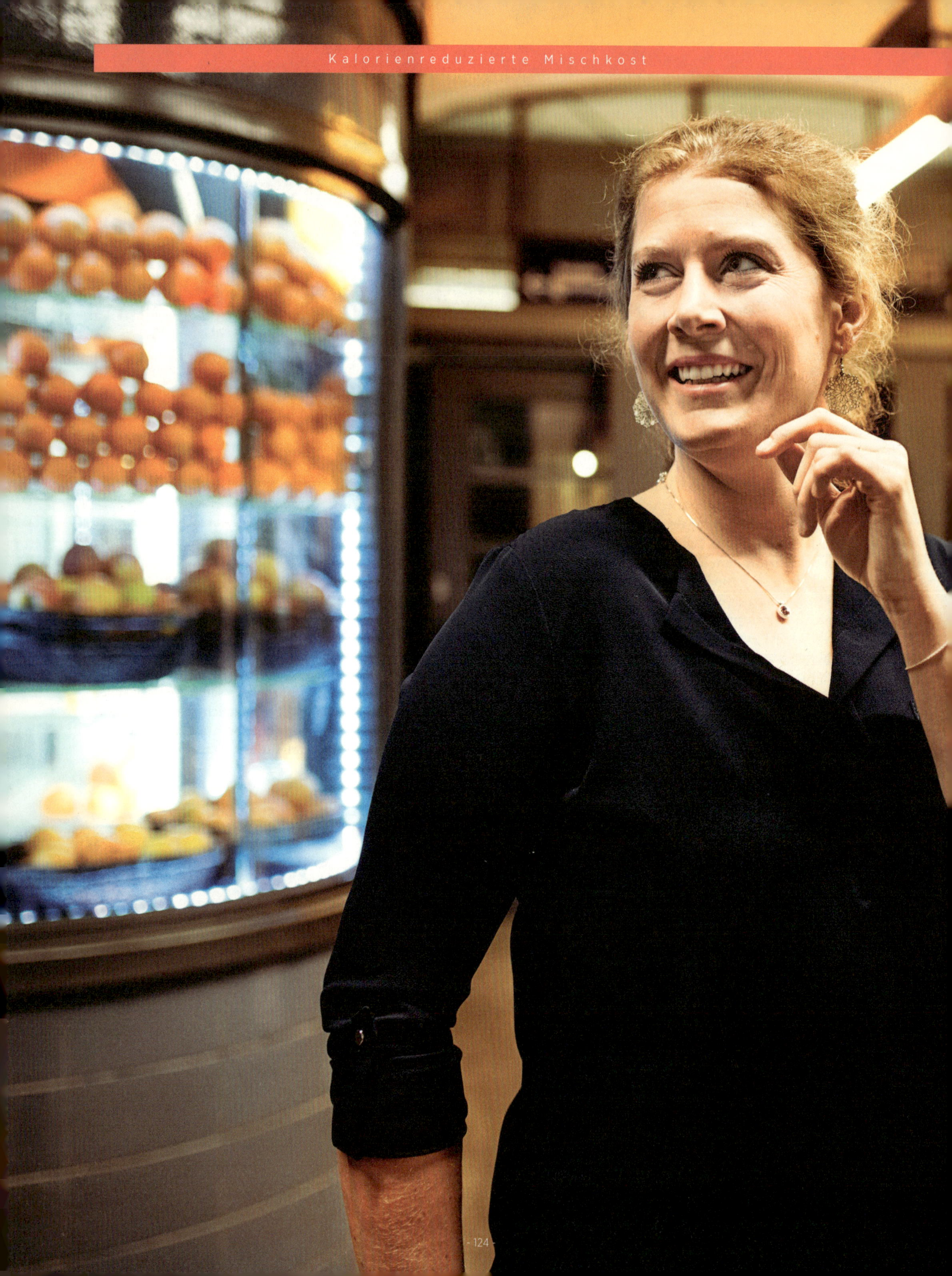

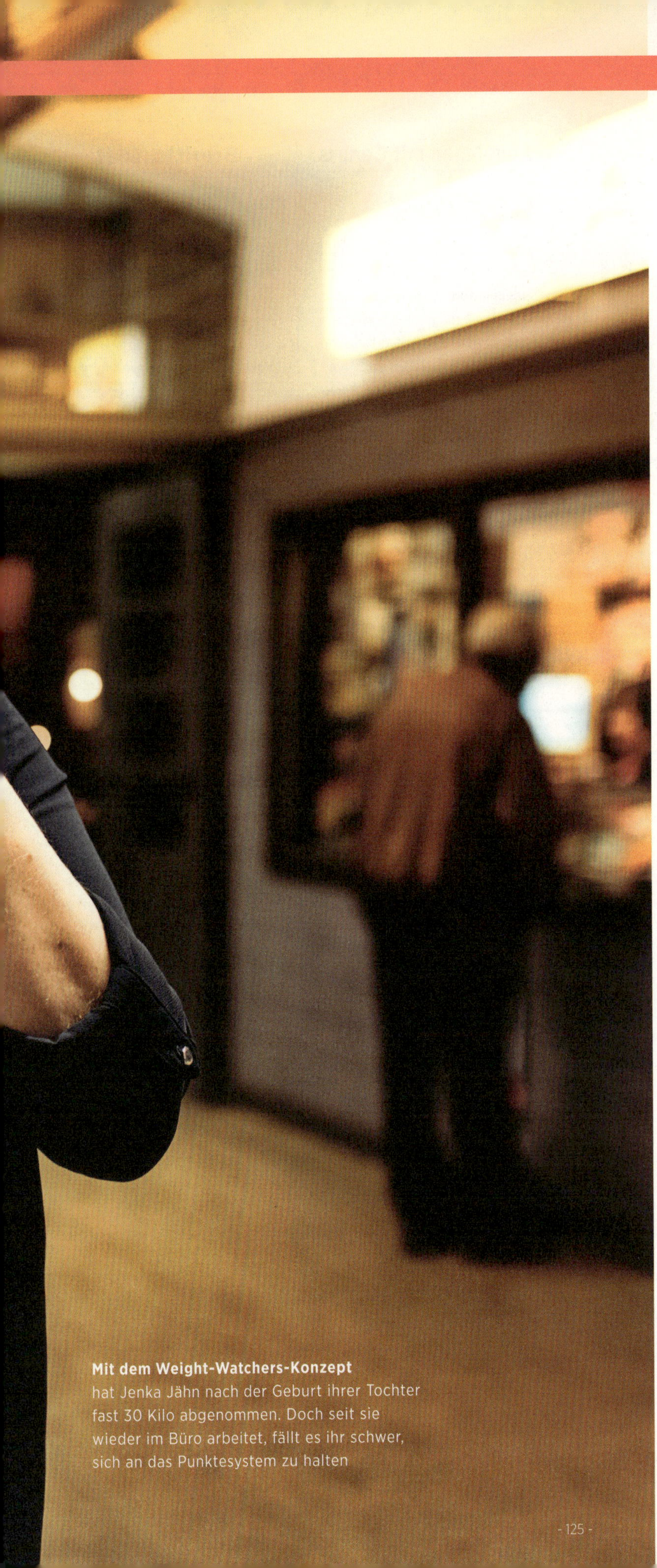

Mit dem Weight-Watchers-Konzept hat Jenka Jähn nach der Geburt ihrer Tochter fast 30 Kilo abgenommen. Doch seit sie wieder im Büro arbeitet, fällt es ihr schwer, sich an das Punktesystem zu halten

Meine Diät-Erfahrung

Die **Gruppentreffen** motivieren

Jenka Jähn, 32, Office Managerin

Nach der Geburt meiner zweiten Tochter hatte ich ständig Hunger und nahm stark zu. Deshalb meldete ich mich bei Weight Watchers an. Im Gegensatz zu Diäten, bei denen vieles tabu ist, zwingt mich das Programm nicht, meinen Essensgeschmack zu ändern. Jede Speise bekommt, abhängig vom Energiegehalt, eine bestimmte Punktzahl. Ich darf alles essen – solange ich meine tägliche Summe nicht überschreite.

Binnen einem Jahr habe ich so fast 30 Kilogramm abgenommen. Das ist mir noch nicht einmal schwergefallen: Ich konnte schon am Anfang der Woche planen, was ich essen würde. Mein Tageslimit lag bei 32 Punkten – ein Teller Nudeln mit Tomatensauce etwa hat rund zehn Punkte.

Selbst auf ein Stück Torte oder einen Cocktail musste ich nicht verzichten: Dafür habe ich dann schon beim Frühstück Punkte eingespart. Auch im Alltag musste ich mich nicht wesentlich umstellen. Statt eines großen Tellers Nudeln mit Gemüsebeilage aß ich eben einen großen Teller Gemüse mit Nudelbeilage. Gemüse hat keine Punkte, man darf so viel davon essen, wie man möchte.

Ansporn waren für mich die regelmäßigen Gruppentreffen. Erfolge feiern wir gemeinsam – und bei einem Rückschlag lässt sich der Ärger darüber mit anderen teilen. Außerdem habe ich begonnen zu joggen, zum Teil dreimal pro Woche zehn Kilometer. Heute habe ich viel mehr Energie als früher.

Leider habe ich seit einiger Zeit viel Stress, da fällt es mir schwer, meine Ernährung nach dem Punktesystem auszurichten. Seit zwei Jahren arbeite ich wieder. Weil ich nicht alle Termine schon am Anfang der Woche kenne und häufig auswärts esse, schaffe ich es oft nicht, den Punkteplan einzuhalten.

Daher habe ich einige Kilo zugenommen. Die will ich in den nächsten Monaten loswerden – und bin zuversichtlich, es auch wieder zu schaffen.

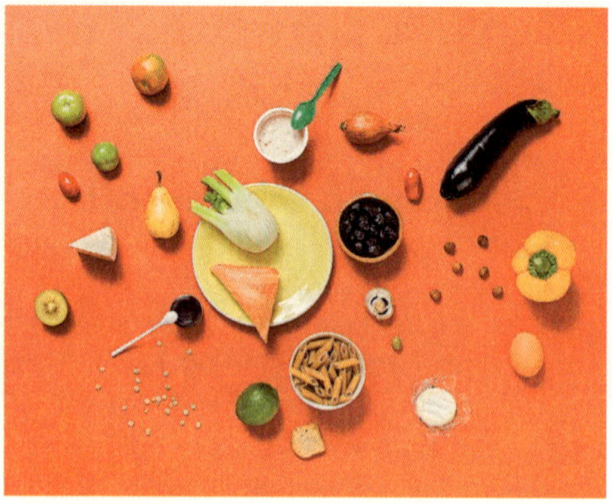

Um abzunehmen, sollten Diäthaltende bei einer moderaten Mischkost-Diät ungefähr 1200 bis 1500 Kilokalorien am Tag zu sich nehmen

Von **allem** etwas

Das genaue Verhältnis von Fett, Kohlenhydraten und Eiweiß variiert zwar zwischen den unterschiedlichen Mischkost-Diäten – aber im Gegensatz zu anderen Konzepten bevorzugt keine überproportional einen oder zwei Nährstoffe auf Kosten anderer. Viele der hier vorgestellten Ansätze erlauben eine ausgewogene und kalorienarme Ernährung, die den Bedarf an allen lebensnotwendigen Nährstoffen deckt – und damit langfristig gesundes Abnehmen ermöglicht

	Abnehmen mit Genuss	Brigitte-Diät
Was wird gegessen?	Die Krankenkasse AOK bietet ein individuelles und auf die **eigenen Abnehmziele** zugeschnittenes Ernährungs- und Verhaltensprogramm mit Rezeptvorschlägen für kalorienreduzierte Gerichte an. Dabei werden persönliche Vorlieben berücksichtigt. Das Programm dauert bis zu zwölf Monate.	Früher eine fettarme Mischkost; inzwischen werden mehr „gute" Fette eingebaut und Kohlenhydrate reduziert. Täglich 1200 bis 1400 Kilokalorien, drei Mahlzeiten, **viel Volumen**, wenig Energie. Morgens und mittags mit leicht erhöhtem Eiweißanteil. Zwischen den Mahlzeiten sollten tagsüber vier Stunden Pause liegen, nachts zehn.
Was wird versprochen?	Ein umfassendes **Lebensstilprogramm**, um erfolgreich abzunehmen und das neue Gewicht anschließend zu halten – laut Anbieter ohne Hunger oder späteren Jo-Jo-Effekt, aber dafür mit **Lebensqualität**. Das Programm unterscheide sich damit von den meisten herkömmlichen Diäten.	Der hohe **Eiweißgehalt** und das große Volumen machen auch bei insgesamt geringer Kalorienzahl satt. Der **Verzicht** auf Kohlenhydrate am Abend verringert die Insulinausschüttung, um nachts die Fettverbrennung zu fördern. Zwischenmahlzeiten sollen unterbleiben, damit der Körper in den Esspausen mehr Fett verliert.
Was kann sie wirklich?	Binnen zehn Monaten haben laut einer wissenschaftlichen Auswertung Frauen rund 4,5 Kilogramm abgenommen, Männer etwa 6 Kilo. Das Programm führt also zu einer eher **mäßigen Gewichtsreduktion**. Für Personen mit Übergewicht und einem BMI von unter 35 geeignet.	Durch das **Kaloriendefizit** der Mischkost nehmen die Diätwilligen ab. Die Speisen mit ihrem hohen Volumen (bzw. erhöhten Eiweißanteil) sorgen zudem für eine gute Sättigung. Die **Pausen** zwischen den Mahlzeiten begünstigen tatsächlich die Fettverbrennung – doch ist unklar, ob das zu einem höheren Gewichtsverlust führt.
Fazit	+ **Entspricht den Leitlinien** der Deutschen Adipositas-Gesellschaft. Die Gewichtsreduktion ist wissenschaftlich belegt. Teilnehmer können dem Programm online oder über Infobriefe folgen. – Das Programm ist nur für maximal 12 Monate angelegt. *empfehlenswert*	+ Eine langfristige Änderung des **Essverhaltens** wird gefördert. Mehrere Diätpläne stehen zur Auswahl und können nach individuellen Vorlieben kombiniert werden. Die ansprechenden Rezepte sorgen für **vollwertige**, nährstoffreiche Kost. – Kohlenhydrat-Verzicht am **Abend** bringt vermutlich nichts. Für Menschen, die ungern nach **Plan** leben (oder kochen), ist die Diät ungeeignet. *empfehlenswert*

Fit-for-Fun-Diät	Ich nehme ab	Mittelmeer-Diät	Weight Watchers
Vollkornprodukte sowie ungesättigte, gesunde Fette aus pflanzlichen Ölen, Fisch oder Nüssen. Dazu Kohlenhydrate mit niedrigem Glykämischen Index (siehe Seite 146): z. B. 600 Gramm **Obst und Gemüse**, verteilt auf drei bis fünf Mahlzeiten am Tag. Und schließlich **Eiweiß**: Hülsenfrüchte, fettarmes Fleisch, magere Milchprodukte.	Reichlich **Kohlenhydrate** als Basis, vor allem Vollkornprodukte, Wildreis und Kartoffeln. Dazu täglich fünf Portionen Gemüse oder Obst. Fisch gibt es zweimal pro Woche, Fleisch nur in Maßen. Zudem **fettarme Milchprodukte** sowie nicht mehr als einen Esslöffel Öl und zwei Esslöffel Butter täglich.	Viel Obst, Gemüse und Fisch, dazu **Nudeln**, Reis oder Brot – eben eine mediterrane Ernährungsweise. Wenig Fleisch (eher als kleine Beilage). Olivenöl dient als wichtigster Fettlieferant. Auf fettreiche Wurst- und Käsesorten sowie Süßigkeiten wird weitgehend verzichtet, ein kleines Glas **Rotwein** täglich ist erlaubt.	Lebensmittel werden mit **Punkten** bewertet. Eier, Huhn, Mais oder Erbsen haben null Punkte; Fett- oder Zuckerreiches wird mit einer höheren Punktzahl bewertet: insgesamt ergibt sich auf diese Weise eine ballaststoff- und eiweißreiche Kost. Innerhalb des Punktesystems darf frei **kombiniert** werden, bis das tägliche Punkte-Limit erreicht ist.
Das Konzept basiert auf drei Elementen: Ernährung, **Bewegung**, Entspannung. Da durch die Nahrung weniger Insulin ausgeschüttet wird, bleibt man länger satt. Ballaststoffe und Eiweiße verstärken die Sättigung. Ein nachhaltiges Abnehmen, unterstützt durch Sport, ist möglich. Die **Entspannung** soll etwa durch Yoga erreicht werden.	Es geht um ein schrittweises Umstellen des **Ernährungsverhaltens**; drei Monate muss das Programm zumindest dauern. Es bringt keine spektakulären Abnehmerfolge, sondern **nachhaltige Gewichtsreduktion**: Im Verlauf von zehn bis zwölf Wochen sei es bei 1300 Kilokalorien täglich möglich, fünf bis sechs Kilogramm abzunehmen.	Der Statistik nach haben die Menschen am Mittelmeer die **höchste Lebenserwartung** Europas. Der Erkenntnis folgt diese Diät und verspricht eine gesunde Kost – unter anderem wegen der ungesättigten Fettsäuren in Fisch und Olivenöl. Viel frische Kost und gleichzeitig wenig hochverarbeitete Fertigprodukte fördern das Abnehmen.	Fettreduzierte Mischkost soll zu einem **Energiedefizit** im Körper führen – und so zu einer Gewichtsabnahme von bis zu einem Kilogramm pro Woche. Regelmäßige Einzel- und **Gruppentreffen** sollen schulen, aber auch motivieren und zum Weitermachen anspornen. Kostenpflichtig.
Mit der fett- und kalorienreduzierten Kost lässt sich das Gewicht um bis zu zwei Kilo pro Monat reduzieren. Der Schwerpunkt aber liegt auf der **langfristigen Ernährungsumstellung**: Der höhere Eiweißanteil sättigt tatsächlich, die Bewegung ist gesund – und die Entspannung baut Stress ab (der sonst oft zum Essen verführt).	Die **sinnvollen,** nicht radikalen Abnehmziele sind durchaus erreichbar. Die Empfehlung, einzelne Teile des Programms zu **wiederholen**, erhöht die Erfolgsaussichten. Ernährungsumstellung, Bewegung und Entspannung werden kombiniert.	Der hohe Anteil an Gemüse und Obst liefert Ballaststoffe und viel Volumen bei relativ wenig Kilokalorien. Da zusätzlich Fett reduziert wird, können Diätwillige mit dieser Ernährungsform **Gewicht abbauen**.	Das Punktesystem orientiert sich an Alter, Geschlecht, Ausgangsgewicht, ermittelt **realistische Ziele**, macht das Kalorienzählen überflüssig, ist **alltagstauglich**, lässt viel Gestaltungsspielraum und erleichtert das Abnehmen. Es gibt auch die Möglichkeit, das Programm **online** zu nutzen, sowie Einzel-Coachings.
+ Diese Diät steht für ein überzeugendes Konzept – und ist gut geeignet für alle Menschen, die **langfristig und nachhaltig** ihre Ernährung umstellen und sich mehr bewegen wollen. Die Nährstoffversorgung ist ausgewogen, die Gerichte sind schmackhaft. – Man nimmt nur langsam ab, **Geduld** ist nötig – was aber hilft, die neuen Essgewohnheiten einzuüben. *empfehlenswert*	+ Alltagstauglich; die Diät ist **abwechslungsreich** und der Zeitaufwand überschaubar. Der Nährstoffbedarf wird gedeckt, langfristig günstigere Essgewohnheiten werden gefördert. – Die Empfehlung, mehrere **kleine Mahlzeiten** über den Tag verteilt einzunehmen, entbehrt einer wissenschaftlichen Grundlage und schränkt den individuellen Spielraum unnötig ein. *empfehlenswert*	+ Als langfristige, gesunde Ernährungsweise geeignet. Die Vielfalt und eine **ausgewogene** Kombination sorgen für eine gute Nährstoffversorgung, bereiten Genuss, erweitern die Ess-Kenntnisse. – Keine festen Diätpläne, sondern nur eine Auswahl von Gerichten. Wer klare **Vorgaben** braucht, ist überfordert. Abnehmen gelingt nur, wenn durch den eigenen Speiseplan genügend Energie eingespart wird. *empfehlenswert*	+ Das Konzept fördert die langfristige Umstellung auf **ausgewogene Ernährung** und Sport (durch Bewegung werden Punkte ausgeglichen). Unabhängige Studien zeigen: Regelmäßiger Besuch der Gruppentreffen steigert die Chance, nicht in alte Essgewohnheiten zurückzufallen. – Die Gruppen wirken auf manchen abschreckend, das Punktezählen kann lästig werden. *empfehlenswert*

	Clean Eating	Ideal-Diät	Low Fat 30	Metabolic Balance
Was wird gegessen?	Nur „reines Essen" ist zugelassen – damit sind vor allem **naturbelassene**, saisonale, regionale Lebensmittel gemeint. Diese Diät steht für eine proteinbetonte Ernährung ohne Verzicht auf bestimmte Lebensmittelgruppen, allerdings vermeidet man **Zusatzstoffe** sowie stark verarbeitete oder industriell hergestellte Nahrungsmittel.	Hier liegt der Fokus auf Lebensmitteln mit niedrigem **Glykämischen Index** („Glyx") und geringem Fettgehalt („Low Fat"). Nahrungsmittel werden aufgrund dieser Eigenschaften nach Ampelfarben kategorisiert. Das Konzept beinhaltet eine kalorienreduzierte Diätphase. Ein Buch liefert den **Speiseplan** für 28 Tage.	Nur **30 Prozent** der Kalorien dürfen aus Fetten stammen, bestimmte Käse- und Wurstsorten entfallen. Fünfmal am Tag gibt es frisches **Obst** und Gemüse. Kohlenhydrate in Nudeln, Reis und Kartoffeln dienen als Sättigungsbeilage. Gegessen wird nur bei Hunger. Insgesamt gibt es nicht weniger, sondern es ist gemischt und fettärmer.	Drei Mahlzeiten täglich, jede beginnt mit **Eiweiß**, beispielsweise Fleisch oder Joghurt. Dazu eine Kost mit wenig Fett und Kohlenhydraten, zudem Obst und Gemüse mit niedrigem Glykämischen Index. Auswahl und Mengen der zugelassenen Lebensmittel werden vor allem anhand eines **Bluttests** bestimmt.
Was wird versprochen?	Das „Clean Eating"-Ernährungskonzept soll sich positiv auf die **Gesundheit** auswirken und die Pfunde purzeln lassen. Der Stoffwechsel soll angekurbelt und Fett verbrannt werden. Zudem verspricht die Diät straffere **Haut** und weniger Cellulite.	Es geht um einfaches Abnehmen **ohne Kalorienzählen**. Eine Gewichtsreduktion von bis zu 17 Kilogramm in sieben Monaten soll möglich sein. Durch mehr **Bewegung** als zusätzliche wichtige Komponente soll es zu vermehrter Fettverbrennung kommen.	Der Ansatz reduziert maßvoll das Fett; der Anteil an **Fettkalorien** wird pro Lebensmittel oder Gericht ausgerechnet. Damit werde die Energieaufnahme entscheidend verringert, die verzehrte **Menge** jedoch bleibt gleich. Ein Kaloriendefizit bei guter Sättigung ist die Folge.	Anhand von Blutwerten und weiteren persönlichen Daten entsteht ein Ernährungsplan (als Speiseliste), der den **Stoffwechsel** wieder in Balance bringen soll. Lange Pausen zwischen den Mahlzeiten sollen den **Insulinspiegel** niedrig halten, Fett abbauen sowie die Vitalität erhalten.
Was kann sie wirklich?	Clean Eating ist keine Diät zur Gewichtsreduktion, sondern eine proteinbetonte **Ernährungsweise**. Die Argumentation für die Vorzüge des Konzepts ist allerdings wissenschaftlich zum Teil nicht belegt.	Eine **Gewichtsreduktion** ist möglich, aber diese Diät ist aufgrund der Kombination von „Glyx" und „Low Fat" **kompliziert** und nicht einfach umzusetzen. Das Konzept ist wissenschaftlich umstritten. Für eine dauerhafte Ernährungsweise ist es eher nicht geeignet.	Behält man die **Gesamtkalorienzahl** im Blick, lässt sich mit der Diät abnehmen. Langfristig sinnvoll sind ihre Regeln: nur bei Hunger essen – aufhören, wenn man satt ist. Die Berechnung der **Fettkalorien** für sämtliche Lebensmittel erfordert zumindest anfangs Zeit, darunter kann die Alltagstauglichkeit leiden.	Ein Zusammenhang zwischen Blutbild und Gewichtsreduktion ist **nicht nachweisbar**. Auch die Lebensmittelauswahl auf Basis von Laborwerten ist wissenschaftlich nicht belegt. Der **stark kalorienreduzierte** Speiseplan führt aber zu Gewichtsverlust.
Fazit	+ Gesunde Lebensmittel werden bevorzugt; eine **nährstoffschonende Zubereitung** wird nahegelegt; die Zusammensetzung der Kost entspricht den Empfehlungen der Deutschen Gesellschaft für Ernährung. – Das Konzept bietet nicht viel Neues. Ein vollständiger Verzicht auf alle verarbeiteten Lebensmittel ist übertrieben und kaum einzuhalten. *bedingt empfehlenswert*	+ Komplexe **Kohlenhydrate** und fettarme Produkte sowie Lebensmittel mit hochwertigen Fetten werden bevorzugt. – Die Einteilung der Lebensmittel ist kompliziert; die Diät ist ohne **Rezeptvorschläge** und Ampeltabelle schwer umzusetzen. *bedingt empfehlenswert*	+ Werden die empfohlenen Rezepte sinnvoll kombiniert, erreicht man eine **ausgewogene Kost**, die den Nährstoffbedarf deckt. – Am Anfang sehr aufwendig. Fett wegen seiner höheren Kalorienzahl als wichtigsten Dickmacher zu brandmarken, ist zu simpel gedacht und schränkt den **Genuss** erheblich ein. Wie immer ist auch hier die Gesamtkalorienmenge entscheidend. *bedingt empfehlenswert*	+ Eine zwölfmonatige Studie ermittelte eine Abbrecherquote von unter 40 Prozent – was ein vergleichsweise **niedriger Wert** ist. Die verbliebenen Teilnehmer hatten nach einem Jahr im Durchschnitt 6,8 Kilogramm abgenommen. – Die Umstellungsphase dauert mindestens zwei Wochen, strikte Vorgaben fordern viel Selbstdisziplin. Sehr **teuer**; auch deshalb halten vermutlich viele Teilnehmer durch. *bedingt empfehlenswert*

Sirtuin-Diät

Walnüsse, Grünkohl, Buchweizen oder Kapern, sogenanntes **Sirtfood**, bilden den Schwerpunkt dieser Diät. Sie besteht aus zwei Phasen: sieben Tage moderates Fasten in Kombination mit Sirtfoods, dann der Übergang zu den **üblichen Essgewohnheiten** (14-tägiger Aufrechterhaltungsplan).

Eine Gewichtsreduktion von mehr als drei Kilogramm in sieben Tagen. Sirtuine sind **Enzyme** und sollen die Fettverbrennung und den Muskelaufbau unterstützen. **Aktiviert** werden sie durch Kalorienrestriktion, Fasten, Sport – sowie angeblich auch durch Sirtfood.

Die Wirkung von Sirtuinen auf das **Körpergewicht** ist nicht durch Studien belegt. Wegen der anfangs sehr rigiden kalorienreduzierten Ernährung kommt es aber zu einer raschen Gewichtsabnahme.

+ Lebensmittel, die Sirtuine stimulieren sollen, haben meist ein **gutes Nährstoffprofil** und weisen in der Regel eine geringe Energiedichte auf.

– Die Auswahl der Nahrungsmittel ist eingeschränkt. Das Konzept ist **wissenschaftlich nicht belegt**. Die Diät ist nur kurzzeitig einsetzbar, auf Dauer ist sie nicht geeignet.

bedingt empfehlenswert

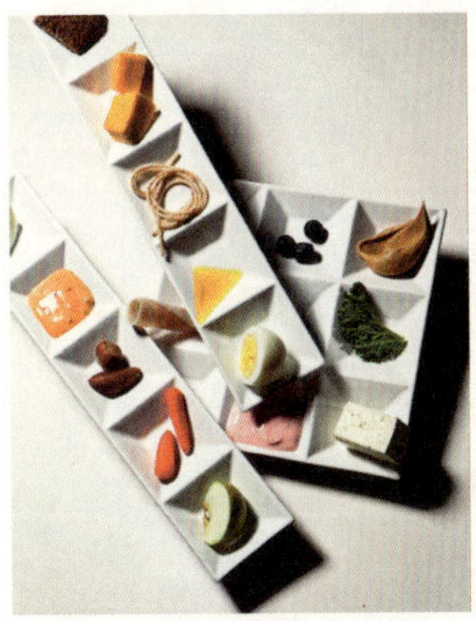

Viele seit Jahren bewährte Diätprogramme setzen auf abwechslungsreiche und kalorienreduzierte Speisen

Mischkost Diäten entsprechen dem **natürlichen Bedürfnis** nach einer möglichst vielfältigen Ernährung

Shred-Diät

Die Diät beruht auf einem detaillierten und sehr **rigiden Ernährungsplan**, der über sechs Wochen einzuhalten ist. Pro Tag darf bis zu sieben Mal gegessen werden: kleine Gerichte, Zwischenmahlzeiten, Snacks. Zwischen den einzelnen **Mahlzeiten** darf in einer Zeit zwischen 90 Minuten und drei Stunden nichts verzehrt werden.

Die Shred-Diät wird als Erfolgsdiät **ohne Hungern** beworben. Versprochen wird eine Abnahme von zwei Kleidergrößen innerhalb von sechs Wochen, wenn man exakt den Ernährungsplan einhält – und das zusätzliche **Bewegungsprogramm** absolviert.

Die kalorienreduzierte Ernährungsweise ist auf sechs Wochen beschränkt. Es ist tatsächlich eine **starke Gewichtsabnahme** möglich. Die Diät ist aber nicht zur dauerhaften Ernährung geeignet. Der **Jo-Jo-Effekt** ist zu erwarten, sobald man wieder zum ursprünglichen Essverhalten zurückkehrt.

+ Die Auswahl der Lebensmittel ist sehr **abwechslungsreich**, von allem ist etwas dabei.

– Ein kurzfristiger, sehr **strenger** Diätplan, der vergleichsweise schwer einzuhalten ist.

bedingt empfehlenswert

Trennkost nach Summ

Das Prinzip dahinter: **Eiweißreiches** darf nicht zusammen mit **Kohlenhydratreichem** gegessen werden. Zu Fleisch oder Fisch gibt es Gemüse oder Salat, anstelle von Kartoffeln oder Reis. Nach einem vierwöchigen Abnehm-Programm bleibt diese Trennung dauerhaft bestehen.

Die Verdauungszeit soll durch die **Trennung** verkürzt, der Stoffwechsel angeregt und die Fettverbrennung gefördert werden. Lebensmittel, die den Blutzucker nur langsam ansteigen lassen, helfen Heißhunger zu vermeiden.

Die reduzierte Energieaufnahme besonders in der ersten Zeit hilft tatsächlich beim **Abnehmen**. Für die zugrunde liegende Theorie, dass sich eiweiß- und gleichzeitig kohlenhydratreiche Speisen bei der Verdauung behindern, fehlt der Nachweis.

+ Gewichtsverlust **gelingt**. Neben den Grundregeln der Trennung gibt es kaum strikte Verbote, langfristig ergibt sich so eine abwechslungsreiche Ernährungsweise mit hohem Obst- und Gemüseanteil. Die Kost sättigt und liefert ausreichend Nährstoffe.

– Aufwendiges Konzept. Dass eine Trennung der Nährstoffe das Abnehmen fördert, entbehrt einer wissenschaftlichen Grundlage.

bedingt empfehlenswert

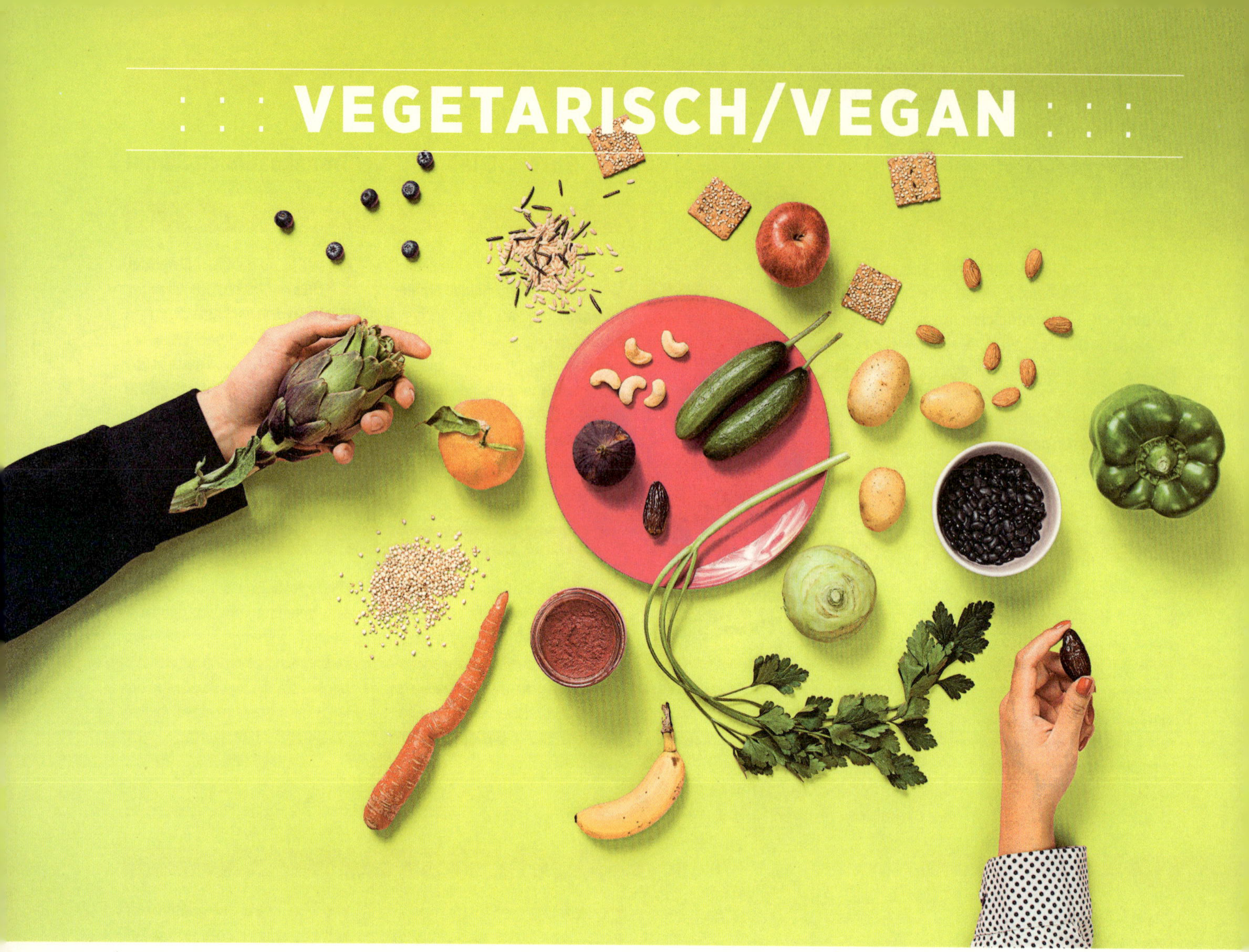

Für alle, denen es nicht nur **ums Abnehmen geht**

Viele Menschen entscheiden sich aus ethischen Gründen für eine rein pflanzliche Ernährung. Doch lässt sich so auch auf gesunde Weise Gewicht verlieren?

Wer Fleisch, Fisch, Eier oder Milch vom Speiseplan streicht, macht dies oft aus Rücksicht auf das Wohl von Tieren oder der Umwelt. Aber zunehmend rücken auch die gesundheitlichen Vorteile vegetarischer oder veganer Kost ins Bewusstsein vieler Menschen. So legen Studien nahe, dass bei fleischloser Ernährung ein geringeres Risiko für Krankheiten wie Arteriosklerose, Typ-2-Diabetes, Gicht oder Rheuma besteht. Und: Fleischvermeider neigen seltener zu Übergewicht.

Fachleute begründen dies damit, dass sich Vegetarier und Veganer mehr mit Ernährungsfragen beschäftigen als ihre Mitmenschen, oft unverarbeitete, frische Nahrung zu sich nehmen – und einen gesünderen Lebensstil pflegen.

Überdies ist eine vorwiegend pflanzliche Ernährungsweise mit hohem Gemüse- und Vollkornanteil reich an Ballaststoffen, weshalb der Darm die Nahrung gleichmäßiger aufnimmt. Der Verdauungsprozess läuft langsamer ab – und so nimmt man womöglich weniger Kalorien auf. Auch ist pflanzliche Kost gut für die Vielfalt und die Menge der Bakterien in unserem Darm (siehe Seite 52).

Darüber hinaus gelingt es offenbar mithilfe von fleischlosen Diäten besser, Gewicht zu verlieren. Das legt eine große US-Überblicksstudie nahe, für die Forscher eine Reihe von wissenschaftlichen Untersuchungen zusammentrugen und analysierten. Darin verglichen sie die Gewichtsveränderungen bei Schlankheitskuren von Vegetariern und Veganern mit denen von Fleischessern. Das Ergebnis: Im Schnitt nahmen die Fleischmeider zwei Kilogramm mehr ab.

Und in einer Studie mit Typ-2-Diabetikern, in der allen Teilnehmern über sechs Monate eine um 500 Kalorien reduzierte Kost verordnet wurde, verloren Vegetarier sogar fast doppelt so viel Gewicht (durchschnittlich 6,2 Kilogramm) wie die Fleisch essenden Probanden (3,2 Kilogramm).

Mehr noch: Auch die Art der Fettverbrennung unterschied sich. Bei den Vegetariern verminderte sich nicht nur das Unterhautfett – auch das intramuskuläre Fett, das sich in den und um die Muskeln einlagert und vermutlich zur Entstehung von Typ-2-Diabetes beiträgt, schwand dahin.

Die Forschung zeigt also: Wer sich vegetarisch oder vegan ernährt, lebt unter Umständen mit einem geringeren Risiko für Übergewicht.

Und wer eine Schlankheitskur mit weitgehend pflanzlicher Kost kombiniert, kann besonders profitieren. Auch bei manchen nicht grundsätzlich fleischfreien Diätprogrammen (wie der Brigitte-Diät oder Weight Watchers) lassen sich rein vegetarische oder vegane Ernährungspläne zusammenstellen.

Bei einer abwechslungsreichen und ausgewogenen Ernährungsweise muss der Mensch kein Fleisch essen, um alle Nährstoffe zu erhalten, die sein Organismus benötigt. Nur wer sämtliche Lebensmittel tierischer Herkunft weglässt, ist mitunter nicht ausreichend versorgt: Denn Fleisch, Milchprodukte oder Eier liefern lebenswichtige Substanzen. Sie müssen dann durch eine gezielte Auswahl pflanzlicher Lebensmittel ersetzt werden.

Veganer sollten ihre Ernährung daher sorgfältig planen und sich mit dem Nährstoffgehalt verschiedener Lebensmittel gut auskennen.

So müssen sie etwa darauf achten, genug Eisen aufzunehmen. Das Spurenelement ist etwa in Hülsenfrüchten oder Vollkornprodukten reichlich enthalten. Deren Verzehr allein aber reicht für eine gesunde Ernährung nicht aus.

Denn das im Fleisch enthaltene Eisen wird vom Körper besser aufgenommen als pflanzliches Eisen. Vegetarier oder Veganer sollten beim Essen daher auf Kaffee oder schwarzen Tee verzichten – beide hemmen die Eisenaufnahme. Stattdessen können Zugaben von Vitamin C, Fruchtsäuren oder fermentierte Lebensmittel wie Sauerkraut sie erleichtern.

Auch enthält tierisches Eiweiß bestimmte Aminosäuren, die für das Zellwachstum im Körper nötig sind, aber vom menschlichen Organismus nicht hergestellt werden. Wer als Vegetarier Milchprodukte und Eier zu sich nimmt, wird damit gut versorgt – Veganer allerdings müssen einem möglichen Mangel gezielt vorbeugen.

Auf die **Versorgung mit Eisen** sollten Vegetarier und Veganer besonders achten

Dafür eignen sich etwa Nüsse, Spinat, Brokkoli oder Hülsenfrüchte, Sojaprodukte wie Tofu und Getreideprodukte wie Haferkleie. Auch Amaranth oder Quinoa sind gute Lieferanten wertvoller Aminosäuren.

Fleisch, Milch und Eier enthalten außerdem wichtige Mineralstoffe wie Kalzium, Jod und diverse Vitamine. Veganer sollten daher bei ihrem Nahrungsmix darauf achten, Kalzium zu sich zu nehmen. Es sorgt für die Stabilität von Knochen und Zähnen – und ist etwa in Mandeln, Grünkohl oder getrockneten Feigen enthalten.

Nicht selten sind Veganer mit Jod unterversorgt. Deshalb sollten sie stets Salz verwenden, dem der Mineralstoff zugesetzt wurde, oder besonders jodhaltige Lebensmittel zu sich nehmen, unter anderem Champignons, Brokkoli, Spinat oder Erdnüsse.

Außerdem warnen Ernährungsexperten Veganer vor einem Mangel an Vitaminen, vor allem an Vitamin B_{12}, das für die Blutbildung wichtig ist. Es kommt in pflanzlichen Nahrungsmitteln praktisch nicht vor.

Veganer können zu Lebensmitteln greifen, denen das Vitamin eigens zugesetzt wurde, oder eine Unterversorgung mit Vitamintabletten vermeiden. Sie sollten außerdem ihr Blut beim Arzt regelmäßig kontrollieren lassen, um ein Defizit rechtzeitig zu erkennen und einer Anämie vorzubeugen.

Dauerhaft vegane Ernährung erfordert also einiges Wissen und Disziplin. Manche Ernährungswissenschaftler bezweifeln, dass dies vielen Menschen gelingen kann. Schwangeren und Stillenden rät die Deutsche Gesellschaft für Ernährung daher von veganer Ernährung ganz ab. Zu groß sei beispielsweise die Gefahr, dass ein Mangel an Vitamin B_{12} zu Fehlgeburten führe oder die Hirnentwicklung des Säuglings schädige. Auch Kinder sollten nach Einschätzung der DGE nicht vegan ernährt werden.

Für alle anderen bietet der Verzicht auf Lebensmittel tierischer Herkunft eine gute Möglichkeit, Gewicht zu halten oder gar zu reduzieren. Heute leben geschätzt schon 0,5 Prozent der Deutschen vegan, rund vier Prozent ernähren sich vegetarisch – und etwa zehn Prozent versuchen immerhin, weniger Fleisch zu verzehren.

»Pflanzenkost ist gesund – aber Selbstkasteiung muss nicht sein«

Wie die Umstellung auf vegetarische oder vegane Kost gelingt, erklärt der Ernährungswissenschaftler Dr. Markus Keller. Und er empfiehlt, nicht allzu streng mit sich zu sein: Wer sich mit dem Wechsel schwertue, dürfe zwischendurch auch mal etwas Fleisch essen

GEO WISSEN: ***Herr Dr. Keller, viele verzichten auf Fleisch, weil sie das für gesünder halten. Haben sie recht mit dieser Annahme?***
DR. MARKUS KELLER: Studien zeigen, die Veganer sind die Bevölkerungsgruppe mit dem niedrigsten Body-Mass-Index. Außerdem haben Veganer und Vegetarier ein um etwa 50 Prozent reduziertes Risiko für Typ-2-Diabetes, ihr Blutdruck ist niedriger, und sie erkranken und sterben offenbar seltener an bestimmten Herzkrankheiten.

Woran liegt das?

Vor allem vegane Ernährung enthält viele gesunde Nährstoffe, darunter sekundäre Pflanzenstoffe, Ballaststoffe von Vollkorngetreide und Hülsenfrüchten oder eine günstigere Zusammensetzung der Nahrungsfette. Da rotes Fleisch, vor allem verarbeitete Fleischwaren wie Wurst und Schinken, einen Risikofaktor für Typ-2-Diabetes, Herz-Kreislauf-Erkrankungen und verschiedene Krebsarten darstellt, ist es gesund, diese Produkte zu meiden.

Nehmen Vegetarier und Veganer auch weniger Kalorien zu sich?

Wer ein paar Kilo zu viel wiegt, verliert nach einer Umstellung auf fleischfreie Ernährung tatsächlich meist an Gewicht – allein schon dadurch, dass die Energiedichte der Kost geringer wird, er also weniger Kilokalorien pro 100 Gramm Nahrung zu sich nimmt. Aber es gibt auch übergewichtige Veganer. Vegan ist nicht in allen Fällen gleichbedeutend mit gesund, denn es gibt auch veganes Fast Food.

Woran denken Sie da?

Fast alle Produkte, die normalerweise Fleisch enthalten, gibt es auch in veganer Variante: Pizza, Döner oder Fertiggerichte mit hoher Energiedichte und hohem Salzgehalt. Insgesamt schneiden diese Produkte dennoch meist günstiger ab als die Originale, denn sie enthalten beispielsweise kaum gesättigte Fettsäuren.

Eignet sich fleischfreie Ernährung auch als vorübergehende Diät?

Vegetarische und vegane Kostformen sind als Dauerernährung konzipiert und meist Teil eines bewussteren Lebensstilkonzepts. Studien zeigen aber, dass die Gewichtsabnahme auch unabhängig davon funktioniert, vor allem bei veganer Ernährung. Wunder darf der Betreffende aber nicht erwarten. Und vor allem darf er nicht das Gefühl haben, dass er verzichtet – dass ihm etwas fehlt. Sonst hält er eine vegane Ernährungsumstellung nicht durch. Und wer mal Lust hat auf ein Steak, soll es eben essen. Selbstkasteiung führt zu nichts.

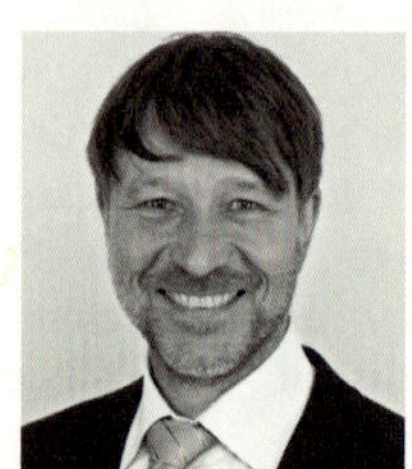

Der Ernährungswissenschaftler **Dr. Markus Keller** ist Hochschullehrer für Vegan Food Management

Was bringt es, den Fleischanteil nur zu reduzieren?

Das ist ein erster Schritt, der oft einfacher ist als eine komplette Umstellung. Damit lässt sich das Risiko für viele ernährungsmitbedingte Krankheiten schon verringern. Allerdings reden wir von maximal drei Fleischmahlzeiten pro Woche – inklusive Wurst.

Kann man sich die Lust auf Fleisch abgewöhnen?

Rein physiologisch gibt es keine Notwendigkeit für Fleischverzehr. Gewohnheit spielt da eine große Rolle, viele verbinden Fleischessen mit Erinnerungen an die elterliche Küche. Sich diese Lust abzugewöhnen, funktioniert nur über das Bewusstsein. Man muss sich überlegen: Was esse ich da, tut mir das gut? Ganz zu schweigen von den Auswirkungen auf die Umwelt, die Welternährung und die Tiere.

Vielen erscheint es sehr aufwendig, sich fleischfrei zu versorgen.

Wer sich vernünftig ernähren will, sollte dafür auch Zeit aufwenden – gleichgültig ob vegan, vegetarisch oder mit Mischkost. Wer seine Ernährung bewusster gestaltet, entdeckt viele neue Lebensmittel und Zubereitungsverfahren. Das wird bald zur Routine. Empfehlenswert sind Kochkurse, vor allem für Veganer – wenn im Kurs auch fundierte Informationen zu kritischen Nährstoffen gegeben werden. Und darüber, wie sie vegane Küche in den Berufsalltag integrieren können.

Manche veganen Ernährungsformen sehen einen Kohlenhydrat-Anteil an der Energiezufuhr von 80 Prozent vor. Ist das gesund?

Dabei handelt es sich um Modeerscheinungen, die ich eher kritisch sehe. Es ist zwar schwer zu sagen, welcher Kohlenhydratanteil nun der optimale ist, und dieses Thema ist seit einiger Zeit Bestandteil der wissenschaftlichen Diskussion. Die Empfehlungen der Ernährungsfachgesellschaften verschiedener Länder liegen zwischen 40 und 75 Prozent der Energie in Form von Kohlenhydraten.

Tendenziell sprechen aber viele Studien dafür, den Kohlenhydratanteil etwas zu begrenzen, auf etwa 40 bis 50 Prozent der Nahrungsenergie, und dafür den Proteinanteil über pflanzliche Proteine zu erhöhen. Entscheidend ist aber nicht die Menge, sondern die Qualität der Kohlenhydrate. Die von Ihnen angesprochene Ernährungsform ist zudem eine reine Rohkost-Ernährung und sehr obstzentriert.

Das klingt doch recht gesund.

Es sollte mehr Gemüse als Obst gegessen werden, im Verhältnis 3:2. Eine zu stark rohkostbasierte Ernährung birgt zudem Risiken. Eine Studie hat gezeigt, dass Rohköstler bei manchen Nährstoffen Defizite aufweisen, darunter Protein, Kalzium, Zink und Vitamin B_{12}. Außerdem hatten viele Teilnehmer eine zu geringe Energiezufuhr und waren daher untergewichtig.

Was halten Sie von Fleischersatzprodukten?

Es gibt sehr gute und sehr schlechte. Wir haben in einer Studie 80 dieser Produkte untersucht und mit den fleischhaltigen Originalprodukten verglichen. Im Durchschnitt enthielten die Fleischalternativen mehr Protein, etwas weniger Energie, Fett und gesättigte Fettsäuren, aber genauso viel Salz wie die Originale. Meine Empfehlung lautet daher, man sollte Bio-Produkte kaufen, weil sie sehr wenig Zusatzstoffe und keine künstlichen Aromen oder Geschmacksverstärker enthalten. Allerdings sollte der Gehalt an Fett, gesättigten Fettsäuren und Salz nicht zu hoch sein.

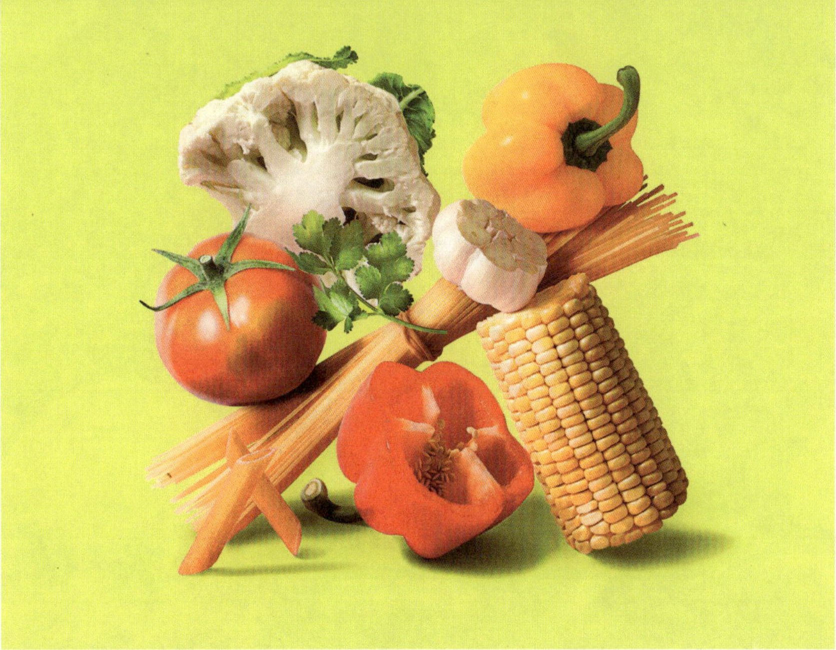

Vegetarier und Veganer haben gegenüber Fleischessern ein nur etwa halb so großes Diabetes-Risiko, ihr Blutdruck ist niedriger – und sie sterben seltener an Herzkrankheiten

»Wer mal **Lust auf ein Steak** hat, soll es eben **essen**«

Frauen ernähren sich viel häufiger vegetarisch oder vegan als Männer. Woran liegt das?

Fleisch ist gesellschaftlich noch immer sehr männlich besetzt – denken Sie nur ans Grillen. Daher geraten Männer je nach ihrem Umfeld leicht in Erklärungsnot, wenn sie auf die Idee kommen, kein Fleisch mehr zu essen. In psychologischen Untersuchungen nannten Männer unter ihren zehn liebsten Gerichten nur Fleischgerichte, während es bei Frauen neun vegetarische Gerichte waren.

Sollten auch Kinder vegetarisch oder gar vegan ernährt werden?

Alle Eltern haben gute Gründe für ihre Ernährungsweise und wollen selbstverständlich ihre Kinder entsprechend ernähren – das gilt ja auch für Nichtvegetarier. Bei vegetarischer und besonders veganer Kinderernährung sollten sich die Eltern aber gut informieren und vor allem auf die Zufuhr der kritischen Nährstoffe wie Eisen, Zink und Jod und bei veganer Ernährung vor allem Vitamin B_{12} und Kalzium achten. Vitamin B_{12} muss in jedem Fall ergänzt werden. Wenn Familien dies im Blick haben und die Entwicklung des Kindes normal verläuft, spricht nichts dagegen. Aktuell führen wir zu diesem Thema zwei Studien durch, in denen wir vegan, vegetarisch und mit Mischkost ernährte Kinder untersuchen.

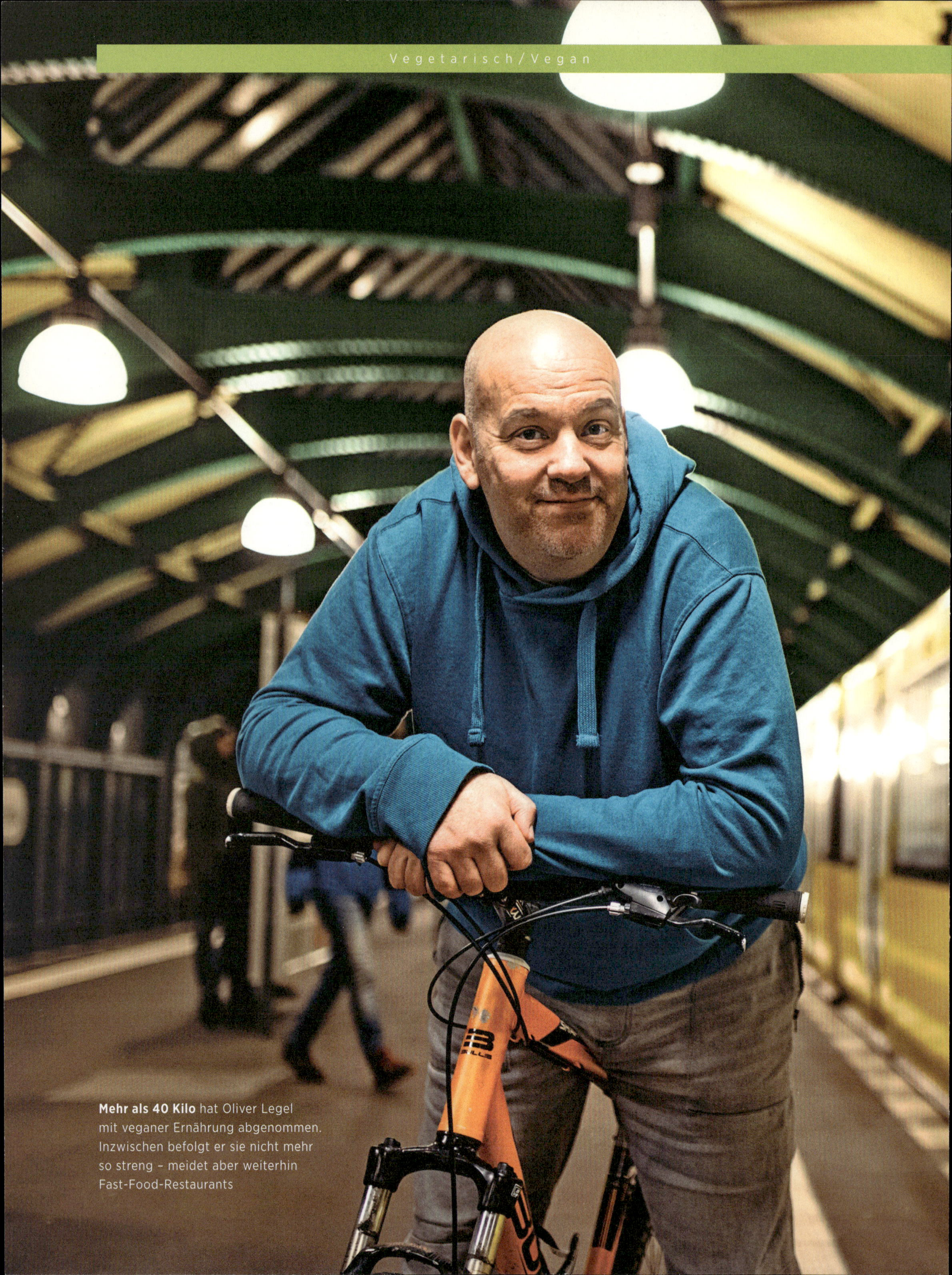

Mehr als 40 Kilo hat Oliver Legel mit veganer Ernährung abgenommen. Inzwischen befolgt er sie nicht mehr so streng – meidet aber weiterhin Fast-Food-Restaurants

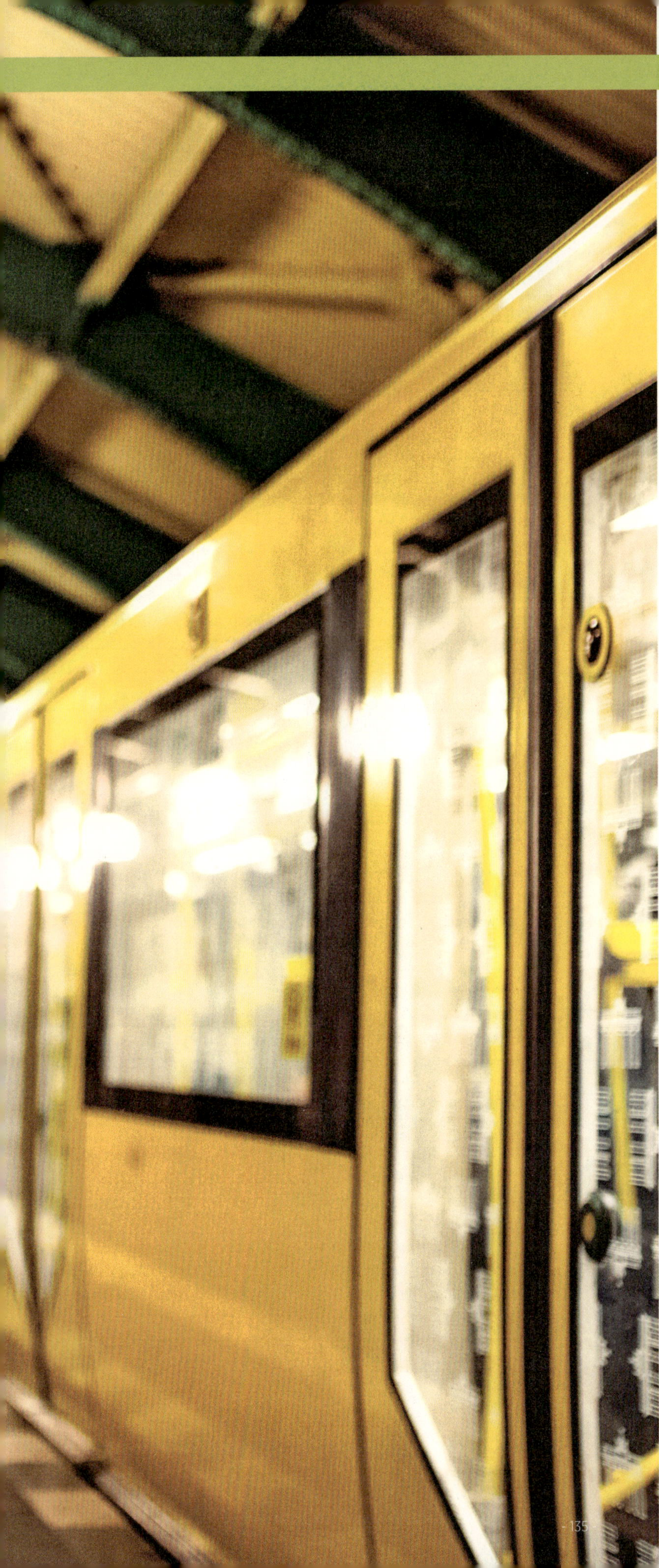

Meine Diät-Erfahrung

Räuchertofu
statt Currywurst

Oliver Legel, 47, Installateur

Als mir ein Arzt vor vier Jahren bei einer Routineuntersuchung Blut abnahm, sagte er zu mir: „Wenn Sie so weitermachen, sind Sie in zehn Jahren tot."

Ich bin Installateur, fahre viel zu Kunden. Früher ging ich nüchtern aus dem Haus und hielt unterwegs an, aß vormittags ein paar Cheeseburger und nachmittags eine Currywurst. Schließlich wog ich 145 Kilo.

Der Arzt riet mir zu einer veganen Ernährung. Schon am nächsten Tag fing ich an: Brötchen mit Räuchertofu und selbst gemachtem Pesto statt Wurstbrot. Milch aus Reis statt von der Kuh. Meine Familie sagte: „Das schaffst du nie!" – was mich nur noch mehr angespornt hat. Aber letztlich war es gar nicht so schwer; ich habe meinen alten Speiseplan kaum vermisst.

Nach sechs Wochen hatten sich meine Blutfettwerte halbiert. In der Zeit war ich nur einmal rückfällig geworden, als es bei der Geburtstagsfeier meiner Schwiegermutter Kasseler gab.

Ich habe mir angewöhnt, reichhaltig zu frühstücken, oft eine große Schale Müsli. Tagsüber dämpfe ich den Hunger mit Obst oder Nüssen, die Hauptmahlzeit wird auf den Abend verschoben. In der Woche kocht meine Frau, sonst ich.

Auf die neuen Zutaten und Rezepte möchte ich nicht mehr verzichten. Sie haben mein Leben bereichert – das Gewürz Kurkuma etwa kannte ich früher gar nicht.

Im ersten Jahr nahm ich 45 Kilo ab, fühlte mich fitter und wacher als je zuvor. Mit der Zeit aber bin ich bequemer geworden und habe die streng vegane Ernährung aufgegeben. Auch, weil viele der Lebensmittel teurer sind.

Ich wiege derzeit 100 Kilo, zehn mehr als zu meiner besten Zeit. Vielleicht sollte ich wieder konsequenter vegan essen. Aber dafür müssten wir oft zwei Gerichte zubereiten: Meine Familie unterstützt mich zwar, isst aber auch gern Fleisch und Milchprodukte.

Ein Fast-Food-Restaurant aber habe ich nie mehr betreten.

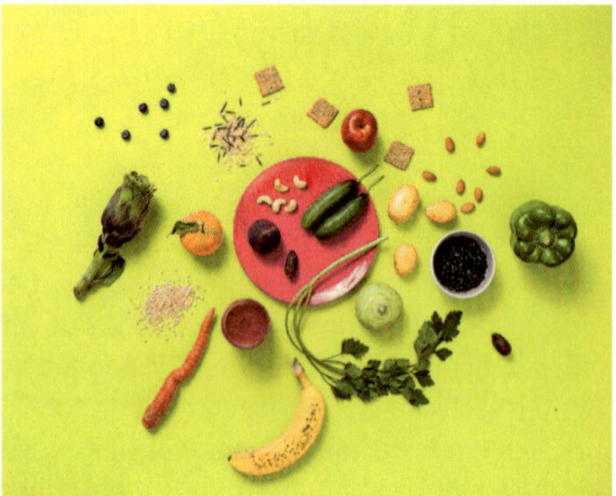

Pflanzliche Produkte sind meist reich an Ballaststoffen und besitzen oft eine geringere Energiedichte als verarbeitete Nahrungsmittel

Kein **Fisch**, kein **Fleisch**

Eine vielfältige und ausgewogene vegane oder vegetarische Ernährung hat zahlreiche positive Auswirkungen auf die Gesundheit – und eignet sich darüber hinaus auch zur Gewichtsreduktion. Dies gilt allerdings nicht für eine fleischlose Kost, die stark von kalorienreichen Fertigprodukten geprägt ist. Und auch einige radikale Varianten der veganen Ernährung sind nicht ohne Einschränkung empfehlenswert

	Vegetarisch	Vegan
Was wird gegessen?	Weder Fleisch noch Fisch – und auch keine daraus hergestellten Nahrungsmittel. **Eier, Milch** und deren Produkte sind dagegen erlaubt. Der Schwerpunkt liegt auf pflanzlicher Kost, oft **roh verzehrt**. Neben dieser häufigsten Variante gibt es weitere wie etwa ohne Fleisch, aber mit Fisch; ohne Milchprodukte oder ohne Eier.	Tabu sind alle **tierischen Lebensmittel**, neben Fleisch und Fisch also auch Milch, Eier und Honig. Strenge Veganer nutzen zudem häufig auch keine von Tieren stammenden **Materialien** wie etwa Wolle oder Leder.
Was wird versprochen?	Neben ethischen Aspekten – etwa dem Schutz von Tieren und der Umwelt – steht bei Vegetariern häufig die Hoffnung im Vordergrund, **Krankheiten vorzubeugen** oder zu therapieren, das Gewicht zu senken oder gar die körperliche Leistung zu steigern.	Viele Veganer stellen ihre Ernährung um, weil sie davon ausgehen, auf diese Weise **gesünder zu leben.** Aber auch bei ihnen spielen – wie bei vielen Vegetariern – ethische Motive oft eine große Rolle.
Was kann sie wirklich?	Da zumeist Energiereiches (wie etwa Wurst) auf dem Speiseplan fehlt und stattdessen viel energiearmes **Gemüse** gegessen wird, kann man mithilfe einer vegetarischen Ernährung durchaus abnehmen. Bluthochdruck, Herz-Kreislauf-Erkrankungen, Krebs und **Diabetes Typ 2** sind zudem unter Vegetariern seltener.	Die Versorgung mit bestimmten Nährstoffen wie Vitamin B_{12}, Eisen, Jod oder Kalzium kann **unzureichend** sein. Bei optimaler Zusammenstellung der Mahlzeiten muss nur Vitamin B_{12}, ggf. Eisen supplementiert werden. Dann ist die vegane Ernährung gesund, in der Regel verliert man bei einer Umstellung auf diese Kost auch an Gewicht.
Fazit	+ Bei abwechslungsreicher und ausgewogener Kost **gesundheitsförderlich.** – Wer nicht auf eine große **Vielfalt** an Gemüse- und Obstsorten, Nüssen und Milchprodukten achtet, gerät in Gefahr, zu wenig **Nährstoffe** aufzunehmen, darunter Vitamin B_{12} und Eisen. *empfehlenswert*	+ Bei sehr **sorgfältiger Auswahl** werden Energie- und Nährstoffbedarf gedeckt. Übergewicht ist selten. – Fundiertes **Ernährungswissen** ist nötig. Besonders in Phasen mit erhöhtem Bedarf (etwa **Schwangerschaft**, Stillzeit und Wachstum) steigt das Risiko der Unterversorgung mit bestimmten Nährstoffen erheblich. *bedingt empfehlenswert*

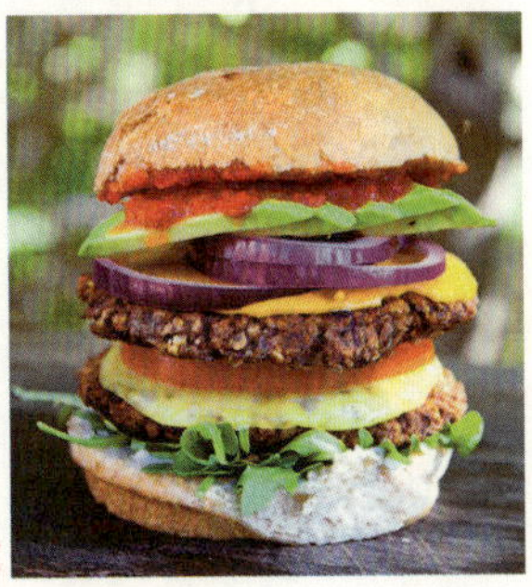

Fast alle Produkte, die normalerweise Fleisch enthalten, werden inzwischen auch in einer vegetarischen Variante angeboten – selbst Burger und Co.

High-Carb-Diät	High Carb Vegan	80/10/10-Diät
Es darf unbegrenzt viel gegessen werden; vor allem Kohlenhydrate. Erlaubt sind nur pflanzliche und **fettarme** Lebensmittel. Der Fokus liegt auf stärkehaltigen Nahrungsmitteln (etwa Reis, Kartoffeln, Bohnen) in möglichst **unverarbeiteter** Form. Ein Buch des Autors John McDougall enthält 100 Rezeptideen und einen Sieben-Tage-Plan.	Die Ernährung besteht aus veganen (rein pflanzlichen) **kohlenhydratreichen** und fettarmen Lebensmitteln. Das dazugehörige Buch der Autoren Lechner/Teichmann enthält 70 Rezeptideen für Salate, Hauptgerichte, Rohkost, Desserts, Torten und Kuchen, **Smoothies** und Shakes.	Diese rein pflanzliche Ernährung besteht zu 100 % aus veganer **Rohkost** wie Früchten, Salaten oder Gemüse. Die Zahlenreihe 80/10/10 bedeutet: 80 % der Kalorien kommen aus Kohlenhydraten, 10 % aus **Protein** und 10 % aus Fett. Auf Kosten von Protein und Fett darf sich der Kohlenhydratanteil sogar noch erhöhen.
Mit komplexen, „gesünderen" Kohlenhydraten gelingt Abnehmen ohne Hungern. **Kohlenhydratreiche** Lebensmittel versorgen den Körper auch mit vielen Vitaminen und Mineralstoffen; das soll Krankheiten vermeiden und allgemein die **Gesundheit** und das Aussehen verbessern.	Der vegane „High-Carb-Lifestyle" soll dank der richtigen Kombination vollwertiger Kohlenhydrate, gesunder **Proteine** und hochwertiger Fette für mehr Lebensenergie sorgen. Diese Kostform soll zu einer guten Figur verhelfen und **langfristig schlank** halten – statt einer klassischen Diät wird eine Lebensstil-Änderung propagiert.	Versprochen wird nicht nur eine Gewichtsreduktion, sondern eine umfassende Verbesserung der Gesundheit: 80/10/10 soll die **Lebenskraft** steigern und Kranken zu einer höheren Vitalität verhelfen. Die Rohkost-Diät soll darüber hinaus allgemein heilende Wirkungen haben.
Das Konzept beruht auf Rezepten, die auf einer kohlenhydratreichen, veganen Ernährungsweise basieren. Die Kostform führt ohne bewusste **Kalorienbeschränkung** aber nicht zu einer Gewichtsreduktion. Bei einer veganen Kost ist eine ausreichende Versorgung mit einigen Nährstoffen kaum möglich.	Auch dieses Konzept bietet Rezepte, die auf einer **kohlenhydratreichen** veganen Ernährungsweise basieren. Doch ohne bewusste Kalorienbeschränkung führt die Ernährung nicht zu einer Gewichtsreduktion.	Eine Ernährung mit ausschließlich veganer Rohkost ist nicht zu empfehlen und führt über längere Zeit hinweg zu einem Energie- und **Nährstoffmangel**. Auf Dauer sind gesundheitliche Nebenwirkungen wahrscheinlich.
+ Energiearme Lebensmittel sowie Obst und **Gemüse** werden bevorzugt. – Die vegane Ernährungsweise muss gut geplant sein; andernfalls kann sie unter anderem zu Vitamin-B_{12}-Mangel führen; **Nahrungsergänzungsmittel** sind meist notwendig.	+ Energiearme Lebensmittel sowie **Obst und Gemüse** werden bevorzugt; keine zeitliche Beschränkung. – Die vegane Ernährungsweise muss **gut geplant** sein; andernfalls kann sie zu Nährstoffmangel wie Vitamin B_{12} führen; meist sind Nahrungsergänzungsmittel nötig.	+ Ab und an einen **Rohkost-Tag** einzulegen, kann das Gewichtsmanagement unterstützen – die Kost ist ballaststoffreich und energiearm. – **Radikale** und sehr restriktive Empfehlung, langfristig droht Energie- und Nährstoffmangel. Als dauerhafte Ernährung nicht geeignet.
bedingt empfehlenswert	*bedingt empfehlenswert*	*nicht empfehlenswert*

Vegetarische und **vegane Diäten** zeichnen sich durch einen hohen Anteil von **frischen und unverarbeiteten** Naturprodukten aus

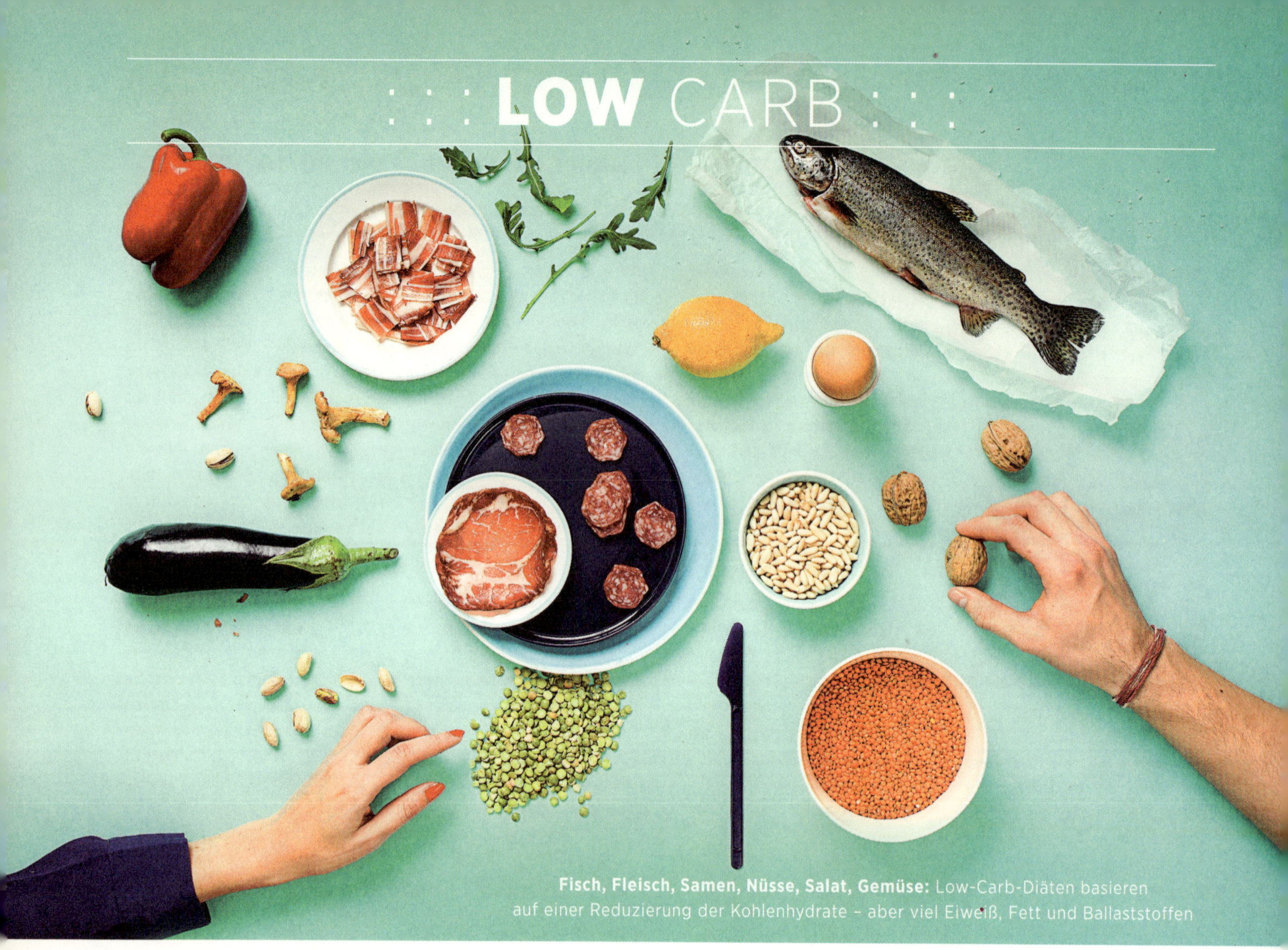

Fisch, Fleisch, Samen, Nüsse, Salat, Gemüse: Low-Carb-Diäten basieren auf einer Reduzierung der Kohlenhydrate – aber viel Eiweiß, Fett und Ballaststoffen

Für alle, die auf **Fleisch, Eier, Käse** nicht verzichten wollen

Wer gern herzhaft isst und Hungergefühle vermeiden will, kann es mit einer Low-Carb-Diät versuchen. Manche ihrer Ernährungskonzepte sehen nicht einmal eine Kalorienbeschränkung vor

Eine „Diät-Revolution" versprach der US-Kardiologe Robert Atkins, als er Anfang der 1970er Jahre sein gleichnamiges Buch über die Low-Carb-Ernährung veröffentlichte. Die These des Amerikaners, dass nicht Fett, sondern Kohlenhydrate die Ursache für Übergewicht sind, überzeugte Millionen Leser und löste auch bei vielen Ernährungswissenschaftlern ein Umdenken aus.

Der bloße Verzicht auf kohlenhydratreiche Produkte wie Brot, Nudeln, Reis, Cornflakes, Kekse und Zucker sollte Atkins zufolge eine Gewichtsabnahme ohne Hungern ermöglichen.

Heute gehören Elemente der Low-Carb-Ernährung zu vielen Diätprogrammen. Denn dass ein Speiseplan mit zu vielen Kohlenhydraten (vor allem aus Weißmehl und Industriezucker) zu Übergewicht führt, bezweifelt kaum ein Ernährungsmediziner.

Die Bedeutung der Kohlenhydrate liegt in ihrem Einfluss auf den menschlichen Stoffwechsel: Um die Zellen des Körpers mit Energie zu versorgen, wandelt unser Organismus langkettige Kohlenhydrate in einzelne Glukosemoleküle (Traubenzucker) um – oder speichert sie als schnell verfügbares Glykogen vor allem in Leber und Muskeln. Sind diese Speicher aber erst einmal gefüllt, wird die zusätzliche Energie in Fettzellen gespeichert.

Wer also mehr Kohlenhydrate zu sich nimmt, als der Körper benötigt, baut Körperfett auf.

Dieser Mechanismus verstärkt sich, wenn Menschen viele industriell hochverarbeitete Getreideprodukte zu sich nehmen, wie etwa Weißmehle, Stärke oder Zucker in Süßigkeiten.

Die Kohlenhydrate darin gelangen (in Einzelzucker zerlegt) über die Darmwand besonders leicht ins Blut. Als Folge schnellt der Blutzuckerspiegel in die Höhe, Insulin wird ausgeschüttet, der Blutzuckerspiegel sinkt rasch – was wiederum Hunger auslöst.

Bei protein- und fettreichen Mahlzeiten mit wenigen oder langsamer verwertbaren Kohlenhydraten (etwa in Vollkornprodukten, Obst oder Gemüse zu finden) schwankt der Blutzuckerspiegel hingegen weniger, der Betreffende bleibt länger satt.

Low-Carb-Diäten setzen darauf, dass ein Mangel an Kohlenhydraten den Organismus zu verstärkter Fettverbrennung anregt. Nach einiger Zeit wandelt der Körper dann Fett in bestimmte organische Verbindungen (Ketone) um, die von Gehirn und Muskeln als Energielieferanten genutzt werden. Diese Fettumwandlung ist das Ziel strenger Low-Carb-Diäten.

Um diesen Zustand zu erreichen, müssen Abnehmwillige beispielsweise bei der Atkins-Diät über die verzehrten Kohlenhydratmengen penibel Buch führen. Nur bis zu 20 Gramm pro Tag sind in der zweiwöchigen Anfangsphase erlaubt, am besten in Form von Gemüse, Nüssen oder Hülsenfrüchten. Später darf die Ration Woche für Woche um jeweils fünf Gramm erhöht werden.

Hat der Diäthaltende irgendwann sein Wunschgewicht erreicht, ist eine etwas höhere Kohlenhydratmenge sowie eine größere Auswahl an Lebensmitteln erlaubt, dazu Proteinreiches wie Fleisch, Eier und Milchprodukte.

Auf diese Weise nehmen viele Menschen anfangs mit Low-Carb schneller ab als mit Diäten, die auf einen niedrigen Fettanteil in der Ernährung setzen: Bei einer auf zwei Jahre angelegten Studie verloren jene Probanden, die auf eine Low-Carb-Diät setzten (sich aber bei den Kalorien nicht einschränkten), durchschnittlich 5,5 Kilogramm, während Testpersonen einer Low-Fat-Gruppe (trotz reduzierter Kalorienmenge) nur 3,3 Kilo Gewichtsverlust erreichten.

Speziell für Typ-2-Diabetiker kann eine Ernährungsform mit reduzierter Kohlenhydratmenge aus medizinischen Gründen empfehlenswert sein, da der Blutzuckerspiegel bei diesem Konzept weniger stark schwankt. Überdies gibt es erste Hinweise, dass diese Art der Ernährung womöglich manche Krankheiten lindert oder ihren Verlauf verlangsamt, darunter Alzheimer und bestimmte Arten der Epilepsie.

> Nimmt der Organismus wenig Kohlenhydrate auf, **regt ihn das zur Fettverbrennung an**

Aber auch Low-Carb-Fans sind nach Ende der Diät nicht vor dem Jo-Jo-Effekt gefeit. Das liegt vermutlich daran, dass viele Menschen einen Verzicht auf Nudeln, Brot und Süßes langfristig nicht durchhalten.

Daher empfehlen Ernährungsmediziner Abnehmwilligen in der Regel lieber eine etwas entschärfte Low-Carb-Variante mit einem ausgewogeneren Speiseplan. Damit lässt sich kurzfristig allerdings nicht so viel Gewicht verlieren wie mit der strengen Atkins-Diät.

Zu den beliebtesten Low-Carb-Diäten gehört die LOGI-Methode (siehe Seite 145): Sie ordnet Lebensmittel nach dem Ausmaß, in dem deren Verzehr den Blutzucker- und Insulinspiegel in die Höhe treibt. Die Ernährungsgrundlage bilden Gemüse und Salat, etwas Obst sowie gesunde Fette wie Oliven- oder Rapsöl, aber auch eiweißhaltige tierische Lebensmittel wie Milchprodukte, Fleisch, Fisch und Eier.

In geringerem Maße erlaubt sind Vollkornprodukte, aber auch Graubrot und Nudeln. Lebensmittel, die viel Zucker oder Weißmehl enthalten, sollten dagegen nur selten verzehrt werden.

Wer sich an diese Vorgaben hält, so Anhänger der Methode, muss anders als bei der Atkins-Diät nicht aufwendig Kohlenhydrate zählen.

Eine Kalorienbeschränkung gibt es bei beiden Konzepten nicht: Wer ihre Regeln befolgt, wird satt, so das Versprechen, ehe er übermäßig viel Energie aufgenommen hat.

Weitere Low-Carb-Konzepte – etwa die Glyx-Diät, die South-Beach-Diät oder die Dukan-Diät – unterscheiden sich allenfalls in den Details von Regeln und Durchführung. Das Grundprinzip ist gleich: Empfohlen wird eine proteinreiche Kost, kombiniert mit hochwertigen Fetten, Gemüse, Salat und Nüssen, die keine starken Schwankungen im Blutzuckerspiegel hervorruft.

Ob es Abnehmwilligen gelingt, sich langfristig an die Low-Carb-Regeln zu halten, hängt letztlich von ihren kulinarischen Vorlieben ab: Wer nicht auf seine Lieblingspasta besteht oder das Weizenbrötchen am Sonntagmorgen, der kann mit der Kohlenhydratreduzierung erfolgreich Gewicht verlieren.

Nicht empfohlen wird die Low-Carb-Ernährung wegen ihres hohen Eiweißanteils Menschen mit Nierenproblemen.

Und auch für Leistungssportler ist sie je nach Sportart ungeeignet: Denn ihre Muskulatur benötigt ausreichende Glykogen-Reserven, um stets schnell Energie bereitstellen zu können.

»Je aktiver **ein Mensch** ist, desto mehr **Kohlenhydrate** sind erlaubt«

Nicht jedem fällt der weitgehende Verzicht auf Kartoffeln und Brot leicht. Der Ernährungsmediziner Matthias Riedl erklärt, unter welchen Voraussetzungen Ausnahmen möglich sind – und woran Low-Carb-Diäten oft scheitern

GEO WISSEN: ***Herr Dr. Riedl, wem helfen Low-Carb-Diäten?***

DR. MATTHIAS RIEDL: All jenen, die sich nicht so viel bewegen wie sehr aktive Sportler. Denn ein Überangebot an Brot, Kartoffeln und Zucker führt leicht zu Gewichtszunahme und erhöhten Blutzuckerwerten. Wer kaum aktiv ist und als Frau einen Bauchumfang von mehr als 88 Zentimetern hat – als Mann von über 102 Zentimetern –, für den kommt sogar eine strenge Low-Carb-Ernährung infrage.

Sind Kohlenhydrate nicht ein wichtiger Teil unserer Ernährung?

Nur wenn sie aus bestimmten Quellen stammen. Bei einer Untersuchung von Stammesgemeinschaften, etwa der Tsiname am Amazonas, stellte sich heraus, dass deren Ernährung einen Kohlenhydratanteil von rund 70 Prozent hat – aber der stammt fast vollständig aus Gemüse.

Das ist dann kein Problem für den Organismus, denn Gemüse enthält viele Ballaststoffe, was zu einer langsamen Verdauung führt und damit einen zu schnellen Anstieg des Blutzuckerspiegels im Körper verhindert.

In unseren modernen Gesellschaften stammen Kohlenhydrate dagegen meist aus Nahrung mit wenig Ballaststoffen und zu viel Zucker – sie verursachen heftige Schwankungen im Blutzucker- und Insulinspiegel, die zu Übergewicht und Diabetes Typ 2 beitragen können.

Eine strenge Low-Carb-Diät verlangt den Verzicht auf Brötchen, Nudeln und Süßwaren – und ist daher nicht einfach durchzuhalten.

Darauf müssen Diätwillige sich leider einstellen. Allerdings nehmen die meisten Menschen nur dann erfolgreich ab, wenn sie trotz des Verzichts Lebensfreude empfinden, wenn sie also satt und zufrieden sind. Sie müssen daher einen Weg finden, diese Freude mit der Low-Carb-Ernährung zu verknüpfen.

Wie kann das gelingen?

Indem Diäthaltende den Anteil der Kohlenhydrate in der Nahrung nicht starr begrenzen, sondern flexibel anpassen – also „Low Carb" gewissermaßen als „Flexi Carb" umsetzen. Wer sich wenig bewegt, bleibt in der Low-Carb-Stufe. Aber je aktiver eine Person wird, desto mehr Kohlenhydrate darf sie zu sich nehmen. Die meisten müssen ihre Ernährung dann gar nicht so sehr verändern. Oft reichen ein paar einfache Kniffe, um die Menge der Kohlenhydrate ausreichend zu reduzieren.

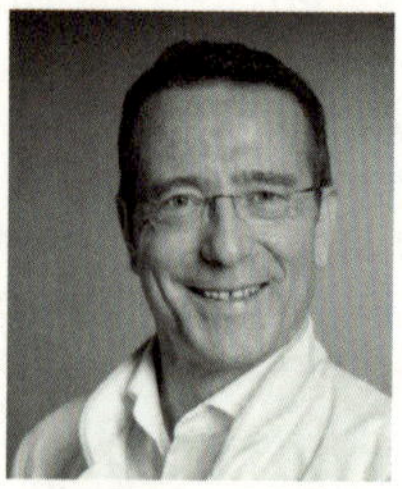

Dr. Matthias Riedl ist Facharzt in Hamburg und Vorstandsmitglied des Bundesverbands der Deutschen Ernährungsmediziner

Können Sie ein Beispiel nennen?

Bei vielen Menschen hilft es schon, wenn sie bei jedem Essen auf die richtige Reihenfolge achten: Zuerst sollten sie das Gemüse zu sich nehmen, danach das Fleisch. Wer dann erst am Ende der Mahlzeit zur kohlenhydratreichen Sättigungsbeilage kommt – Kartoffeln, Reis oder Nudeln –, der ist oft schon satt und isst nur noch wenig davon. Zum Schnitzel mit Gemüse genügen ohnehin ein oder zwei Kartoffeln.

Viele können sich nicht vorstellen, auf Süßes wie Schokolade oder Kekse zu verzichten.

Eine Low- oder Flexi-Carb-Ernährung bedeutet nicht, dass jeder Schokoriegel verboten ist. Aber meist gibt es bessere Alternativen. Statt Schokolade sind etwa Nüsse mit ihren hochwertigen Fetten sinnvoll, wenn man unterwegs ist. Oder ein Stück Käse. Jeder kann sich auf andere, nicht so häufig oder gern gegessene Lebensmittel einstellen, es dauert oft nur ein wenig. Dabei hilft der sogenannte *Mere-exposure*-Effekt.

Das bedeutet: Ich esse schlicht durch Gewöhnung gern das, was ich häufig esse. Eine Patientin an meiner Klinik etwa musste wegen einer Nahrungsmittelintoleranz zum Frühstück immer einen bestimmten Brei zu sich nehmen. Der war alles andere als schmackhaft – aber nach einem halben Jahr hatte sie sich daran gewöhnt und aß ihn gern. Wem bekannt ist, dass es diesen Effekt gibt, der wagt sich leichter an Neues heran – und wird es bald mögen.

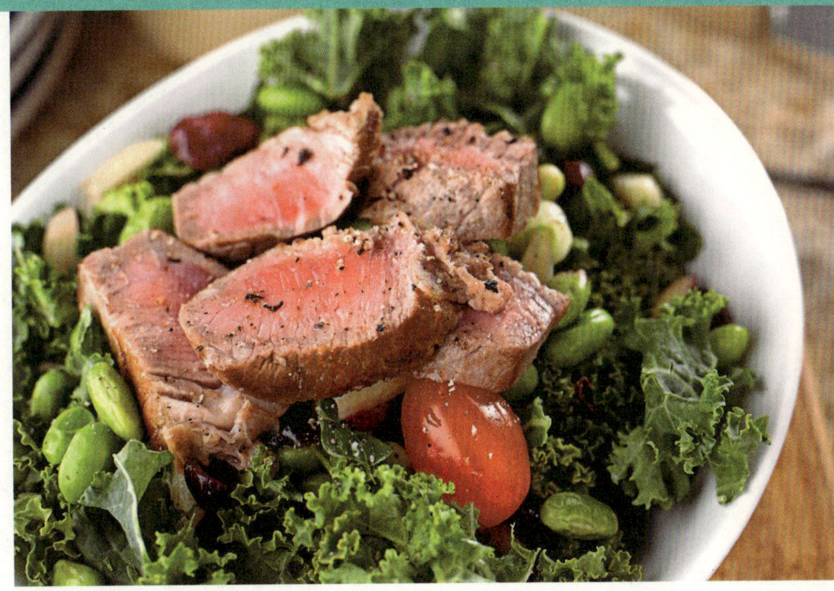

Heute setzen die meisten Low-Carb-Diäten nicht mehr so auf Fleisch wie die klassische Atkins-Diät – und Kohlenhydrate müssen nicht mehr penibel gezählt werden

Was sind typische Fehler, an denen Low-Carb-Diäten scheitern?

Viele Menschen wissen nicht genug über Nährstoffe. So enthalten beispielsweise Kartoffeln viel Stärke und treiben den Blutzuckerspiegel nach oben. Ein anderer häufiger Fehler ist, zu wenig Eiweiß zu den Mahlzeiten zu essen, also etwa nur fett und süß zu frühstücken.

Warum ist Eiweiß so wichtig für eine Low-Carb-Ernährung?

Zum einen hat unser Organismus einen natürlich vorgegebenen Proteinbedarf: In der Regel liegt er bei täglich 1 bis 1,2 Gramm pro Kilo Normalgewicht, bei Sportlern bei 1,8 Gramm. Als Faustregel sollte jede Hauptmahlzeit daher 25 bis 30 Gramm Eiweiß enthalten, was etwa 100 Gramm Putenfleisch entspricht. Zum anderen sättigt Eiweiß hervorragend. Essen Sie also ruhig zwei Eier zum Frühstück, die allein haben schon rund 14 Gramm Eiweiß – und halten länger vor als vier Scheiben Toast.

Ist es nicht ungesund, zu viele Eier zu essen?

Nein. Heute wissen wir, dass das Cholesterin im Ei nur geringen Einfluss auf die Menge des unerwünschten LDL-Cholesterins im Blut hat. Zwei Eier zum Frühstück sind kein Problem.

Die Deutsche Gesellschaft für Ernährung rät zu einer Ernährung mit einem Anteil von rund 50 Prozent Kohlenhydraten und 30 Prozent Fett. Sollten sich diese Empfehlungen ändern, damit mehr Eiweiß und Fette und weniger Kohlenhydrate auf den Speiseplan kommen?

Seit Kurzem rät die DGE zumindest nicht mehr explizit zu fettarmer Ernährung, sondern zur Auswahl der richtigen Fette. Ich glaube, dass sich Diäthaltende nur wenig Gedanken über Fett machen sollten – lediglich Transfette, also die gehärteten Fette etwa in Kartoffelchips oder Frittiertem sollten sie meiden. Ansonsten essen die meisten schon deshalb nicht zu viel Fett, weil ihnen davon übel würde. Wichtiger ist: genügend Eiweiß zu sich zu nehmen und viel Gemüse zu essen – das ist die Grundlage jeder gesunden Ernährung.

Viele Menschen verbinden Low-Carb-Diäten mit einer sehr fleischlastigen Ernährung.

Dieses Vorurteil ist überholt. Nur bei der klassischen Atkins-Diät – einer extremen Low-Carb-Ernährung – hatte Fleisch tatsächlich einen viel zu hohen Stellenwert. Dennoch war die Atkins-Diät zum Zeitpunkt ihrer Veröffentlichung vor 45 Jahren ein Schritt in die richtige Richtung. Wer sie befolgt, erreicht damit immer eine Gewichtsabnahme. Trotz des heute geringeren Fleischanteils der Diät muss aber niemand auf sein Schnitzel verzichten.

Oft ist zu lesen, Diäthaltende sollten nach 17 Uhr keine Kohlenhydrate mehr essen. Ist das sinnvoll?

Ja – für Diabetiker, weil es hilft, den Blutzuckerspiegel zu stabilisieren. Für die Gewichtsabnahme aber spielt es kaum eine Rolle, zu welcher Uhrzeit die Kohlenhydrate verzehrt werden. Vielleicht nehmen einige Menschen mit so einer Regel dennoch schneller ab, weil sie schlechte Gewohnheiten aufgeben und etwa abends auf die Chips vor dem TV-Gerät verzichten. Allerdings gilt auch: Wenn eine derart strikte Regelvorgabe ein- oder zweimal gebrochen wird, ist bei vielen die Gefahr groß, dass der Betreffende die Diät ganz aufgibt.

Profitieren Diabetiker besonders von einer Low-Carb-Ernährung?

Diabetes ist eine Kohlenhydratstoffwechselstörung, also sollten Diabetiker grundsätzlich möglichst wenig Kohlenhydrate zu sich nehmen. Ich empfehle auch hier den Flexi-Carb-Ansatz, also die Menge der Kohlenhydrate an das Ausmaß der Bewegung anzupassen. Wir können mittlerweile zeigen, dass Diabetes mit einer kohlenhydratarmen Ernährung sogar heilbar ist. Die Lösung ist im Prinzip einfach: Man muss nur zwei bis drei Mahlzeiten am Tag zu sich nehmen, statt ständig zu snacken, und diese Mahlzeiten müssen einen hohen Gemüse- und Eiweißanteil haben, dazu wenig Sättigungsbeilagen – und wenn schon, dann aus Vollkornprodukten. Wer all das befolgt, bei dem funktioniert das Abnehmen. Und auch die Insulinwerte verbessern sich.

Sie ernähren sich selbst auch so. Vermissen Sie nicht den Zucker?

Nein. Menschen reagieren von Natur aus eigentlich extrem empfindlich auf Süßes, und diese Sensibilität kehrt nach vier Wochen Zuckerverzicht langsam zurück. Ich habe heute mal wieder Schokolade gegessen, aber nach zwei Stückchen war mir das schon zu süß.

Meine Diät-Erfahrung

Es fühlte sich an wie ein **Drogenentzug**

Deniz Ince, 28, Mediator

An Neujahr 2016 verspürte ich plötzlich Schmerzen im rechten Fuß. In den Monaten zuvor hatte ich viel Fast Food und Süßigkeiten gegessen, mich kaum bewegt und saß eigentlich nur zu Hause. Damals wog ich 130 Kilogramm.

Der Arzt in der Notaufnahme diagnostizierte eine Gicht. Da hat es Klick gemacht bei mir: Wenn du dein Leben in Gesundheit genießen willst, musst du etwas verändern.

Ein guter Freund riet mir damals dazu, meinen Speiseplan auf eine „ketogene" Ernährungsweise umzustellen – also wie bei der Low-Carb-Diät möglichst wenig Kohlenhydrate wie etwa Nudeln oder Brot zu mir zu nehmen und stattdessen zu Nahrungsmitteln zu greifen, die gesunde Fette enthalten, etwa Nüsse oder Olivenöl.

Auf Nudeln oder Brot zu verzichten fiel mir nicht schwer. Aber praktisch keinen Zucker mehr zu essen fühlte sich nach etwa einer Woche an wie eine Art Drogenentzug. Ich hatte schlechte Laune, war gereizt und müde. Aber ich habe jede Woche mehrere Kilogramm abgenommen. Inzwischen weiß ich, dass auch mein Harnsäurespiegel – der auf die Schwere der Gicht hinweist – sank.

Heute esse ich tagsüber eine Kost, die viel gesunde Fette enthält und proteinreich ist: Eier, gerne auch Nüsse oder eine Avocado. Abends koche ich mit viel Gemüse oder brate mir ein Steak mit Bohnen. Inzwischen, anderthalb Jahre später, wiege ich nur noch 81 Kilo.

Ich bin nicht radikal: Ich gehe auch mal mit Freunden ein Eis essen oder ein Bier trinken. Aber alleine für mich habe ich das Bedürfnis kaum noch.

Dadurch, dass ich mich jetzt bewusster mit meinem Körper auseinandersetze, verbringe ich auch meine Freizeit anders: Ich treffe jetzt viel häufiger Leute, denen es genauso wichtig ist wie mir, sich gesund zu ernähren.

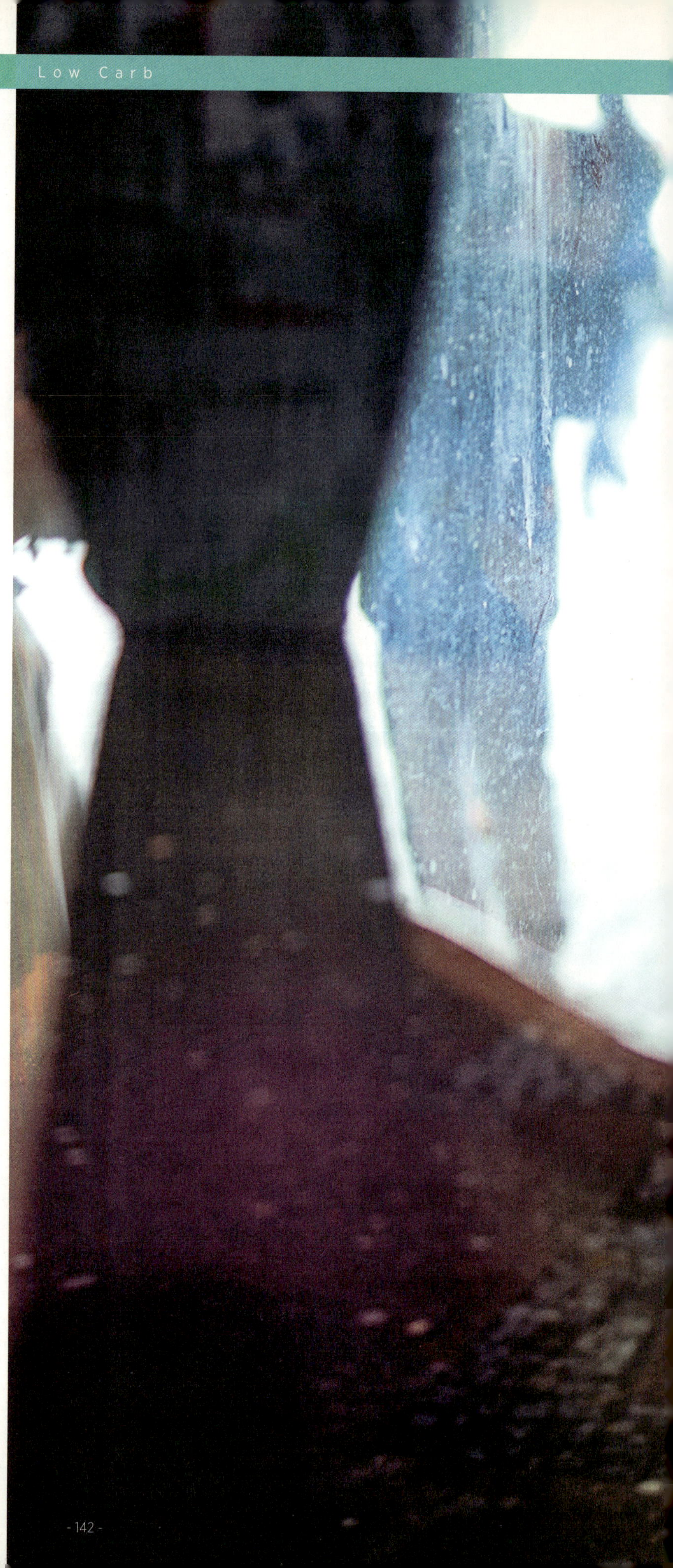

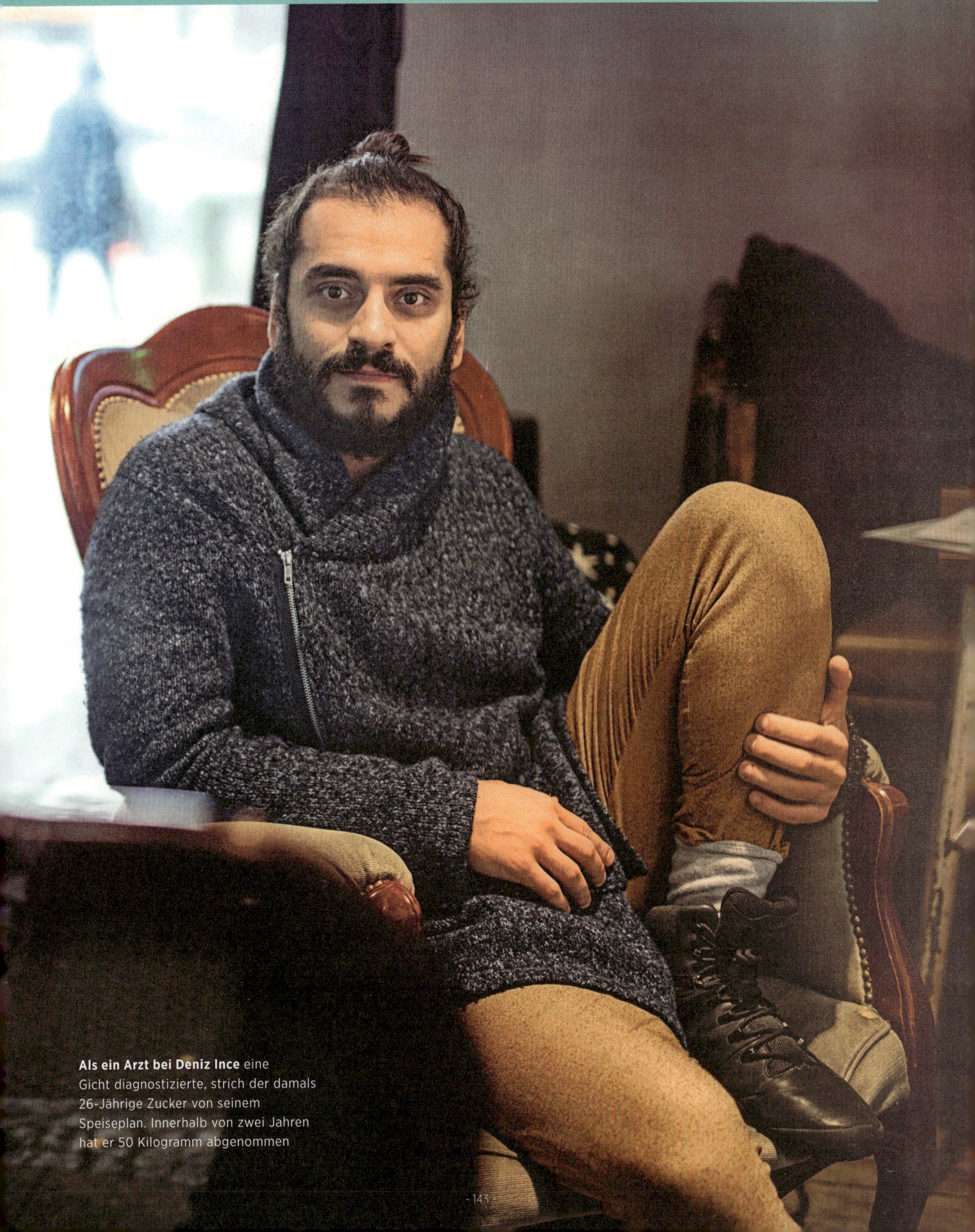

Als ein Arzt bei Deniz Ince eine Gicht diagnostizierte, strich der damals 26-Jährige Zucker von seinem Speiseplan. Innerhalb von zwei Jahren hat er 50 Kilogramm abgenommen

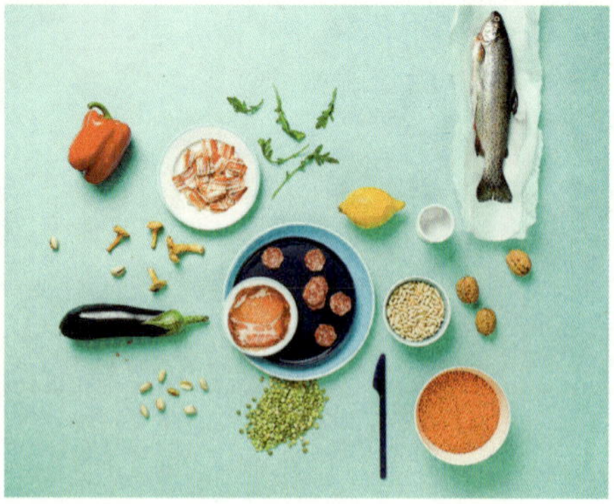

Grundsätzlich sind Low-Carb-Diäten für viele Menschen geeignet. Wer jedoch Nierenprobleme hat, sollte auf andere Art abnehmen

Bloß **kein Zucker**

Kohlenhydrate sind in vielen üblichen Nahrungsmitteln in großen Mengen enthalten, etwa in Müsli, Nudeln oder Brot. Wer sie reduziert, so das Low-Carb-Prinzip, soll an Gewicht verlieren, was zumeist auch gelingt. Denn Eiweiß, Fett und Ballaststoffe sättigen deutlich effektiver – und vermögen so die Kalorienaufnahme zu reduzieren. Zudem kurbelt der Mangel an Zucker die körpereigene Fettverbrennung an. Im Detail aber unterscheiden sich die einzelnen Diäten beträchtlich

	Dukan-Diät	Flexi-Carb
Was wird gegessen?	Proteinreiche, kohlenhydrat- und fettarme Kost, Fokus auf **tierischen Proteinen** (Fleisch, Fisch). Von 72 gelisteten proteinreichen Lebensmitteln darf beliebig viel gegessen werden. Zur Nahrung soll man zwei Liter **Flüssigkeit** (z. B. Wasser, ungesüßte Tees, Softdrinks mit Süßstoff) am Tag trinken. Die Diät besteht aus vier Phasen.	Die Menge der Kohlenhydrate und Kalorien variiert je nach Lebensstil in drei Stufen: Carb100, Carb150 oder Carb200. Die Zahl hinter dem Wort ist die erlaubte Kohlenhydratmenge in Gramm pro Tag. Speisen mit niedriger Energiedichte, hoher **Nährstoffdichte** und geringem Verarbeitungsgrad werden bevorzugt.
Was wird versprochen?	Sättigung und **Kalorienverbrennung** durch Proteinkost. Die ersten zehn Tage bieten eine Blitzdiät, in der Aufbauphase danach (jeder zweite Tag Protein in Kombination mit Gemüse) soll **ein Kilo** pro Woche abgenommen werden. Anschließend längere Stabilisierungs- und schließlich Erhaltungsphase mit zuletzt einem Diät-Tag pro Woche.	Die Carb100-Stufe soll schlank und gesund machen. Der eigentliche **Kohlenhydratbedarf** des Körpers liegt laut Konzept bei null Gramm – die benötigte Glukosemenge stelle der Organismus aus Eiweiß her. Das Kochbuch zum Konzept beschreibt eine moderne **mediterrane Kost**, von der man essen darf, bis man satt ist.
Was kann sie wirklich?	Anfänglich ist bei dieser - nach einem französischen Arzt benannten – Diät eine Gewichtsreduktion zu erwarten. Nach Beendigung der vier Phasen ist der **Jo-Jo-Effekt** äußerst wahrscheinlich. Der Proteinanteil ist zu hoch, belastet die Nieren und kann zu Gicht führen. Die Kostform ist **unausgewogen** und auf Dauer nicht umsetzbar.	Sehr kompliziertes Verfahren durch die Kombination von Kohlenhydrate- und Kalorienzählen unter Beachtung der mediterranen Küche (zudem ist pro Stunde Sport eine Extraportion Kohlenhydrate erlaubt). Individuell ist das Konzept **schwer umzusetzen** und daher wenig alltagstauglich! Wer das aber schafft, verliert Gewicht.
Fazit	+ Klare und **einfache** Regeln. Eiweißreiche Lebensmittel haben sättigende Wirkung. – Vor allem tierische Produkte; Diäterfolge meist nur von kurzer Dauer; **einseitige Ernährungsweise**; kann bei dauerhafter Durchführung die Nieren belasten. *bedingt empfehlenswert*	+ Eine abwechslungsreiche Kost mit vielen Rezeptideen; **durchdachtes Konzept**. – Für die meisten Menschen viel zu **kompliziert**. Die rigiden Regeln und das Kohlenhydrate- sowie Kalorienzählen erhöhen die Abbruchquote. *bedingt empfehlenswert*

LOGI	Low Carb High Fat	Neue Atkins-Diät	Neue Glyx-Diät
Gemüse und Obst, die wenig Kohlenhydrate enthalten, kombiniert mit hochwertigen Fetten (etwa aus Oliven- und Rapsöl). Dazu viel eiweißreiche Nahrung: **fettarmes Fleisch**, Milchprodukte, Fisch, Eier, Nüsse, Hülsenfrüchte. Vollkornprodukte, Kartoffeln und Nudeln in Maßen. Selten Weißmehlprodukte sowie Süßigkeiten.	Kohlenhydrate werden reduziert, auf Zucker, Getreide und ungesunde Saatenöle wird verzichtet. **Industriell** verarbeitete Lebensmittel werden vermieden. Gegessen werden – nur bei Hunger – vor allem tierisches Eiweiß und gesättigte Fette. Bestenfalls ein bis zwei Mahlzeiten, keine Snacks. Auswahl nach einer **Lebensmittel-Ampel**.	Während der ersten zwei Wochen sind fast **nur Fleisch, Fisch und Eier** erlaubt. Dazu 20 Gramm Kohlenhydrate aus Gemüsen wie Paprika oder Gurke; nach 14 Tagen kann man den Anteil langsam steigern, etwa durch Spargel. Ist das Wunschgewicht erreicht, sind pro Tag **90 Gramm** Kohlenhydrate erlaubt.	Man startet mit zwei oder drei Suppentagen, dann folgen sieben Tage mit **drei Mahlzeiten,** etwa Pute oder Zucchini: viel Eiweiß, wenig Kohlenhydrate und Fett. Täglich maximal **1000 Kilokalorien**. Danach Lebensmittel mit niedrigem „Glykämischen Index" („Glyx"), die den Blutzucker langsam steigen lassen, wie Vollkornbrot oder Hülsenfrüchte.
LOGI steht für „Low Glycemic and Insulinemic": Das Programm soll beim Anwender die Blutzucker- und **Insulinwerte** sinken lassen. Lebensmittel werden daher nach ihrer Blutzuckerwirkung ausgewählt. Ein konstant niedriger Blutzuckerwert fördere die **Fettverbrennung**. Die eiweißreiche und kohlenhydratreduzierte Kost sättige zudem gut.	Die Diät soll von Kohlenhydraten entwöhnen – die anstelle von Fett als „Feind" identifiziert werden. Das Konzept soll zu mehr Energie, Gewichtsverlust, besseren Blutwerten, höherer **Konzentrationsfähigkeit** und einem besseren Schlaf führen – und das ohne Hunger oder gar Heißhunger.	Fett- und eiweißreiche Gerichte dürfen **ohne Einschränkung** gegessen werden, die Energieaufnahme wird nicht reduziert. Durch den fast vollständigen Verzicht auf Kohlenhydrate steigt der Insulinspiegel nicht so stark – die Voraussetzung für den **Abbau von Fettreserven**. Die Diät unterbinde zudem den Heißhunger.	Lebensmittel mit hohem Glyx bewirkten einen Blutzuckeranstieg und damit eine hohe Insulinausschüttung. Solange **Insulin** im Blut sei, könne kein Fett abgebaut werden – ein Abnehmen werde verhindert. Ein niedriger Glyx soll den Blutzuckerspiegel konstant halten und Heißhungerattacken vorbeugen. Die eiweißreiche Kost mache satt.
Es kommt selten zu den gefürchteten Heißhungerattacken, Zwischenmahlzeiten sind daher unwahrscheinlich. Das fördert die **Fettverbrennung**. Dank des Wassergehalts im Gemüse und Obst ist die Kalorienzahl gering. Daher ist die Energiebilanz des Körpers zumeist negativ, man verliert an Gewicht.	Eine kohlenhydratreduzierte Ernährung führt im Vergleich zu anderen **Makro-Nährstoff**-Zusammensetzungen anfänglich zu einer besseren Gewichtsabnahme; über die Zeit nimmt der Effekt jedoch ab. Es gibt keinen Grund, auf Zucker und Getreide vollständig zu verzichten.	Viel fette Nahrung erzeugt beim Essenden Widerwillen, deshalb nimmt er weniger zu sich, **das Gewicht sinkt**. Die aufgenommene KH-Menge ist anfangs so gering, dass sich der Organismus zur Energiegewinnung auf einen speziellen Stoffwechsel (die sogenannte **Ketose**) umstellt, der auch bei Hungernden auftritt.	Der **Glykämische Index** gibt an, wie sehr der Blutzucker steigt, wenn kohlenhydrathaltige Lebensmittel gegessen werden. Der Blutzuckeranstieg ist einer von mehreren Indikatoren für das Ausmaß der Insulinausschüttung. Ein niedriger Glyx hilft, den **Blutzuckerspiegel** konstant zu halten – das reduziert in der Tat Appetitanfälle.
+ Die Diät ist alltagstauglich, mit viel Raum für persönliche Vorlieben. LOGI ist als **abwechslungsreiche Dauerkost** geeignet – die vielseitigen Rezepte sorgen für eine gute Nährstoffzufuhr und hohe Fettqualität. – Brot, Nudeln und Co. kommen je nach Variante selten auf den Tisch. Für Kohlenhydratliebhaber bedeutet das eine nicht immer einfache Umstellung. *bedingt empfehlenswert*	+ Eiweißreiche Lebensmittel **sättigen gut**. – Sehr einseitige, unausgewogene Ernährung; viel zu hohe Fettzufuhr; diverse Verbote werden ausgesprochen, was die **Abbruchquote** erhöht; nicht auf Dauer geeignet. *bedingt empfehlenswert*	+ Keine Einschränkung der Speisenmenge, hoher Eiweißgehalt **macht schnell satt**. Vitaminarme Lebensmittel wie Weißmehlprodukte fallen weg. – Besonders in den Anfangsphasen eine sehr einseitige Diät, daher schwer durchzuhalten. Gefahr einer **unzureichenden Versorgung** etwa mit Vitaminen und Ballaststoffen. *bedingt empfehlenswert*	+ Die abwechslungsreiche Kost mit viel Obst und Gemüse ist als **dauerhafte Ernährungsweise** geeignet. Eine Diät mit niedrigem Glyx und erhöhtem Eiweißanteil hilft, den Jo-Jo-Effekt zu vermeiden. – Der Glyx ist **kompliziert**: Weiche Spaghetti etwa haben einen höheren Index als al dente gekochte. Isst man z. B. ein Stück Lachs dazu, sinkt der Index wieder. Anfangs muss mit Listen gearbeitet werden. *bedingt empfehlenswert*

	Paleo/Steinzeitdiät	South Beach	20:80-Prinzip
Was wird gegessen?	Bis zu 425 Gramm mageres **Fleisch oder Fisch** täglich – also im Sinne der Steinzeitjäger etwas „Gejagtes“. Dazu bis zu 850 Gramm „Sammlerkost“ wie Obst, **Gemüse** und Salat (im Verhältnis 2:1 zu Fleisch/Fisch). Getreide, Kartoffeln und Bohnen kommen nicht auf den Tisch, Milchprodukte je nach Konzept gar nicht oder sehr selten.	Zu Beginn zwei Wochen keine Nudeln, Kartoffeln, kein Reis, Brot, nichts Süßes, kein Obst. Ab **Woche drei** ist all das wieder erlaubt – doch Kohlenhydratreiches wie Reis oder Kartoffeln darf nicht Hauptnahrungsmittel sein. Zum Frühstück gibt es nun beispielsweise Omelett mit Speck und Oliven. **Zwischenmahlzeiten** sind Pflicht.	Die Zahlen 20:80 bedeuten: 20 % des **Verhaltens** ändern und 80 % der Essgewohnheiten beibehalten. Gegessen werden drei kohlenhydratreduzierte, eiweißbetonte Mahlzeiten pro Tag mit **20 % Kohlenhydraten** sowie hochwertigen Ölen und Fetten, dazu Fleisch, Fisch, Eier, Milchprodukte und Hülsenfrüchte sowie 50 % Gemüse.
Was wird versprochen?	Bei unseren steinzeitlichen Vorfahren, **Jägern und Sammlern**, sei Übergewicht unbekannt gewesen – es sei erst mit der Umstellung auf **Landwirtschaft** entstanden (also auf kohlenhydratreiche Nahrung wie Getreide zurückzuführen). Paleo setzt auf Ernährung von einst und soll Übergewicht sowie Stoffwechselstörungen vorbeugen.	Bestimmte Kohlenhydrate (mit hoher Blutzuckerwirkung) werden reduziert, **Heißhungeranfälle** so vermieden. Eine Gewichtsreduktion von bis zu sechs Kilo in zwei Wochen sei möglich, ohne zu hungern. Die zweite Phase mit etwas **mehr Kohlenhydraten** soll dann bis zum Erreichen des Wunschgewichts fortgeführt werden.	Die Verteilung der **Hauptnährstoffe** (u. a. 20 bis 35 Gramm Eiweiß pro Mahlzeit) soll eine langsame, gezielte und individuelle Gewichtsreduktion ermöglichen. Die Empfehlungen richten sich nach fünf definierten **Esstypen**, wobei das satt machende Eiweiß der Schlüssel zum Erfolg ist. Hungern soll in jedem Fall vermieden werden.
Was kann sie wirklich?	Das Konzept funktioniert nur, wenn die Abnehmwilligen ihre tägliche Kalorienaufnahme konsequent und nachhaltig reduzieren. Die Theorie selbst ist Unsinn, denn eine **einheitliche „Steinzeitkost“** hat es nie gegeben (immerhin erstreckte sich die Steinzeit über mehr als zweieinhalb Millionen Jahre und unterschiedliche Regionen).	Das deutliche Minus an Kohlenhydraten kann ein Energiedefizit bewirken, doch wie hoch der **Gewichtsverlust** ausfällt, hängt – wie immer – auch von individuellen Faktoren ab. Die nach dem Konzept zusammengestellten Mahlzeiten lassen den Blutzuckerspiegel langsam ansteigen und sinken, **machen satt**; Heißhunger wird so reduziert.	Durch kleine individuelle und alltagstaugliche **Veränderungen** lässt sich dauerhaft die Ernährung umstellen, auch wenn das zugrundeliegende Konzept der Esstypen fraglich ist. Lebenslang umgesetzt kann dies zu einer deutlichen und dauerhaften Gewichtsabnahme führen. Es werden **realistische Ziele** vorgegeben.
Fazit	+ Ein Konzept für **Fleischliebhaber**. Die eiweißreiche Kost sättigt und wirkt mit ihrer Auswahl an Kohlenhydraten günstig auf den Insulinspiegel; damit kann ein Gewichtsverlust erreicht werden. – **Milch** und Milchprodukte sind weitgehend verboten – damit entfällt eine wichtige Kalzium-Quelle. Und der völlige **Verzicht auf Getreideprodukte** schränkt die Nahrungsvielfalt unnötig ein. *bedingt empfehlenswert*	+ Die Auswahl der erlaubten Fette erfolgt in Anlehnung an die **Mittelmeerdiät**: Fische, Nüsse, Oliven- und Rapsöl enthalten viele gesunde ungesättigte Fettsäuren. – Die erste Phase sollte nicht länger als zwei Wochen dauern, da Nährstoffmangel droht. Die obligatorischen Zwischenmahlzeiten sind wissenschaftlich nicht nachvollziehbar. **Kochaufwand** von 90 bis 120 Minuten täglich. *bedingt empfehlenswert*	+ Die Diät erfordert keine radikale Veränderung der Ernährung, sie ist gut und dauerhaft durchführbar. Da der Schwerpunkt auf den individuellen Vorlieben der Anwender liegt, ist die Diät zudem **alltagstauglich**. – Die Kost enthält viel tierisches Eiweiß; eine **proteinbetonte** Kost ist nicht für alle Menschen geeignet. • *bedingt empfehlenswert*

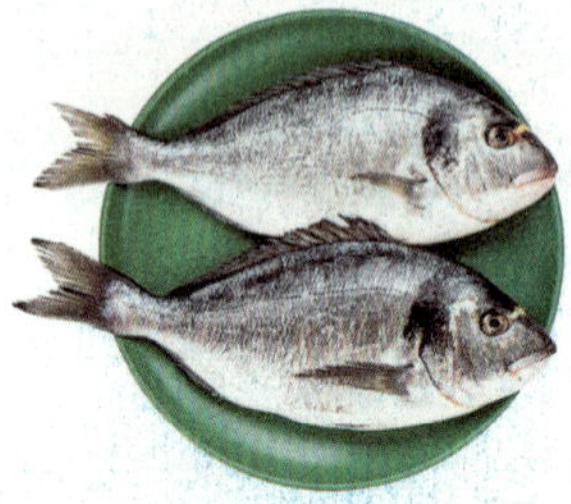

Schon in der ursprünglichen Atkins-Diät spielte Fisch als Eiweißquelle eine wichtige Rolle – und tut es bis heute in fast allen Low-Carb-Diäten

Nicht nur die **Menge** an Kohlenhydraten ist entscheidend, sondern auch, in welcher **Form** wir sie verzehren

Weshalb Diäten **scheitern**

Viele Abnehmwillige brechen ihre Diätprogramme schon nach kurzer Zeit wieder ab und werden rückfällig. **Wie hat man Erfolg?**

Text: Ute Eberle

Wenn der kanadische Diät-Experte Yoni Freedhoff mit adipösen Patienten in seiner Klinik beratschlagt, wie sie ihr Gewicht reduzieren können, holt er oft seinen Rezeptblock hervor und verschreibt ihnen Dinge, die in ihrem Ernährungsplan keinesfalls fehlen sollten. Das kann Schokolade sein. Oder Eiscreme. Oder eine Packung Kekse.

Freedhoff meint das ernst.

Jahrelang hat er stark übergewichtige Klienten betreut – und festgestellt: Wenn jemand langfristig ein gesundes, reduziertes Gewicht erreichen will, ist es überaus wichtig, dass er sich ab und zu Ess-Sünden erlaubt.

In Deutschland hat Umfragen zufolge jede zweite Frau und etwa jeder vierte Mann bereits eine Diät ausprobiert. Und vier von fünf Frauen haben mindestens einmal eine Schlankheitskur wieder abgebrochen.

Schlägt eine Diät fehl, liegt das zuweilen daran, dass die Biologie des Körpers das Abnehmen erschwert (siehe Seite 36) – aber häufig auch an Fehlern, die Abnehmwillige begehen.

Viele Menschen verbauen sich den Weg zum Erfolg dadurch, dass sie sich unrealistische Ziele setzen – etwa, in sechs Wochen 15 Kilo zu verlieren. Zeichnet sich ab, dass dies nicht zu schaffen ist, schwindet die Motivation. Und der Betreffende beginnt oft aus Frust, umso mehr zu essen; denn nun ist es ja ohnehin egal, so der Gedanke.

Andere scheitern an Diätplänen, die keinerlei Platz für Genuss lassen oder schlicht nicht zur Lebenssituation passen: weil die Pläne beispielsweise verlangen, dass allabendlich Verzicht geübt wird, während sich der Rest der Familie an einen reich gedeckten Abendbrottisch setzt.

Die meisten halten eine solche Situation nicht lange durch – und das hat nichts mit Schwäche zu tun.

Vielmehr haben Forscher in zahlreichen Studien nachgewiesen, dass Disziplin für jeden von uns eine begrenzte Größe ist. Sie ist buchstäblich eine Kraft, die sich erschöpft und wieder neu getankt werden muss.

Und da ein Mensch im Durchschnitt am Tag mehr als 200 Entscheidungen zum Thema Essen trifft, verlangen sehr viele dieser Entschlüsse während einer Diät eine enorme Willensstärke – was die mentalen Reserven früher oder später schlicht erschöpft. Ist der Betreffende noch dazu müde oder gestresst, greift er irgendwann fast automatisch zum Schokoriegel statt zum Möhrensnack.

Nur wenn Regeln zum Alltag passen, kann man sie langfristig befolgen.

Das Abnehmvorhaben sollte zudem über möglichst präzise Schritte umgesetzt werden. Der Diätwillige sollte sich nicht vage vornehmen, „gesünder zu essen" und „mehr Sport zu treiben", sondern sich ein konkretes Ziel setzen. Etwa: „Ich werde jeden Abend 20 Minuten spazieren gehen – unabhängig vom Wetter."

Oder: „Ich will nichts in den Einkaufswagen legen, ohne auf dem Etikett nachzusehen, was an Kalorien und Nährstoffen darin enthalten ist" – um so bewusst zu entscheiden, wie viel Eiscreme oder Kuchen tatsächlich notwendig sind, um glücklich zu sein.

Stets sollte man sich fragen: Sind die Kalorien die Sache wert?

Die Antwort kann dann durchaus auch einmal „ja" lauten.

Wissenschaftlich belegt ist, dass bereits kleine Tricks helfen, weniger zu essen. So fühlen Menschen sich schneller satt, wenn sie eine Portion von einem kleinen Teller verspeisen (der gefüllter aussieht). Und sie lassen sich weniger leicht von Leckerbissen verleiten, wenn sie ein paar Schritte dafür gehen müssen, wenn also die Keksdose im Keller steht. Oder besser noch: kein Gebäck im Haus greifbar ist.

Vielen Menschen hilft es zudem, wenn sie Ansporn von außen bekommen, etwa bei Gruppentreffen mit anderen Diäthaltenden. Oder wenn sie ein Esstagebuch führen und sich so Rechenschaft ablegen. Zudem achten viele Menschen, die nachhaltig ihr neues Gewicht halten, auf regelmäßige Bewegung; empfehlenswert ist eine Stunde pro Tag. Manche gehen spazieren, andere setzen sich auf ihr Fahrrad oder gehen ins Fitness-Center.

Viele Studien zeigen, dass es ohne regelmäßige körperliche Aktivität keine dauerhafte Gewichtsreduktion geben kann. Bewegung allein reicht zwar nicht aus zum Abnehmen, aber sie verhindert, dass Diäthaltende die verlorenen Pfunde hinterher wieder zulegen (siehe Seite 116).

Auch achten erfolgreiche Langzeitabnehmer darauf, regelmäßig zu essen, meist drei Haupt- und zwei kleine Zwischenmahlzeiten. Sie neigen nicht dazu, sich bei besonderen Anlässen anders zu ernähren als im Alltag, sie kochen die meisten Mahlzeiten selber – und sie kontrollieren mindestens einmal pro Woche ihr Gewicht.

Zu ihrem Erfolg trägt sicher auch bei, dass sie vergleichsweise wenig Zeit vor dem TV-Gerät verbringen.

Wichtig ist aber vor allem, dass die Lust am Alltag bleibt, so Diät-Experte Yoni Freedhoff: „Macht das Leben keinen Spaß, während man abnimmt, nimmt man fast sicher wieder zu." •

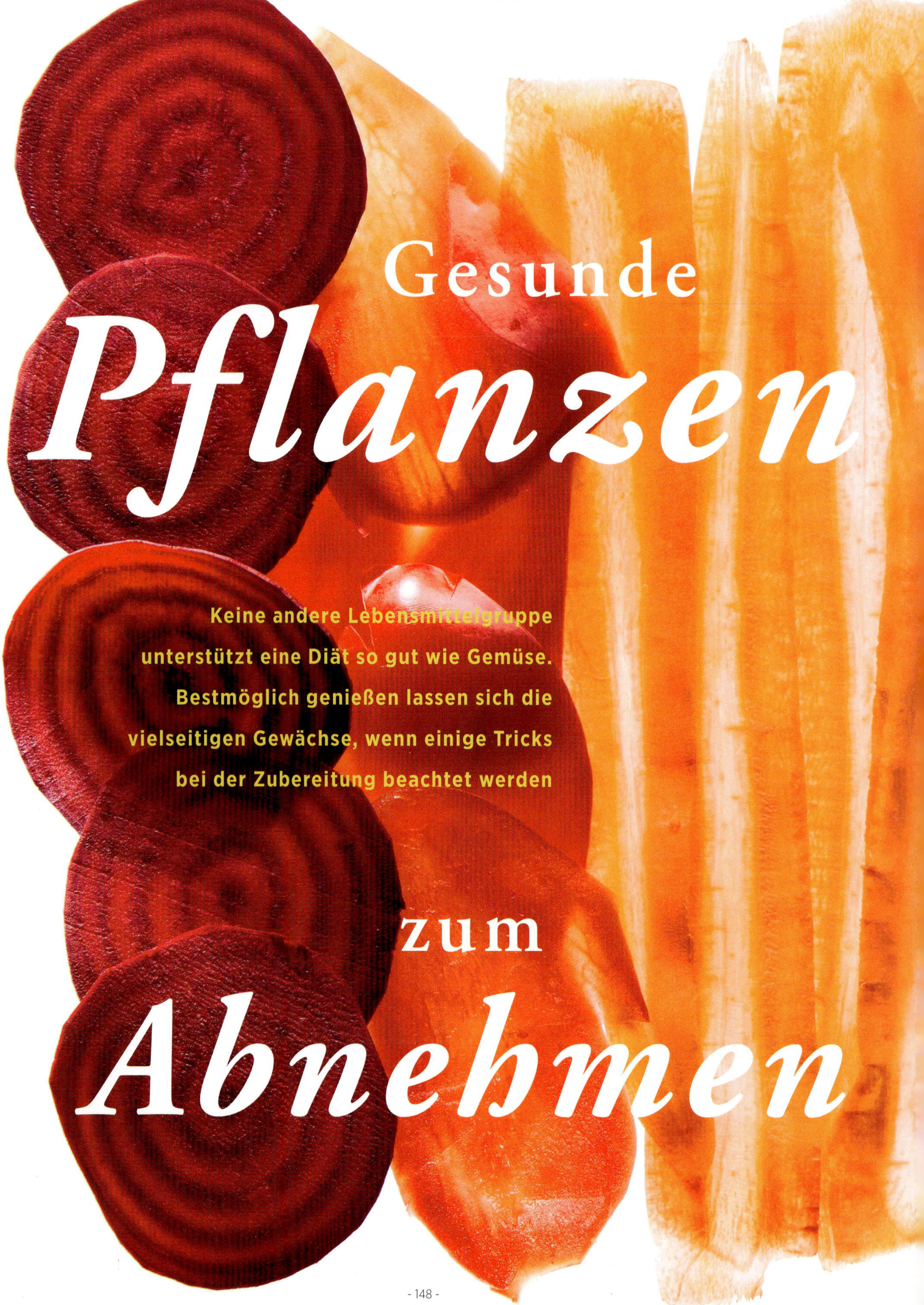

Gesunde *Pflanzen* zum *Abnehmen*

Keine andere Lebensmittelgruppe unterstützt eine Diät so gut wie Gemüse. Bestmöglich genießen lassen sich die vielseitigen Gewächse, wenn einige Tricks bei der Zubereitung beachtet werden

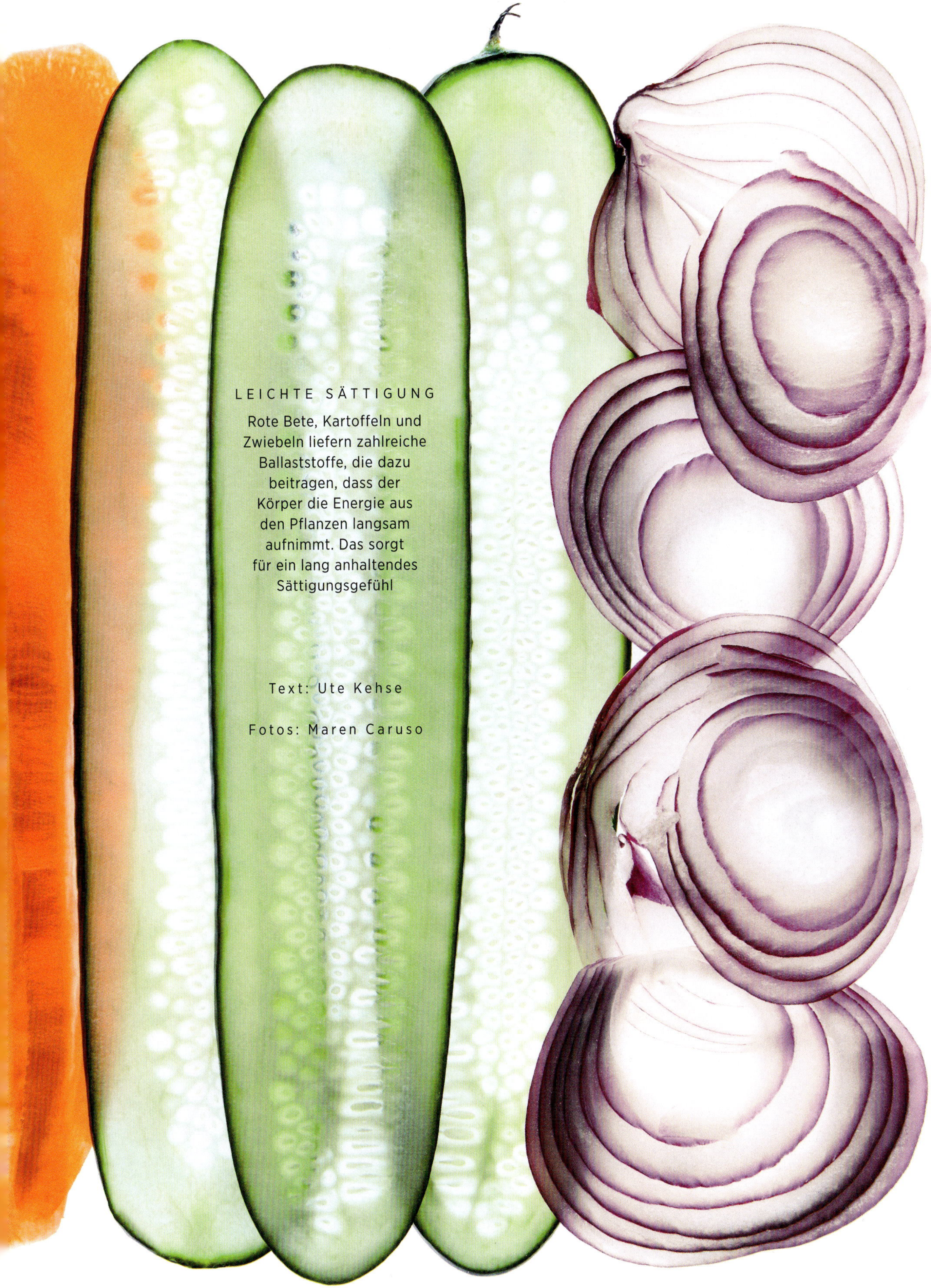

LEICHTE SÄTTIGUNG

Rote Bete, Kartoffeln und Zwiebeln liefern zahlreiche Ballaststoffe, die dazu beitragen, dass der Körper die Energie aus den Pflanzen langsam aufnimmt. Das sorgt für ein lang anhaltendes Sättigungsgefühl

Text: Ute Kehse

Fotos: Maren Caruso

Low Carb oder Trennkost, Low Fat oder Brigitte-Diät – in praktisch allen anerkannten Konzepten zum Abnehmen spielt Gemüse die Hauptrolle. Und das aus gutem Grund. Denn pflanzliche Kost hat vergleichsweise wenige Kalorien, füllt aber dank ihres großen Volumens dennoch den Magen, macht also satt.

Experten sprechen von einer „geringen Energiedichte“: Gemüse kann in größeren Mengen gegessen werden, ohne dass der Abnehmerfolg gefährdet ist. Auch hilft es dabei, das Gewicht nach einer Diät zu stabilisieren.

Zudem ist die pflanzliche Nahrung gesund: Von der Artischocke bis zur Zucchini enthalten die essbaren Teile aller Gemüsepflanzen zahlreiche Vitamine und Mineralstoffe, die für den menschlichen Organismus unverzichtbar sind. Darüber hinaus sind viele Gemüsearten hervorragende Ballaststoffquellen – der Körper nimmt die Energie aus diesen Pflanzen vergleichsweise langsam und stetig auf, die Sättigung hält länger an.

Die vielfältigen Knollen, Samen, Früchte, Stängel, Stiele und Blüten enthalten überdies sogenannte sekundäre Pflanzenstoffe. Die färben Blüten und Blätter, sollen Feinde abwehren und Bestäuber-Insekten anlocken. Den Substanzen – etwa Carotinoide, Flavonoide und Polyphenole – wird eine positive Wirkung auf den menschlichen Körper zugeschrieben: Sie senken den Blutdruck und den Cholesterinwert, hemmen Entzündungen oder regen das Immunsystem an.

Trotz dieser Vorteile essen die meisten von uns immer noch zu wenig Gemüse – was auch daran liegt, dass insbesondere Kohl, Rüben und Hülsenfrüchte wegen ihres zuweilen penetranten Geruchs und der blähenden Wirkung von vielen abgelehnt werden.

Zudem schmeckt es manchmal etwas bitter, auch das ist auf die sekundären Pflanzenstoffe zurückzuführen.

Die stechenden, erdigen, bitteren oder scharfen Aromen, die typisch sind für viele Gemüsearten, sollen gerade nicht zum Essen verlocken, sondern Fressfeinde davon abhalten.

Anders als tierische Zellen haben Pflanzenzellen zudem sehr feste Wände, gebildet aus langen, faserartigen Makromolekülen wie etwa Zellulose oder Pektinen.

Es braucht daher ein paar Tricks, um Gemüse schmackhaft zuzubereiten. Dabei geht es unter anderem darum, das feste Fasergerüst weicher und leichter bekömmlich zu machen.

Außerdem versuchen Köche, die Aromastoffe, Vitamine und Farbstoffe zu erschließen, die in der Zelle eingeschlossen sind, sowie jene in den Zellmembranen enthaltenen Enzyme an- oder abzuschalten, die Einfluss haben auf den Geschmack oder die Farbe eines Gemüses.

Viele Spitzenköche betonen, dass die essbaren Pflanzen ungeahnte Geschmackserlebnisse und Abwechslung bieten. Tatsächlich ist Gemüse extrem vielfältig: Es lässt sich kochen, dämpfen oder dünsten, braten oder schmoren, räuchern, grillen oder rösten. Geschmack und Aussehen variieren dann je nach Zubereitungsart.

Damit die komplexen Aromen optimal zur Geltung kommen, sollten einige Grundregeln beherzigt werden.

Schneiden: Verletzt eine Messerklinge die Pflanzenzellen, kommt es zu Reaktionen vieler verschiedener Bestandteile. Wenn etwa die Zellmembranen einer Zwiebel zerstört werden, spalten deren Enzyme sogenannte Senföl-Glycoside auf. Als Folge entstehen eine schwefelhaltige, stechend riechende Verbindung und Zucker. Die Aromaverbindung soll eigentlich Fressfeinde abschrecken, treibt aber auch Menschen die Tränen in die Augen. Das zuckerhaltige Spaltprodukt macht Zwiebelgerichte hingegen süßer.

Mit diesem Wissen lässt sich der Geschmack von Zwiebeln gezielt steuern: Je kleiner man sie hackt, desto kräftiger bestimmt ihr Aroma das damit zubereitete Gericht (das Gleiche gilt für Knoblauch). Schneidet man die Zwiebel dagegen mit einem scharfen Messer in Scheiben, wird ihr Aroma bei Gerichten wie einer Zwiebelsuppe nicht zu dominant. Und gart man so geschnittene Zwiebeln langsam, statt sie scharf anzubraten, schmecken sie später süßer; denn die Enzyme setzen so lange Zuckerverbindungen frei, bis sie beim Garen mit hohen Temperaturen deaktiviert werden.

Kochen: Zwar lassen sich Gemüse zumeist auch roh genießen, aber das Garen hat viele Vorteile: Die festen Fasern in den Zellwänden werden aufgeweicht, manche Bitterstoffe zersetzt. Stattdessen entstehen andere schmackhafte Aromen, und häufig wird das Gemüse süßer. Generell gilt: Hohe Temperaturen und kurze Garzeiten bringen die besten Ergebnisse.

Das Kochen in größeren Mengen Wasser ist meist eine weniger geeignete Garmethode – selbst für Spargel, der oft immer noch so zubereitet wird. Denn Gemüse verliert dabei schnell

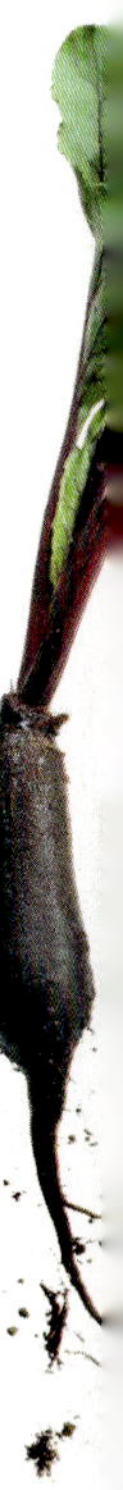

sein Aroma, auch viele Vitamine verteilen sich im Kochwasser. Zudem besteht die Gefahr, dass die Fasern der Zellwände an manchen Stellen zerstört werden, sich die Zellen schließlich voneinander trennen und das Gemüse zu einem weichen Brei zerkocht.

Die Zugabe von Salz und Zucker zum Kochwasser kann das Aroma wiederum verbessern: Zum einen entziehen die beiden Substanzen dem Gemüse Wasser, wodurch der Geschmack intensiver in den Vordergrund tritt. Zum anderen verkürzt Salz die Kochzeit. Das Gemüse wird schneller weich, der Aromaverlust verringert sich.

Der Geschmack von Spargel lässt sich außerdem intensivieren, wenn er in Wasser gegart wird, in dem zuvor die Schalen ausgekocht wurden.

Farbe und Festigkeit des Gemüses lassen sich beim Garen durch bestimmte Zugaben beeinflussen. So erhöht eine Prise Haushaltsnatron den pH-Wert des Wassers – was die Kochzeit verringert. Bohnen und Erbsen werden so schneller weich, behalten aber ihre leuchtend grüne Farbe.

Die essbaren Pflanzen eröffnen ein ***unbekanntes Universum der Geschmackserlebnisse***

In einem säuerlichen Milieu, etwa einer Tomatensuppe, bleibt die äußere Schicht von rohem Gemüse dagegen länger fest. Geeignet ist ein solches Milieu daher etwa für Wurzelgemüse wie Möhren, Pastinaken oder Knollensellerie, die einen gewissen Biss behalten sollen. Grüne Gemüsesorten verlieren allerdings in einer sauren Umgebung schneller ihre Farbe und werden grau.

Weil gekochtes Gemüse rasch Wasser verliert und schrumpelt, ist es sinnvoll, vor dem Servieren etwas Butter oder Öl darüberzugeben.

Blanchieren: Soll ein Gericht möglichst knackiges Gemüse in kräftiger Farbgebung enthalten, empfiehlt es sich, dieses kurz auf eine Temperatur

GESUNDE FARBE

Die roten Inhaltsstoffe etwa von Rüben sind höchst bekömmlich: Sie hemmen Entzündungen, beugen bestimmten Krebsarten vor und vermögen Schmerz zu lindern

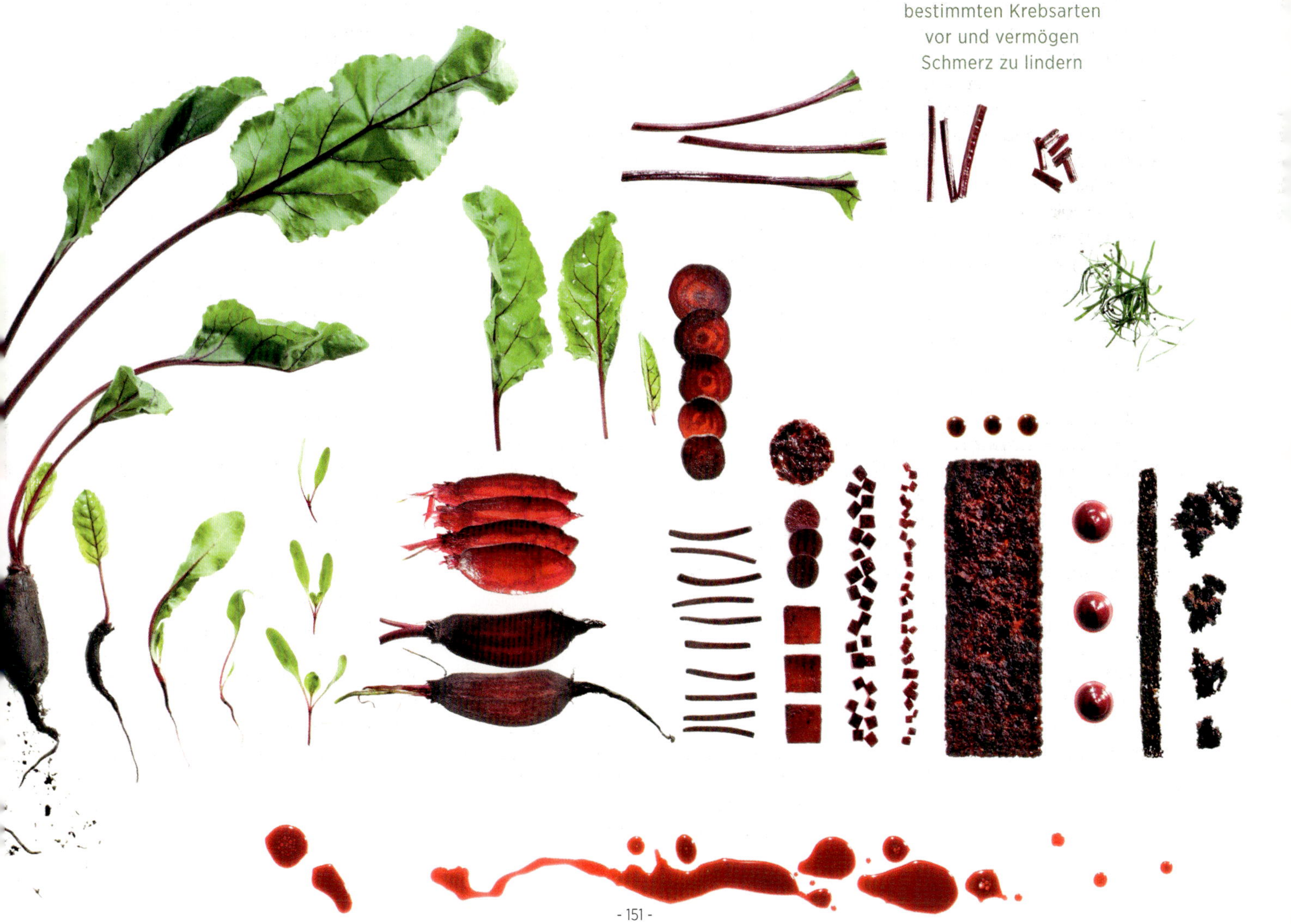

VON NATUR AUS WÜRZIG

Tomaten lassen sich hervorragend mit knackigen Gemüsen kombinieren: Die roten Früchte schaffen im Kochtopf ein säuerliches Milieu, in dem etwa Möhren und Knollensellerie länger fest bleiben

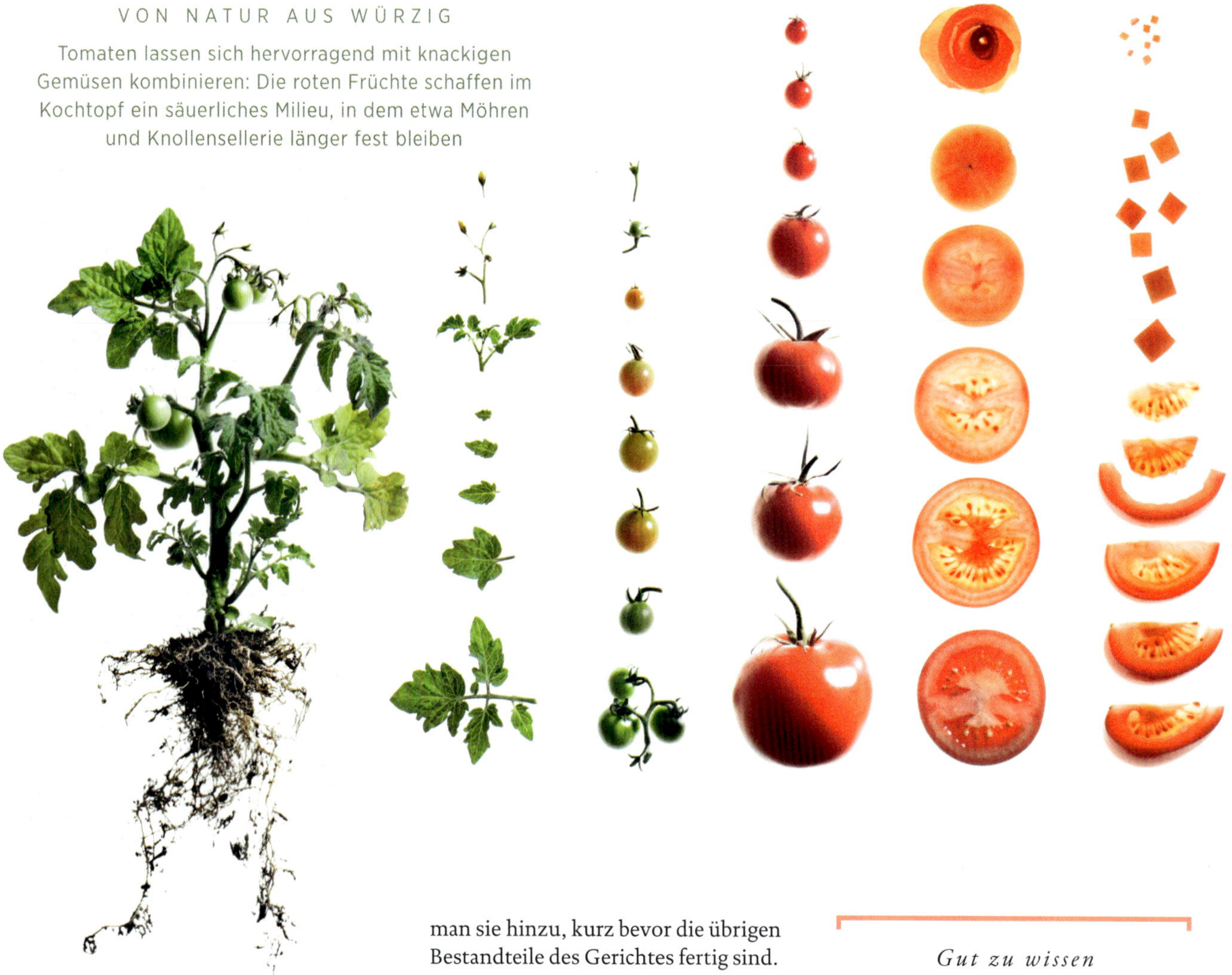

von 90 bis 95 Grad Celsius zu erhitzen und anschließend kalt abzuschrecken. Der Vorteil dieser Methode: Nicht nur Farbstoffe, sondern auch empfindliche Vitamine bleiben erhalten.

Denn Blanchieren deaktiviert Enzyme im Gemüse, die ausschließlich bei weniger heißen Temperaturen zwischen 40 und 68 Grad aktiv sind: Erhitzt man grünes Gemüse wie Rosenkohl, Brokkoli oder Zuckerschoten langsam, verliert es seine Farbe und auch viele Vitamine. Ein plötzlicher Temperaturanstieg auf über 68 Grad aber – sei es in kochendem Wasser, über heißem Dampf oder in der Mikrowelle – verhindert dies.

Nach dem Abschrecken lassen sich die blanchierten Zutaten weiterverarbeiten, etwa im Auflauf, auf dem Grill oder im Wok. Am besten fügt man sie hinzu, kurz bevor die übrigen Bestandteile des Gerichtes fertig sind.

Dünsten: Die beste Methode, die geschmacklichen Vorzüge von Gemüse zu betonen, ist das Garen mit wenig Flüssigkeit, meist mit ein wenig Fett und im eigenen Saft. Viele Aromastoffe lösen sich im Fett; Minerale, einige Vitamine und manche Aromen hingegen in Wasser. Beim Dünsten bleiben daher viele Aromen erhalten und können sich zu einer komplexen Mischung zusammenfügen.

Eine ähnliche Wirkung hat es, Gemüse in einer Pfanne mit Fett kurz anzuschwitzen, zu glasieren oder anzubraten. Die Temperaturen sind dabei so hoch, dass die Flüssigkeit aus dem Gemüse sofort verdampft. Die Oberfläche trocknet aus, bräunt und entwickelt dabei besonders schmackhafte,

Gut zu wissen

PERFEKT KOCHEN

Etwas Salz und Zucker im Kochwasser verbessern das Aroma: Dem Gemüse wird Wasser entzogen – und die Kochzeit verkürzt.

AROMASCHONEND GAREN

Die beste Zubereitungsmethode ist Dünsten: Dabei bleiben fast alle Aromen erhalten.

RÖSTAROMEN ERZEUGEN

Mit einem Gasbrenner geflämmt, bekommen Pastinaken und Rüben einen zarten Karamellgeschmack.

QUELLE GESUNDER STOFFE

Gemüse ist reich an Vitaminen und sekundären Pflanzenstoffen.

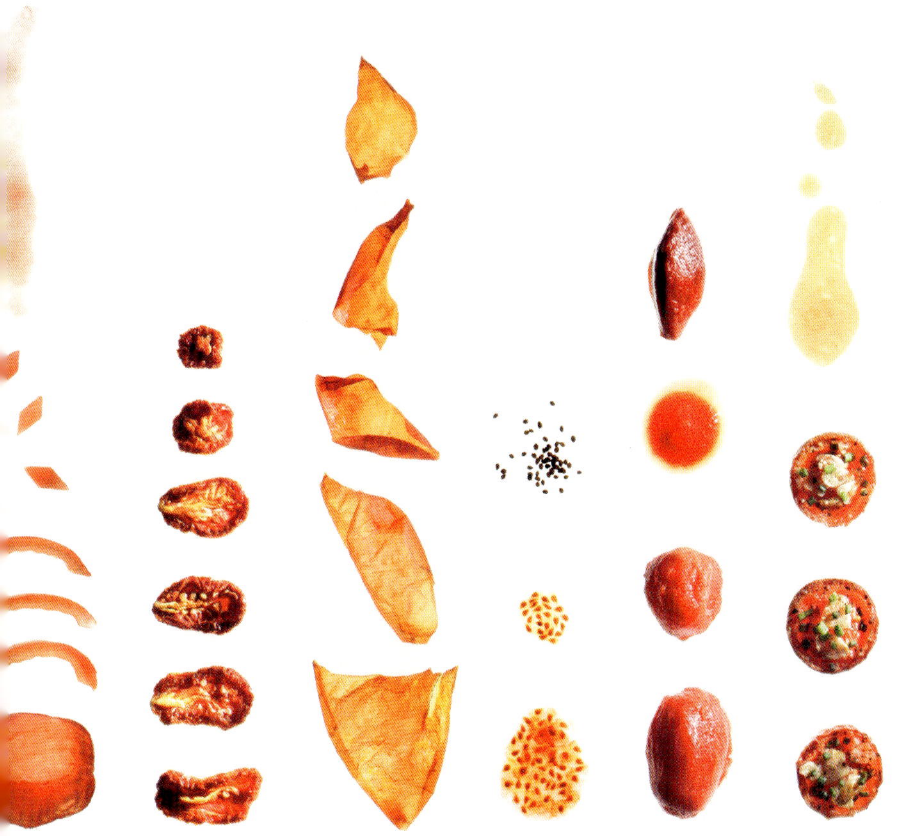

Kurzes Blanchieren bei 90 bis 95 Grad erhält die Farbstoffe und die empfindlichen Vitamine

karamellartige Aromen. Bei wasserreichen Arten wie Auberginen kann es ratsam sein, sie vor dem Braten etwa mit Salz zu entwässern. Sie nehmen dann nicht so viel Fett auf, bräunen schneller und schmecken intensiver.

Backen und Grillen: Köstlicher Röstgeschmack entfaltet sich beim Garen im Ofen oder auf offener Flamme. Es besteht aber die Gefahr, dass das Gemüse austrocknet und verschrumpelt.

Um dies zu vermeiden (insbesondere bei Möhren, Süßkartoffeln, Rosenkohl, Spargel oder Blumenkohl), empfehlen Küchenprofis, das Gemüse zunächst bei niedrigen Temperaturen in einem geschlossenen Beutel im Wasserbad sanft vorzugaren oder im Ofen zunächst mit Alufolie zu bedecken und es erst anschließend bei großer Hitze zu bräunen. So behält es seine Form und bleibt saftig, während es karamellisiert. Sowohl beim Grillen als auch beim Backen sollten die Gemüsestücke mit einem Hauch Öl bedeckt werden. Diese zarte Hülle führt dazu, dass sich eine knusprige, aromatische Kruste bildet – ohne dass die Oberfläche zäh und ledrig wird.

Vakuumieren: Das Garen unter Luftausschluss (französisch: *sous-vide*) ist eine besonders schonende Zubereitungsweise. Das vorbereitete, gewürzte Gemüse wird dabei in einen Kunststoffbeutel gegeben, dem dann mit einem Vakuumiergerät die Luft entzogen wird. In Dampf oder in einem Wasserbad mit präzise eingestellter Temperatur wird das eingeschweißte Gemüse sodann gegart. Der Vorteil: Aroma und Geschmacksstoffe bleiben weitgehend erhalten, die Knospen, Knollen, Wurzeln und Hülsenfrüchte behalten ihre Form.

Linsen beispielsweise, die bei rund 90 Grad für 20 Minuten zusammen mit Salz, etwas Wasser und ein wenig Säure (ein Spritzer Zitronensaft) *sous-vide* in einen Kombidämpfer gesteckt werden, bleiben farbenfroh, bissfest und formstabil. Und das holzig-würzige Aroma von Knollensellerie lässt sich bestens konservieren, wenn man die ungeschälte Rübe vakuumiert und erst danach schält.

Flämmen: Bei dieser Methode erzeugt der Koch feine Röstaromen, indem er das rohe oder gegarte Gemüse kurz mit einem Gasbrenner befeuert. Geflämmter Rettich etwa – in Scheiben geschnitten eine beliebte Beilage zu japanischen Gerichten mit rohem Fisch – bleibt im Inneren roh, entwickelt an der Oberfläche aber ein besonderes Raucharoma. Flämmt man gekochte Würfel von Pastinaken, Petersilienwurzeln oder Rüben, erhält man einen zarten Karamellgeschmack.

Neben diesen Zubereitungsarten verleihen Profis den Pflanzenprodukten auch mit Techniken wie Kalträuchern, Fermentieren oder Beizen raffinierte Geschmacksnoten. Doch um ein Gemüse genießen zu können, ist derlei nicht notwendig: Schon wer die klassischen Methoden beherrscht, kann den gesunden Pflanzen viele intensive, abwechslungsreiche Aromen entlocken.

In der Vielfalt neuer und alter Sorten, in Kombinationen von klassischen Gerichten und exotischen Experimenten eröffnet gut zubereitetes Gemüse ein Geschmacksuniversum, das zu erkunden sich lohnt – und dessen Genuss gesundes Abnehmen so gut unterstützt wie keine andere Gruppe von Lebensmitteln. •

UTE KEHSE, Jg. 1969, ist Wissenschaftsjournalistin in Delmenhorst. Die Fotokünstlerin **MAREN CARUSO,** Jg. 1972, lebt in San Francisco.

Allround-**Talent**

Text: Christopher Piltz   Foto: Aliza J. Sokolow

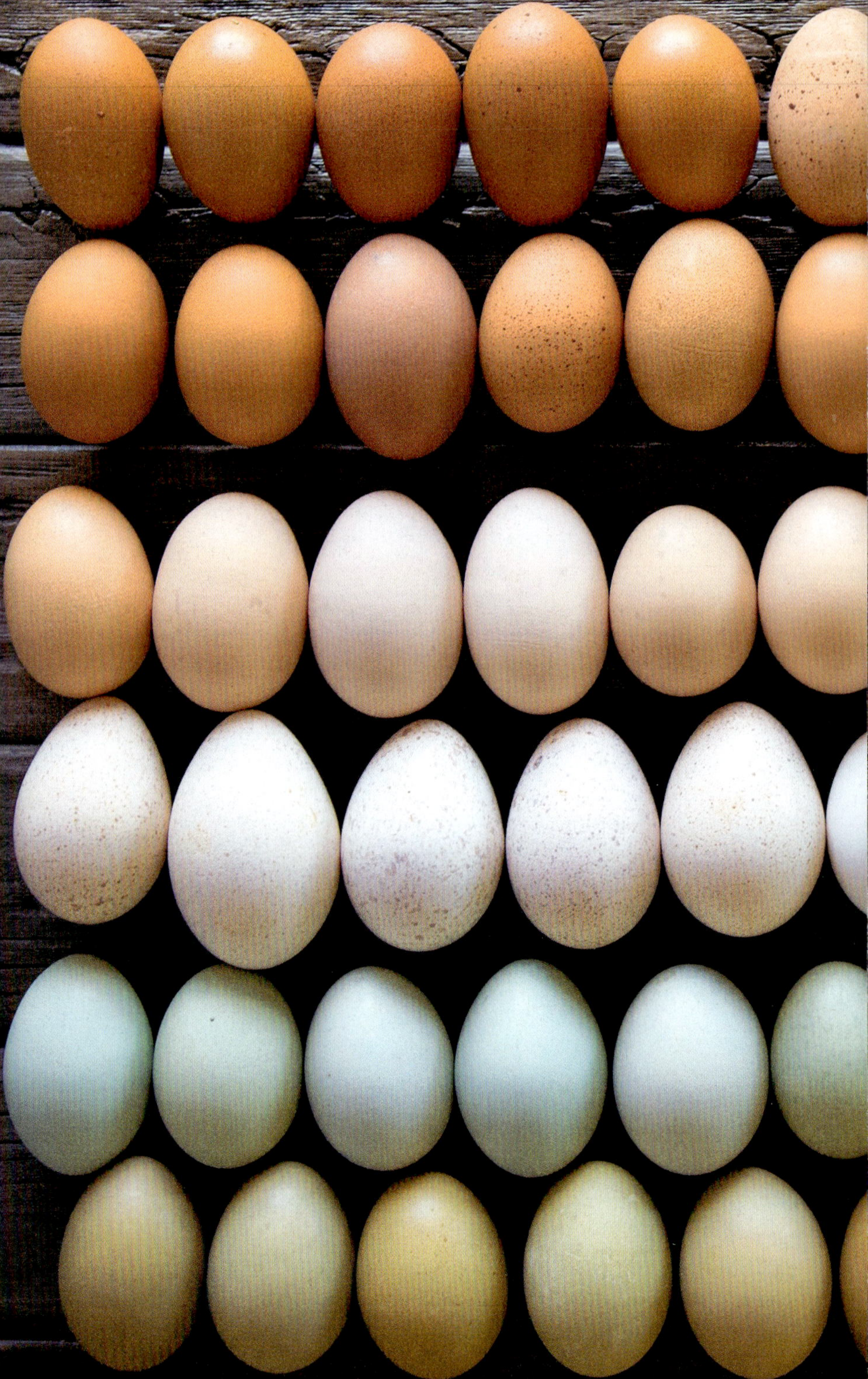

DAS HÜHNEREI hatte lange Zeit einen geradezu miserablen Ruf. Als Cholesterinbombe galt es, als Ursache für Herzinfarkt und Schlaganfall. Gesundheitskampagnen warnten vor dem Verzehr. Nur in Maßen sollten Eier gegessen werden, sagten Ernährungsexperten – vielleicht ein, zwei Mal die Woche. Auf keinen Fall häufiger.

HEUTE ZEIGT SICH: Das alles war übertrieben. Eier schaden unserer Gesundheit nicht. Ihr natürlicher Cholesteringehalt hat – zumindest bei gesunden Menschen – einen deutlich geringeren Einfluss auf das Herz-Kreislauf-System als einst befürchtet.

AKTUELLE STUDIEN gehen sogar noch weiter: Demnach sind Eier ausgesprochen gut für uns. Denn kaum ein natürliches Lebensmittel ist so vollkommen: Eier enthalten nur wenig Fett und Kalorien, dafür Vitamine, Mineralstoffe und viel Eiweiß. Sie halten daher lange satt.

DIE QUALITÄT EINES EIES lässt sich allerdings nur schwer auf einen Blick erkennen, denn die Farbe der Schale sagt nichts über seinen Nährwert aus. Das wichtigste Indiz für die Qualität bieten die Haltungsbedingungen der Hennen.

WOHER EIN EI KOMMT, ist leicht in Erfahrung zu bringen: Fast alle Eier im Handel sind mit einem mehrstelligen Erzeugercode gestempelt.

BEGINNT DIESER CODE mit einer „0“, dann handelt es sich um Bioware. Die Ziffer „1“ steht für Freilandhaltung, „2“ für Bodenhaltung und die „3“ für Kleingruppenhaltung in Käfigen. Danach folgen zwei Buchstaben für das EU-Mitgliedsland (DE steht für

Kaum ein Lebensmittel bietet Menschen, die ihr Gewicht reduzieren möchten, eine so **vollkommene Mahlzeit** wie das Hühnerei. Es enthält wenig Fett und Kalorien, ist dafür reich an Vitaminen, Mineralstoffen und wertvollem Protein. Aber es gilt auch: Ei ist nicht gleich Ei – auf die Herkunft kommt es an

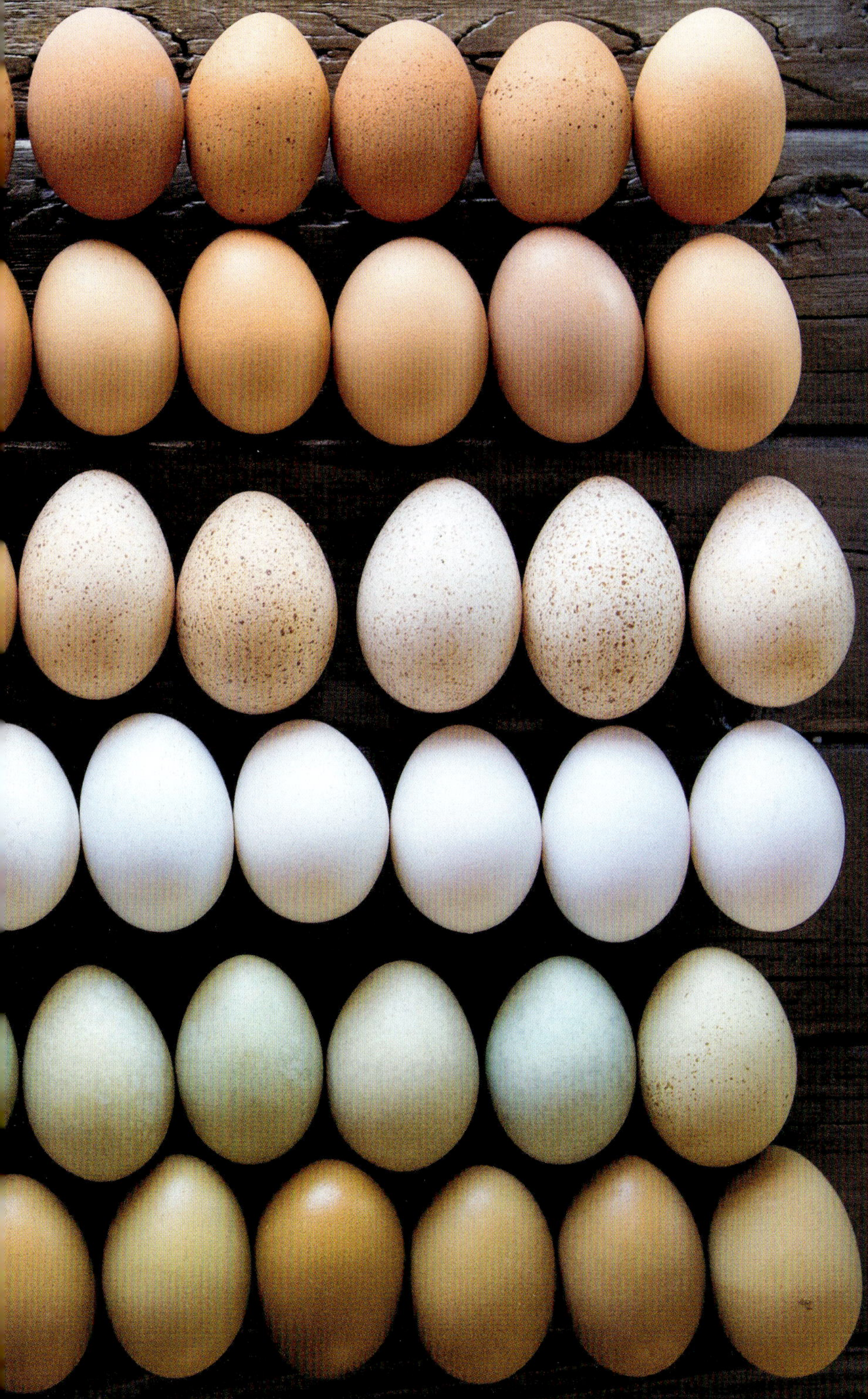

Deutschland). Dahinter findet sich die Nummer des Betriebs, in dem das Ei gelegt wurde. Wer anhand dieses Codes mehr über den Erzeuger erfahren möchte, findet Informationen auf was-steht-auf-dem-Ei.de.

DIESE TRANSPARENZ war gerade in den vergangenen Jahren wichtig, denn immer wieder mussten Eierproduzenten Chargen zurückrufen, die belastet waren; zuletzt fanden Kontrolleure im Sommer 2017 Rückstände des Insektizids Fipronil in Eiern. Millionen Exemplare mussten vernichtet werden, auch Bioware war betroffen.

ETWA JEDES ZEHNTE verkaufte Ei kommt aus einem ökologischen Legebetrieb, für den besondere Standards bei der Fütterung und für den Auslauf gelten. Allerdings halten manche Biohöfe Zehntausende von Hennen, viel mehr, als Kunden vermuten, und werden Außenflächen von den Tieren oftmals nicht genutzt.

WER SICHER GEHEN WILL, dass ein Ei aus optimaler Haltung stammt, sollte daher den Legebetrieb kennen, wie dies etwa bei regionalen Höfen möglich ist. Größere Sicherheit bieten auch strenge Öko-Siegel, ausgegeben von Verbänden wie Bioland, Naturland oder Demeter.

NACH DEM KAUF halten sich Eier im Kühlschrank mehrere Wochen. Wer unsicher ist, ob ein Exemplar noch gut ist, legt das Ei in ein Glas mit Wasser. Bewegt es sich langsam Richtung Oberfläche, sollte es nicht mehr gegessen werden. Richtet es sich langsam auf, ist es älter und sollte zumindest nicht mehr roh verzehrt werden. Sinkt es dagegen nach unten und bleibt am Boden liegen, ist es noch frisch. •

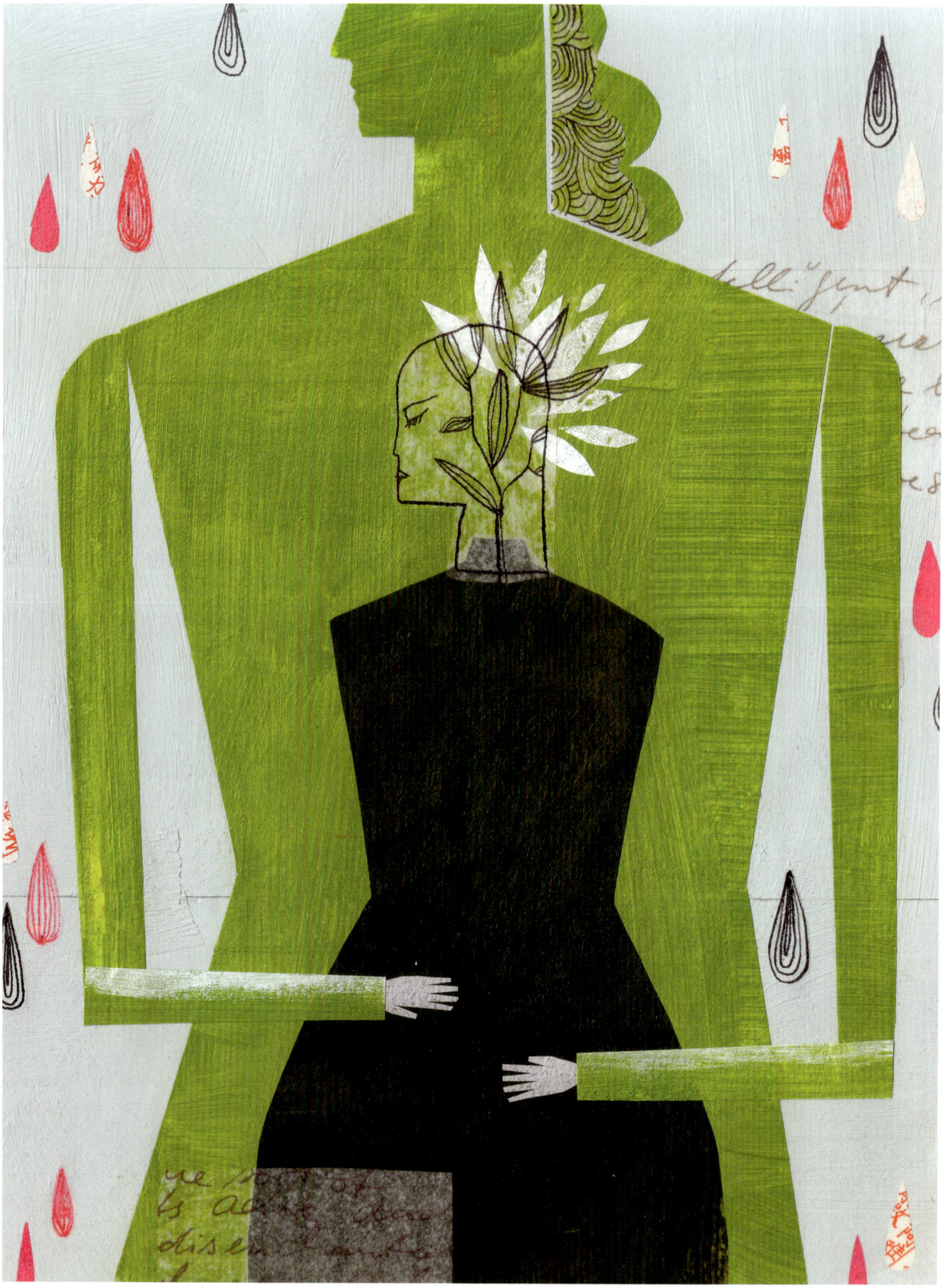

SCHWIERIGE UMSTELLUNG

Das Verlangen nach Essen verfliegt nach kurzer Zeit, doch der Beginn des Fastens wird oft von Zweifeln begleitet. Offenbar eine Folge der Stoffwechselveränderung

Heilsamer Verzicht für Körper und Seele

Lange schon berichten Menschen vom wohltuenden Effekt des Fastens jenseits des Gewichtsverlustes, doch erst seit Kurzem beschäftigen sich mehr und mehr Forscher mit dem Nahrungsverzicht im Detail. Und sind überrascht von der enormen Wirkkraft: **Fasten verbessert die Cholesterinwerte, entlastet das Immunsystem, wirkt antidepressiv, hilft gegen zahlreiche Krankheiten und regt sogar die Bildung von Hirnzellen an.** Es scheint so, als sei die Null-Nahrung der stärkste Appell an die Selbstheilungskräfte des Körpers

Text: Hania Luczak Illustration: Elke Ehninger

Würde er „ein Medikament erforschen, das so potent ist wie das Fasten – unsere Telefone stünden nicht mehr still". Andreas Michalsen tendiert nicht zu Übertreibungen. Doch angesichts neuer Erkenntnisse über das Fasten, zu denen er selbst beigetragen hat, neigt der Professor für klinische Naturheilkunde an der Berliner Charité zu Aufbruchstimmung. Häufig behandelt er Patienten durch freiwilligen Verzicht auf Nahrung – eine scheinbar widernatürliche Handlung, da wir doch alle essen müssen, um zu überleben.

Heilfasten, lange belächelt als Luxuskur zum Entfetten, Entgiften, Entsäuern, wird heute von Wissenschaftlern in aller Welt erforscht. Denn Nahrungsverzicht, so die Erkenntnis, ist viel mehr als nur eine Modeerscheinung in Zeiten der Kalorienflut.

Periodischer Nahrungsverzicht, so sehen es manche Fachleute, kann nicht nur verjüngen, sondern auch bei Operationen und Chemotherapien zur Heilung beitragen. Er wirkt zuweilen bei chronischen Erkrankungen positiv, hilft vermutlich bei Altersleiden wie Demenz und vielleicht sogar bei Krebs.

Überall erproben Forscher neue Arten des Fastens und erklären: Ob einer nun drei Wochen nahezu auf Nahrung verzichtet oder fünf Tage oder nur 16 Stunden – viele Varianten zeigen Wirkung. Wir können sogar täglich unser Essen genießen und trotzdem wirksam fasten.

Eines haben viele dieser Experten gemein: Sie setzen diese Erkenntnisse auch persönlich um, jeder auf seine Weise. Für Andreas Michalsen ist der therapeutische Nahrungsverzicht so wichtig, dass er zweimal pro Jahr fünf Tage fastet, um sich etwas Gutes zu tun. Nur wer es einmal selbst probiert habe, könne beurteilen, was er meint, wenn er sagt: „Fasten ist mehr als nicht essen."

Also Selbstversuch der Reporterin in der Klinik Buchinger Wilhelmi am Bodensee. Hier wird nach den Vorgaben des Arztes Otto Buchinger gefastet, der Anfang des vergangenen Jahrhunderts sein eigenes schweres Rheuma mit einer Fastenkur heilte. Heute zählt die Klinik rund 3000 Patienten im Jahr, von denen sich die meisten mit 300 Kilokalorien täglich aus Gemüsesuppen und Obstsäften begnügen, betreut von Dutzenden Medizinern und Pflegerinnen.

Anfangs ist von den erhofften Effekten aber noch wenig zu spüren. Nur eines funktioniert wie angekündigt: Das Verlangen nach Essen ist rasch verflogen, wenn nach Darmreinigungen mit Glaubersalz und Einläufen das leere Verdauungsorgan keine „Hungerhormone" mehr ans Gehirn sendet. Ansonsten: Unruhe, bleierne Müdigkeit – und die Frage: Was hab ich mir da angetan?

Derartige Zweifel seien absolut üblich, beruhigen die Ärzte: die Folgen der Umstellung des Stoffwechsels auf Autopilot. Der Körper brauche Zeit, sich „von innen her zu ernähren". Das bedeute erst einmal Stress.

Doch: „Wir Menschen haben das Fastenprogramm in den Genen", sagt Françoise Wilhelmi de Toledo, Kodirektorin und wissenschaftliche Leiterin der Klinik. Winter- oder Monsunzeiten hätten schon in der Steinzeit Jäger und Sammler zu naturbedingten Fastenkuren gezwungen.

Schamanen hofften einst durch Essensverzicht auf magische Kräfte, Krieger vor Schlachten auf innere Stärke. Der griechische Philosoph Sokrates hungerte für geistige Effizienz, und der Arzt Paracelsus sprach im 16. Jahrhundert prophetisch von einem „inneren Arzt", der beim Fasten aktiv sei. Moses, Jesus, Mohammed, Buddha entsagten wochenlang dem Essen, um Gott oder sich selbst näher zu sein. Wohl alle Religionen wie auch die traditionellen Medizinformen und Kulturen nutzen das archaische Konzept des periodischen Hungers als Reinigungstherapie, als Ritual der Katharsis – als hätte der Mensch immer schon instinktiv gewusst, wie mächtig Verzicht auf Essen sein kann.

„Fasten ist aber keine sanfte Medizin und auch kein Diätspaß", sagt Françoise Wilhelmi de Toledo. Es löse „einen regelrechten Tsunami in unserer gesamten Physiologie aus" und berge durchaus Risiken. Bei Langzeitfasten wird daher zu ärztlicher Begleitung geraten.

Es geht nicht darum, die Kalorien zu zählen – sondern die Stunden ohne Essen

Nach einem Tag ohne Nachschub sind die Zuckerreserven in der Leber aufgebraucht; Stresshormone durchfluten nun kurzzeitig den Körper. Geringfügig behilft sich das System mit Eiweiß aus Verdauungstrakt und Muskulatur. Dann geht es jedoch schnell an die Fettspeicher. Bereits nach etwa zehn Stunden beginnt vermehrt der Fettabbau in den Speichern und deren Umbau in der Leber. Es entsteht eine ganz besondere Art von Brennstoff; „Ketone" heißen die energiereichen Verbindungen. Sie beteiligen sich nun – anstelle von Glukose aus der Nahrung – an der Energieversorgung von Hirn oder Herz. In den unscheinbaren Fettmolekülen verbirgt sich der erste Schlüssel zum Geheimnis des Fastens.

Denn die Ketone sind Supertreibstoffe – auch für das Gehirn, wie Studien belegen: Sie schützen Nervenzellen und steigern die Produktion von „neurotrophen Faktoren", die für Lernen und Erinnern entscheidend sind. Ein US-Institut konnte nachweisen, dass sich beim Fasten Gehirnzellen ganz neu bilden, und zwar aus Hirnstammzellen; bei Versuchspersonen verbesserte sich die Gedächtnisleistung. Fasten könnte demnach vor einem Abbau der Geisteskraft schützen – und vielleicht selbst Alzheimer- oder Parkinson-Patienten helfen, wie Tierversuche gezeigt haben. Eine der hochpotenten Ketonverbindungen, im Fachwörterbuch unter Beta-Hydroxybuttersäure (BHB) aufgeführt, soll sogar als Arznei erprobt werden.

Nach spätestens drei Tagen, so das Versprechen, sorge der segensreiche Ketonstoffwechsel für eine Art „Fasten-High" – und löse eine von Forschern belegte angstmildernde und antidepressive Wirkung aus, vergleichbar mit dem Effekt wirksamer Psychopharmaka. Vermutlich ist dies eine sinnvolle evolutionäre Anpassung, um in Hungerperioden leistungsfähig zu bleiben und bei der Nahrungssuche nicht zu verzagen.

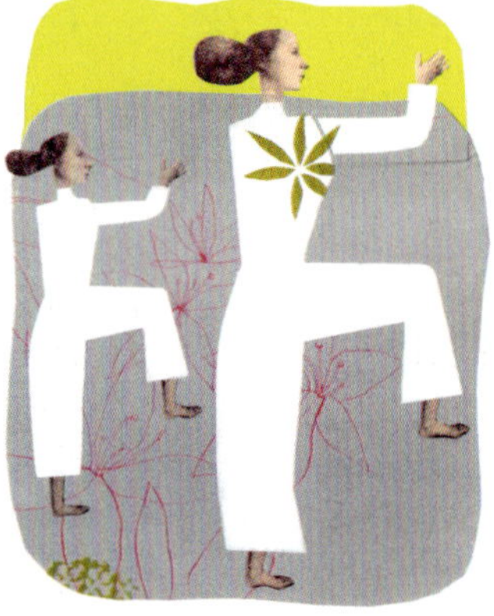

AKTIV OHNE ESSEN

Um Muskelabbau zu verhindern, raten Experten beim Fasten zu Bewegung

Leider aber spürt die Reporterin am dritten Fastentag keinerlei Euphorie. Offenbar hat der Selbstversuch erst jenes Stadium erreicht, das nüchtern „Fastenkrise" genannt wird: Kopfschmerz vom Koffeinentzug, Kälteschauer, Herzklopfen. Elektrolythaushalt aus dem Lot.

Die Empfehlung der Mediziner lautet: loslassen, Mineralstoffe wie etwa Kalium und Magnesium einnehmen, dünne Suppen schlürfen, mindestens zwei Liter Wasser am Tag trinken. Warm-feuchte Leberwickel sollen das Entgiftungsorgan anregen. Dazu Bewegung, um die Fettverbrennung zu aktivieren und den Muskelabbau in Schach zu halten.

Zum nachhaltigen Abnehmen taugt Fasten meist nur, wenn die Patienten anschließend zu einer echten Umstellung der Ernährung und des Lebensstils bereit sind. Nach den Erfahrungen der Ärzte an der Buchinger Klinik schafft es ein Drittel der Patienten mit der dort praktizierten Methode des Heilfastens, das Gewicht nachhaltig zu reduzieren. Ein weiteres Drittel legt nach einiger Zeit sogar geringfügig zu, und der Rest bleibt, wie er war.

Hier am Bodensee geht es in diesen Tagen aber vor allem um die gesundheitlichen Effekte der Nahrungsverweigerung.

Denn die Liste der Gesundheitswirkungen von Fastenkuren ist lang. So verbessern sie nach Auskunft von Forschern die Cholesterin- und Harnsäurewerte und entlasten das Immunsystem: Im ruhiggestellten Darm erhöht sich nämlich, so eine Studie, die Vielfalt der Mikrobenarten – wichtig für die körpereigene Abwehr.

Positive Ergebnisse sehen Mediziner auch bei multipler Sklerose, Asthma, Neurodermitis, Allergien, Magen-Darm-Erkrankungen und Diabetes Typ 2.

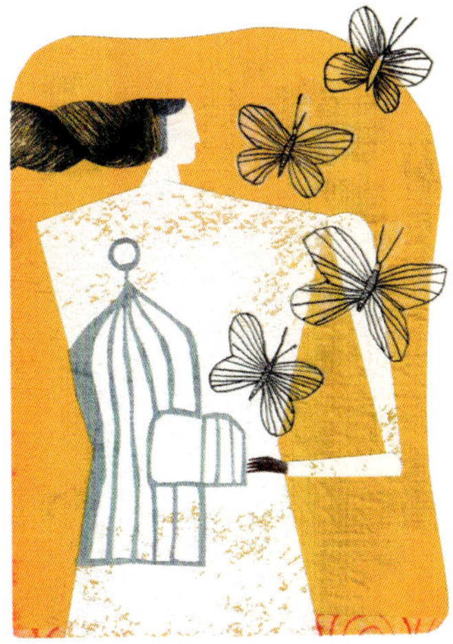

FASTEN-HIGH

Nach drei Tagen erleben viele eine befreiende Phase der Euphorie

In Berlin, bei Andreas Michalsen, fasten Menschen im Dienste der klinischen Forschung. Vor allem drei Gruppen von Kranken erhoffen sich Linderung: Patienten mit chronischen Schmerzen, Rheumatiker – sowie Übergewichtige, bei denen Blutdruck oder Blutzuckerwerte derart hoch sind, dass ein Herzinfarkt droht.

Gerade bei diesen Menschen erreichen die Ärzte mit Fasten beeindruckende Ergebnisse: Der Blutdruck kann beim Nahrungsstopp sogar stärker sinken als durch Medikamente wie Betablocker oder ACE-Hemmer.

Die Null-Nahrung hellt selbst die Stimmung auf. Bei Schmerzpatienten konnten Forscher die Wirkung des Fasten-High belegen: Die Konzentration von positiv stimmenden Botenstoffen wie Serotonin und Opioiden im Gehirn erhöht sich. Derzeit wird untersucht, ob Nahrungsentzug auch gegen Depressionen eingesetzt werden kann.

Aufsehen erregte ein Forscher an der Universität Harvard: Im Tierexperiment konnte James Mitchell nachweisen, dass wenige Tage strikter Nahrungsreduktion die Risiken schwerer operativer Eingriffe verringern.

Kraftvolle archaische Mechanismen seien da am Werk, sagt Andreas Michalsen und zitiert einen früheren Chefarzt aus der Buchinger Klinik: „Fasten ist der stärkste Appell an die Selbstheilungskräfte des Körpers."

Hinter all diesen Effekten verbirgt sich eine weitere Folge des freiwilligen Hungerns: Es hemmt Entzündungen. So sinkt bei Kurenden oft der Gehalt von C-reaktivem Protein im Blut, eines Entzündungsmarkers, der bei Infektionen und Gewebeschäden ansteigt.

Vor Kurzem haben Forscher an der Universität Yale eine körpereigene Substanz untersucht, die dafür mitverantwortlich ist: ebenjene Ketonverbindung BHB. Sie wirkt wie eine Art Feuerlöscher auf Entzündungen und blockiert vermutlich Teile des Abwehrsystems, die etwa bei Autoimmunerkrankungen aus dem Ruder laufen.

Wohl deshalb profitieren gerade Rheumatiker besonders vom Nicht-Essen. Auch Bluthochdruck und Herzinfarkt werden heute mit chronischen Entzündungsherden im Körper in Verbindung gebracht, ebenso natürliche Alterungsprozesse – und Heilfasten kann solche Entwicklungen offenbar bremsen.

Tag vier in der Kurklinik: erste Erfolgserlebnisse. Wasserverlust und Fettabbau machen sich auf der Waage und am Bauchumfang bemerkbar. Immerhin.

Aber: Schlaf miserabel, Blutdruck schwankend, von Hochgefühlen keine Spur. Allenfalls ein Anflug von Gedankenstille, wenn der unbewegte See glatt vor einem liegt. Und eine Ahnung, dass man lange ohne Essen leben kann. Aber auch Momente des Wohlbehagens, die Fastenkrise ist geschafft. Und erste Anzeichen von so etwas wie Genuss an der inneren Reinheit.

Was spielt sich da noch ab in den Tiefen des Leibes?

Kein Ereignis verändert das Feingefüge des Stoffwechsels so außerordentlich wie das Fasten, sagt Frank Madeo. Der Chef einer rund 30-köpfigen Arbeitsgruppe der Universität Graz hat mit seinen Erkenntnissen einen ganzen Forschungszweig beeinflusst – und sein eigenes Leben: Auch er fastet, isst nur einmal am Tag.

Madeo ist davon überzeugt, dass seine Art des Entsagens einen dritten „höchst spannenden, lebensverlängernden Schlüsselmechanismus" des Körpers fördert: die sogenannte Autophagie. Dieses komplexe Selbstverdauungsprogramm, das Zellen reinigt und verjüngt, haben alle Lebewesen im Repertoire – vom Hefepilz bis zum Menschen. Es ist universell.

Im Laufe des Lebens, so der Biochemiker, sammele sich in allen Zellen des Körpers Mikroschrott an: deformierte Proteine, geschädigte Zellorgane. Je älter der Organismus, desto größer die winzigen Müllhalden – und desto mehr Erkrankungen; Demenz etwa wird mit solchen Eiweißablagerungen im Gehirn in Verbindung gebracht. Beim Fasten kommt der mikroskopisch kleine Räumtrupp zu deren Beseitigung besonders gut auf Touren – denn wenn neue Nahrung fehlt, ist der alte Abfall als biologisches Baumaterial gefragt.

Dann schließt sich um den Zellschrott zuerst eine Hüllmembran. Die wächst zu einem sogenannten Autophagosom heran und verbindet sich mit einem Säckchen voll Verdauungsenzymen und Säure, dem „Magen" der Zelle. Wie in einer Häckselmaschine werden die ausgemusterten Eiweißablagerungen klein gehackt – harmlose Bruchstücke, die nun als Baustein und Brennstoff wiederverwertet werden können. Ein perfektes Recyclingsystem.

Wiederverwertet wird vor allem dann, wenn im Körper kein Insulin kreist – also bei nüchternem Magen. Das Hormon, nach jedem Essen ausgeschüttet, dämpft die Abfallwirtschaft. Nahrungsentzug bringt sie auf Touren.

Aber wie lassen sich diese Wohltaten im ganz normalen Alltag entfesseln? Anfangs hieß der Ratschlag vieler Experten: Kalorienreduktion – etwa ständig 30 Prozent weniger essen – könne Alterungsprozesse bremsen. Das stimme auch, sagt Frank Madeo, es sei aber schwer durchzuhalten. Heute stehe deshalb Intervallfasten im Mittelpunkt: Es gilt, nicht vorrangig die Kalorien, sondern die Anzahl der Mahlzeiten im Leben zu reduzieren. „Es ist viel leichter, hier und da mal gar nichts zu essen, als sich ständig zu zügeln", so Madeo.

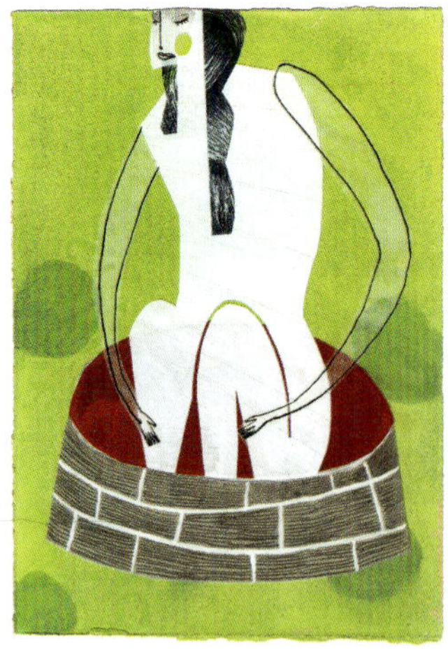

KÖRPERSCHUTZ

Fasten beruhigt das Abwehrsystem und hemmt schädliche Entzündungen

Wichtig seien dabei die Pausen zwischen den Mahlzeiten. Sie sollten so lang wie möglich sein, damit der Organismus nicht ständig Insulin ausschüttet und das körpereigene Recyclingsystem Zeit bekommt, seine Arbeit zu tun.

US-Forscher haben dazu ein Experiment aufgesetzt. Sie fütterten Mäuse permanent mit fett- oder zuckerreicher Nahrung. Die Tiere wurden wie erwartet dick, erkrankten an Diabetes und wiesen Entzündungen auf. Die zweite Gruppe Nager bekam genau die gleiche Kalorienmenge – aber nur für acht Stunden pro Tag. Das Ergebnis: Diese Tiere blieben schlank und viel länger gesund.

Zahlreiche weitere Versuche weisen in die gleiche Richtung: Es gehe nicht darum, die Kalorien zu zählen, sondern die Stunden ohne Essen.

„Begrüßen Sie den Hunger wie einen Freund", sagt Frank Madeo, der seinem Körper an vielen Tagen mehr als 22 Stunden lang Verdauungsruhe gewährt. Abends lässt er sich dann vom Appetit leiten und genießt, was und so viel er will. Auch 16-stündige Essenspausen seien gut – und leicht zu schaffen, wenn man etwa das Frühstück weglässt.

Da aber selbst diese Form des Nahrungsverzichts vielen Menschen schwerfällt und nur wenige es schaffen, sich in Sachen Ernährung zu disziplinieren, suchen Forscher weltweit nach Substanzen, die den zellulären Reinigungsprozess auch ohne Verzicht anregen.

Und das Grazer Team scheint nach langer Suche nun fündig geworden zu sein.

Es ist auf Spermidin gestoßen – eine Substanz, die in allen Körperzellen vorkommt und ein wahrer Wunderstoff zu sein scheint. So gibt es erste Hinweise darauf, dass Spermidin bestimmte Alterungsprozesse in Zellen verzögert und womöglich auch vor Demenz schützen kann. Die Konzentration dieser Substanz im Körper nimmt zwar während des Alterns ab, aber es ist in einer Vielfalt von Lebensmitteln wie etwa Äpfeln, Weizenkeimen, Sojabohnen, Nüssen oder gereiften Käsesorten reichlich enthalten, sodass man Spermidin gut zu sich nehmen kann.

Der Entzug von Nahrung scheint direkt auf die Erbsubstanz zu wirken

Die Entdeckung, dass Autophagie von Spermidin angestoßen wird, hat Madeos Arbeitsgruppe weltweit bekannt gemacht. Um seine Wirkung zu belegen, fütterten die Grazer unter anderem Würmer, Fruchtfliegen und Mäuse mit dem Stoff. Die Erkenntnis: Alle Organismen lebten damit deutlich länger als ohne.

Die Verbindung verbessert offenbar den molekularen Reinigungsprozess.

Was das bedeuten kann, hat der Forscher zusammen mit Kollegen von der Freien Universität Berlin demonstriert: Die Erinnerungsleistung alter Fruchtfliegen steigerte sich durch die vom Spermidin angefachte Entsorgung verklumpter Proteine auf jugendliches Niveau – die Insekten konnten Obstgerüche besser im Gedächtnis behalten.

Erste Experimente haben bestätigt, dass der Stoff, aufgenommen mit der Nahrung, auch in Säugetieren den kognitiven Verfall verzögern kann. Inzwischen arbeiten fast 40 Forschergruppen weltweit mit dieser verheißungsvollen Anti-Aging-Substanz, deren Konzentration im alternden Körper ständig abnimmt.

Max-Delbrück-Centrum für Molekulare Medizin in Berlin-Buch. Auf der Bühne im Vortragssaal steht Valter Longo, ein renommierter Fasten- und Alternsforscher. Hinter dem Podium flackert auf einer Leinwand ein Film: Taumelnde und umherschleichende Mäuse sind zu sehen; krebskranke Tiere, von den Nebenwirkungen einer harten Chemotherapie angeschlagen. Dann zeigt der Film überaus vitale Nager, die in ihrem Käfig umherspringen. Longo erklärt, dass diese Mäuse ebenfalls krebskrank sind und starke Medikamente erhalten – und dass sie fasten.

Der Forscher selbst zweifelte zunächst, als er sah, wie quicklebendig diese Tiere offenbar dank des Nahrungsentzugs waren. „Das war so erstaunlich, dass ich es kaum glauben konnte."

Offenbar schützt 72-stündiges Fasten vor und während einer Chemotherapie vor deren Nebenwirkungen: Die gesunden Körperzellen schalten bei Nahrungsentzug in eine Art Energiesparmodus, der sie resistenter gegen Gifte macht. Tumorzellen dagegen ignorieren die Hungersignale. Sie sind derart auf Teilung programmiert, dass sie ungehemmt weitermachen.

Da Chemotherapie Zellen vor allem in dem Moment angreift, wenn sie sich teilen, trifft das Gift besonders die Krebszellen.

Es existiert bisher kein einfacherer und besserer Weg, gesunde Zellen zu schützen und Krebszellen zu schwächen – darin sind sich an diesem Tag im Max-Delbrück-Centrum die anwesenden Fachleute einig. Millionen Menschen litten unter Chemotherapien, sagt Valter Longo; die Erkenntnis, „vielleicht derart helfen zu können – das war ein guter Moment".

Andreas Michalsen von der Charité war wie viele Schulmediziner zunächst skeptisch: Darf man den – oft schon angeschlagenen – Tumorkranken auch noch die Nahrung entziehen? Aber dann konnte er die Ergebnisse bei Patienten in einer ersten eigenen klinischen Studie bestätigen: Er beobachtete an den Probanden eine deutliche Reduktion von quälenden Nebenwirkungen wie Müdigkeit oder Übelkeit, eine Verbesserung der Lebensqualität.

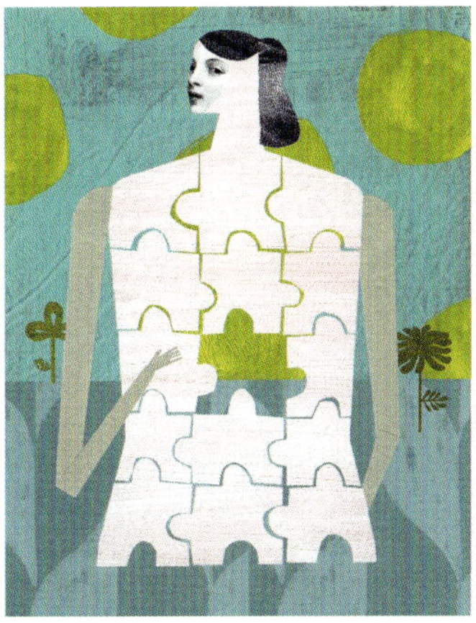

REINIGUNG

Fasten regt Körperzellen an, molekularen Abfall zu entfernen

„Fasten", sagt Valter Longo, „ist ein Albtraum für die Krebszelle" – in vielerlei Hinsicht.

Seine Labormäuse, die an hochaggressiven Karzinomen wie Bauchspeicheldrüsenkrebs litten, gegen die bislang kein wirksames Mittel existiert, erliegen regelmäßig der Krankheit nach einigen Wochen. Mit Chemotherapie überleben sie ein wenig länger. Mit Fasten plus Chemo werden rund 50 Prozent geheilt und leben danach noch etwa 180 Tage – was der normalen Lebensspanne einer Maus entspricht. Das seien „fantastische Daten", kommentiert Frank Madeo.

Valter Longos Arbeitsgruppe hat das molekulare Prinzip hinter der heilsamen Wirkung mittlerweile zum Teil ergründet – und ist auf einen weiteren Effekt des Fastens gestoßen: Der Nahrungsentzug wirkt offenbar direkt auf die Erbsubstanz.

Denn beim Fasten sind jene Gene inaktiv, die in unserem Körper fürs Wachstum zuständig sind – während umgekehrt die Reparaturgene angeschaltet werden. Daher können gesunde Zellen mit dem Nahrungsmangel viel besser umgehen als Krebszellen: Sie stellen schlicht alle Vermehrungsimpulse ein. Die auf ständiges Wachsen programmierten Tumorzellen dagegen brauchen unablässig Glukose – und verhungern irgendwann.

Im Tierversuch hat Longo sogar Belege dafür gefunden, dass auch ein durch Fasten regeneriertes Immunsystem die Krebsheilung fördern könnte. Ob auch beim Menschen Tumoren wirklich ausgehungert werden können, soll eine große Studie mit Prostatakrebspatienten an der Berliner Charité klären.

Und wie fastet der Mann, von dem Kollegen sagen, er könnte ein Kandidat für den Nobelpreis werden, sollten seine Ergebnisse sich in Humanexperimenten bestätigen? Valter Longos eigener Ernährungsplan beruht auf seiner Erkenntnis, dass vor allem hochkalorische Zucker und tierisches Eiweiß die tumorfördernden Gene aktivieren und das Krebswachstum anregen; daher setzt sich der Forscher zweimal im Jahr einige Tage auf höchstens 1000 Kilokalorien täglich, die er vegan, proteinarm und zuckerfrei zu sich nimmt.

Andreas Michalsen ist sich nicht sicher, ob all die neuen Variationen der Nahrungsreduktion wirklich traditionelle Kuren ersetzen können. Denn „Fasten ist mehr", sagt er – auch aus psychologischer Sicht. Seine Patienten sprächen oft von einem „tiefen Einschnitt", einem Bewusstseinswandel, der eine nachhaltige Umstellung des Lebensstils erleichtere. Fachleute nennen so etwas Selbstwirksamkeit, Stressreduktion, Bruch von Gewohnheiten.

So erklärt sich wohl, dass in der Klinik am Bodensee viele Patienten fast Trauer empfinden am Ende ihrer Kur.

Der erste Apfel in Stille, der Kartoffelbrei: einfache, aber unvergessliche Erfahrungen beim „Fastenbrechen". Zwei Aufbautage mit Gemüsegerichten und etwa 800 Kilokalorien fallen leicht – schwere Speisen wie Fleisch und Süßigkeiten lösen Widerstreben aus.

Was aber bleibt, ist das Hochgefühl, eine Herausforderung gemeistert zu haben. Und die Erinnerung an die Empfindung, wenn der Körper einem sagt, was ihm guttut. •

Wichtige Arten des Fastens

- **Heilfasten nach Buchinger** (etwa fünf Tage bis drei Wochen). Zweimal am Tag ein Viertelliter Gemüsebrühe oder Saft, Kräutertee, ein Löffel Honig.
- **Kur nach Franz Xaver Mayr** (rund 14 Tage). Die Milch-Semmel-Diät soll etwa mit Kautraining und Bauchmassagen das Verdauungssystem anregen.
- **Molkekur.** Bis zu vier Wochen lang werden täglich ein bis 1,5 Liter Kurmolke und Kräutertee getrunken. Sehr einseitig. Nicht zu empfehlen.
- **Wasserfasten.** Die Kreislauf- und Stoffwechselbelastung ist extrem, es kommt zum Abbau von Muskeleiweiß. Nicht zu empfehlen.
- **Intervallfasten.** Die vielen Varianten folgen dem gleichen Prinzip: Wechsel zwischen Nahrungsaufnahme und kurzen Fastenperioden (siehe Seite 74).

DR. HANIA LUCZAK, Jg. 1958, ist Wissenschaftsjournalistin in Berlin. Die Illustratorin **ELKE EHNINGER,** Jg. 1965, lebt in Hamburg.

GEOWISSEN ERNÄHRUNG **Nr. 6** erscheint am 8. August 2018

GEOKOMPAKT

DIE MAGIE DER WÜSTE

Sie sind Orte der Extreme, überwältigen durch ihre Schönheit, erhabene Stille, grenzenlose Weite. Und sie erschrecken durch ihre Unbarmherzigkeit: Wüsten lassen das Leben an seine Grenzen stoßen. Wie aber gelingt es dennoch Tausenden Spezies von Tieren und Pflanzen, sich in der Kargheit zu behaupten? Weshalb gibt es so viele unterschiedliche Wüsten auf unserem Planeten – vom riesigen Sandmeer über zerklüftete Canyons und endlose Salzpfannen bis zur eisigen Polarebene? Wie entstehen Wüsten überhaupt? Und weshalb breitet sich mancherorts die Ödnis immer weiter aus? Rätsel und Magie der Wüsten: in der neuen Ausgabe von GEOkompakt.

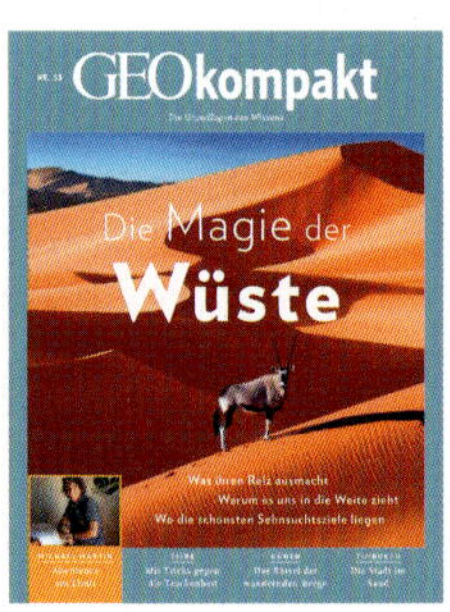

GEO KOMPAKT »Die Magie der Wüste« hat 164 Seiten Umfang und kostet 9,50 Euro, mit DVD (»Planet Wüste: Mit Michael Martin auf Expedition«) 16,50 Euro. Weitere Themen: Sahara • Dünen • Timbuktu • Eiswüsten

GEO*EPOCHE* KOLLEKTION

MAYA, INKA, AZTEKEN

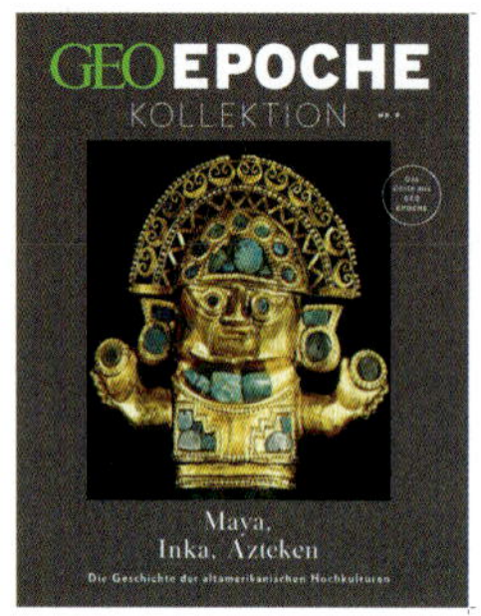

GEO*EPOCHE* KOLLEKTION »Maya, Inka, Azteken« hat 188 Seiten Umfang und kostet 12,50 Euro. Einige Themen: Das Geheimnis der Mochica • Chichén Itzá – Pracht im Urwald • Der König der Mixteken

Die Indianer Mittel- und Südamerikas schufen einen faszinierenden Kosmos: Sie errichteten Pyramiden, so mächtig wie jene Ägyptens, und Metropolen, so prachtvoll wie Rom. Sie eroberten gewaltige Imperien, gestalteten Kunstwerke von meisterhafter Schönheit, erdachten höchst komplexe Schrift- und Kalendersysteme. Doch diese Hochkulturen hatten keine Chance gegen die Raub- und Mordlust der Europäer, die ab 1492 in die Neue Welt kamen. Die neue Ausgabe von GEO*EPOCHE* KOLLEKTION beschreibt die Beutezüge der Konquistadoren – vor allem aber erzählt sie von der versunkenen Welt der Indianer Altamerikas.

GEO*EPOCHE*

1968

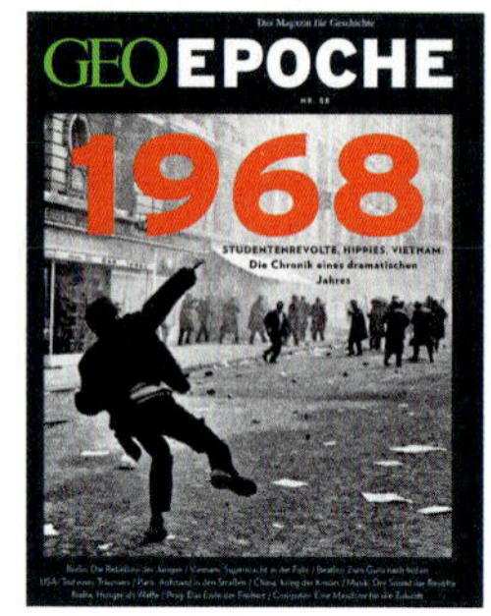

GEO*EPOCHE* »1968« hat 164 Seiten, kostet 10 Euro, mit DVD (»Chronik eines weltweiten Aufruhrs«) 17,50 Euro. Weitere Themen: Prager Frühling • Hippies • Chinas Kulturrevolution

Es ist ein dramatisches Jahr: 1968 verbreitet sich die erste globale Revolte der Geschichte. Von Westberlin bis San Francisco fühlen sich plötzlich junge Menschen als Teil einer revolutionären Bewegung – als Avantgarde im Kampf gegen den Vietnamkrieg und kapitalistische Ausbeutung. Doch GEO*EPOCHE* berichtet in seiner neuen Ausgabe nicht allein über wütende Studenten, sondern auch über tragische Helden wie Martin Luther King und Robert Kennedy, die beide bei Attentaten sterben. Und über Computeringenieure und andere Pioniere, die mithelfen, unsere Gegenwart zu erschaffen. Die Chronik eines bewegten Jahres – in GEO*EPOCHE*.